Sinikka Gusset-Bährer

Demenz bei geistiger Behinderung

2., aktualisierte Auflage

Ernst Reinhardt Verlag München Basel

Dr. phil. *Sinikka Gusset-Bährer*, Psych. (lic.phil. I), Dipl.-Gerontologin, M. A. Erwachsenenbildung, Bensheim, Dozentin in der Fort- und Weiterbildung zum Thema Alter(n), unterstützt außerdem als Beraterin Einrichtungen zu gerontologischen Fragestellungen.
Dieses Buch entstand in Kooperation mit der Bundesvereinigung Lebenshilfe für Menschen mit geistiger Behinderung e.V.

Hinweis: Soweit in diesem Werk eine Dosierung, Applikation oder Behandlungsweise erwähnt wird, darf der Leser zwar darauf vertrauen, dass die Autorin große Sorgfalt darauf verwendet hat, dass diese Angabe dem Wissensstand bei Fertigstellung des Werkes entspricht. Für Angaben über Dosierungsanweisungen und Applikationsformen oder sonstige Behandlungsempfehlungen kann vom Verlag jedoch keine Gewähr übernommen werden. – Die Wiedergabe von Gebrauchsnamen, Handelsnamen, Warenbezeichnungen usw. in diesem Werk berechtigt auch ohne besondere Kennzeichnungen nicht zu der Annahme, dass solche Namen im Sinne der Warenzeichen- und Markenschutz-Gesetzgebung als frei zu betrachten wären und daher von jedermann benutzt werden dürften.

Bibliografische Information der Deutschen Nationalbibliothek

Die Deutsche Nationalbibliothek verzeichnet diese Publikation in der Deutschen Nationalbibliografie; detaillierte bibliografische Daten sind im Internet über <http://dnb.d-nb.de> abrufbar.
ISBN 978-3-497-02381-3 (Print)
ISBN 978-3-497-60103-5 (E-Book)

Printed in Germany
Titelfoto: Hans D. Beyer, Berlin
Satz: ew print & medien service gmbh, Würzburg

Ernst Reinhardt Verlag, Kemnatenstr. 46, D-80639 München
Net: www.reinhardt-verlag.de E-Mail: info@reinhardt-verlag.de

Inhalt

1 Einleitung

Frau A. und der Verlauf ihrer Demenzerkrankung

Frau A., eine freundliche und hilfsbereite Frau mit Down-Syndrom, konnte lesen, ein bisschen rechnen und schreiben. Sie war verhältnismäßig selbständig und nutzte die öffentlichen Verkehrsmittel selbständig. Frau A. lebte in einem Wohnheim und arbeitete in einer Werkstatt für behinderte Menschen (WfbM).

Als Frau A. 40 Jahre alt war, begann sie sich zu verändern. Die Mitarbeiter im Wohnheim berichteten, dass sie sich sozial zurückzöge, viel Zeit für die Erledigung von Aufgaben benötigte sowie passiv-aggressives Verhalten zeigte. Frau A. versteckte sich beispielsweise unter dem Tisch oder zerschnitt ihre Kleidung. Als sie 45 Jahre alt war, zog sie sich noch stärker von anderen zurück. Sie wurde beim Ladendiebstahl erwischt, und ihr Essverhalten hatte sich verändert: Nachts aß sie heimlich und hielt stur an bestimmten Nahrungsmitteln fest. Die Mitarbeiter hielten diese Veränderungen als charakteristisch für ihre exzentrische Persönlichkeit. Für den Neurologen waren diese Veränderungen zu wenig ausgeprägt, um die Diagnose Demenz stellen zu können. Als Frau A. 48 Jahre alt war, verirrte sie sich mehrmals in der Nachbarschaft, benutzte Speiseöl als Reinigungsmittel und warf ihr Blutdruckmessgerät in die Mülltonne. Die öffentlichen Verkehrsmittel konnte sie nicht mehr alleine nutzen. In Gruppensituationen sonderte sie sich ab, spielte mit ihren Fingern und schien nicht wahrzunehmen, was um sie herum geschah. Die Mitarbeiter waren nicht sicher, ob Frau A. lediglich vorgab, nicht wahrzunehmen, was um sie herum passierte, oder ob sie tatsächlich desorientiert war. Schließlich wurde bei Frau A. eine Demenz vom Alzheimer-Typ diagnostiziert, und zwar in einem mittleren Stadium.

Rückblickend schien ihr Verhalten in den letzten Jahren auf eine Demenzerkrankung hinzuweisen. Ihr Umfeld versuchte nach der Diagnose, sich an ihre Bedürfnisse anzupassen und sie stärker zu unterstützen. Die Verwirrtheit und Vergesslichkeit von Frau A. nahmen zu. Gewohnte Tätigkeiten konnte sie immer weniger alleine ausführen. Mit 52 Jahren benötigte sie Unterstützung beim Anziehen, bei der Regulierung der Wassertemperatur beim Baden und beim Erledigen ihrer Aufgaben im Haushalt. Die nächsten Jahre kam Frau A. mit dieser Unterstützung gut zurecht. Mit 55 Jahren befand sich Frau A. in einem fortgeschrittenen Stadium der Demenz. Sie war völlig abhängig von ihren Bezugspersonen und hatte epileptische Anfälle. Da sie immer mehr Pflege benötigte, zog sie in eine Pflegeeinrichtung für Demenzkranke um. Ihre Angehörigen und Bezugspersonen erkannte sie nicht mehr. Im Alter von 57 Jahren starb sie. Eine Untersuchung des Gehirns nach ihrem Tod bestätigte die Diagnose Demenz vom Alzheimer-Typ (Devenny et al. 2005).

So wie Frau A. geht es auch anderen Menschen: Sie erkranken an einer Demenz. Aufgrund ihrer geistigen Behinderung fällt es Frau A. und auch ihrem Umfeld jedoch schwer, die Erkrankung zu erkennen und angemessen damit umzugehen: Die Mitarbeiter im Wohnheim, in dem sie lebt, nehmen ihre Veränderungen zwar wahr, können diese aber nicht als Symptome einer Demenzerkrankung einordnen. Und aus Sicht des Neurologen präsentieren sich diese Veränderungen zu wenig deutlich, um sie als Symptome einer Demenzerkrankung werten zu können.

Da mit zunehmendem Lebensalter das Risiko ansteigt, an einer Demenz zu erkranken, werden in den nächsten Jahren viele Menschen mit geistiger Behinderung an einer Demenz erkranken. Denn Menschen mit geistiger Behinderung erreichen heute aufgrund der besseren generellen und medizinischen Versorgung ein höheres Lebensalter. Vor allem Personen mit Down-Syndrom haben von der Entdeckung der Antibiotika und der Entwicklung der modernen Herzchirurgie profitiert. Es häufen sich Berichte über Menschen mit Down-Syndrom, die über 70 Jahre oder sogar über 80 Jahre alt sind. Ihre Lebenserwartung wird auch in Zukunft ansteigen (Krinsky-McHale et al. 2008; Larsen/Kirkevold 2008; Braddock et al. 2004).

In Deutschland fehlen jedoch vielerorts Experten und Versorgungsstrukturen für demenzkranke Menschen mit geistiger Behinderung, die eine frühe Diagnose und eine angemessene Versorgung von Demenzkranken mit geistiger Behinderung gewährleisten können. Solche Versorgungsstrukturen müssen vielfältig gestaltet werden. Auch wenn die medizinische und pflegerische Versorgung mit Fortschreiten der Erkrankung an Bedeutung gewinnt, darf man sich bei ihrer Entwicklung nicht auf medizinische Aspekte beschränken. Gerade bei Demenzerkrankungen spielen die soziale Umgebung und die psychischen Aspekte eine wichtige Rolle. Der Demenzkranke sollte seine Identität auch in der schwierigen Situation, mit einer Demenzerkrankung leben zu müssen, erhalten können. Bis zum Ende seines Lebens ist es für ihn wichtig, nicht nur medizinisch und pflegerisch angemessen versorgt zu werden. Er muss sich mit Dingen beschäftigen können, die ihm wichtig sind, Erfolgserlebnisse haben, Wertschätzung und Anerkennung erfahren und in Beziehung zu anderen Menschen stehen.

In diesem Buch werden häufige Formen von Demenzerkrankungen (Kap. 2), ihre Symptome (Kap. 3) und die Diagnosestellung einer Demenzerkrankung bei Menschen mit geistiger Behinderung (Kap. 4) dargestellt. Es wird auf das Erleben der Demenzerkrankung durch Demenzkranke mit geistiger Behinderung, durch Mitbewohner, Mitarbeiter und Angehörige eingegangen (Kap. 5). Der Lebensort des Demenzkranken und seine Lebensqualität stehen im 6. Kapitel im Mittelpunkt. Möglichkeiten, die Umwelt an die Bedürfnisse von Demenzkranken anzupassen, werden am Beispiel der Milieutherapie dargestellt (Kap. 7) gefolgt von therapeutischen Ansätzen (Kap. 8). Pflege und Palliative Care werden im 9. Kapitel thematisiert. Das letzte Kapitel befasst sich mit der Bewertung der Betreuung und Pflege von Demenzkranken mit geistiger Behinderung und der Entwicklung einer Versorgungsstruktur für Menschen mit geistiger Behinderung und Demenz in Deutschland. Die meisten Fallbeispiele in diesem Buch stammen aus der Fachliteratur, einige basieren auf den Erfahrungen der Autorin. In den Fallbeispielen werden die Personen, um die es geht, mit erfundenen Namenskürzeln bezeichnet.

Zur besseren Lesbarkeit wurde im Text auf die weibliche Form verzichtet. Natürlich sind stets beide Geschlechter gemeint.

2 Formen von Demenzerkrankungen und ihre diagnostischen Kriterien

2.1 Syndromdefinition Demenz

Zur Diagnose einer Demenzerkrankung bei Menschen mit geistiger Behinderung wird die Klassifikation gemäß ICD-10 empfohlen. ICD-10 bedeutet International Statistical Classification of Diseases and Related Health Problems, 10. Version, und wird von der Weltgesundheitsorganisation (WHO) herausgegeben.

Die Kriterien der ICD-10 legen mehr Wert auf nonkognitive Aspekte der Demenzerkrankung, wie beispielsweise emotionale Labilität, Irritiertheit und Apathie, während die im DSM-IV (Diagnostic and Statistical Manual of Mental Disorders) dargestellten Kriterien sich stärker auf kognitive Bereiche stützen. Die nonkognitiven Aspekte lassen sich bei Menschen mit geistiger Behinderung besser beobachten, auch bei Personen mit schweren kognitiven Beeinträchtigungen. Auch in Anbetracht der Forschungsergebnisse, dass bei Personen mit Down-Syndrom und auch Menschen mit einer schweren geistigen Behinderung zu Beginn einer Demenzerkrankung die Verluste von praktischen Fähigkeiten im Vordergrund stehen können und nicht die Gedächtnisstörungen (s. Kap. 3.1), scheinen die Kriterien der ICD-10 geeigneter zu sein (Dilling/Freyberger 2010; Haveman 2005).

Die ICD-10 definiert *Demenz* als ein Syndrom, das die Folge einer meist chronischen oder fortschreitenden Krankheit des Gehirns ist. Bei einem *Syndrom* liegen gleichzeitig verschiedene Symptome vor, deren ursächlicher Zusammenhang mehr oder weniger bekannt ist oder vermutet werden kann. Allerdings ist die Entstehung und Entwicklung unbekannt. Das Demenzsyndrom tritt auf bei der Alzheimer-Krankheit, bei zerebrovaskulären Störungen sowie bei anderen Zustandsbildern, die das Gehirn primär (direkt) oder sekundär (indirekt) betreffen.

Bei dieser Störung des Gehirns sind viele höhere kortikale, also in der Gehirnrinde liegende oder davon ausgehende Funktionen gestört, einschließlich Gedächtnis, Denken, Orientierung, Auffassung, Rechnen, Lernfähigkeit, Sprache, Sprechen und Urteilsvermögen im Sinne der Fähigkeit zur Entscheidung. Veränderungen der emotionalen Kontrolle, des Sozialverhaltens oder der Motivation begleiten normalerweise diese kognitiven Beeinträchtigungen. Es kann jedoch sein, dass diese Veränderungen bereits vor den kognitiven Beeinträchtigungen auftreten.

Die kognitiven Störungen können als *Kernsymptome* bezeichnet werden, die Veränderungen der emotionalen Kontrolle, des Sozialverhaltens oder

der Motivation als nonkognitive Symptome. Diese nonkognitiven Symptome, die durch Veränderungen im Erleben und Verhalten charakterisiert sind, werden auch als psychiatrische Symptome oder psychopathologische Symptome bezeichnet. Die S3-Leitlinie „Demenzen", die von der Deutschen Gesellschaft für Psychiatrie, Psychotherapie und Nervenheilkunde (DGPPN) und der Deutschen Gesellschaft für Neurologie (DGN) 2009 herausgegeben wurde (s. Kap. 4.1), benutzt den Begriff der *psychischen und Verhaltenssymptome*, da in der angloamerikanischen Literatur der Begriff „Behavioral and Psychological Symptoms of Dementia" (BPSD) verwendet wird (DGPPN/DGN 2009, 59). Diese Symptome können auf ein verändertes psychisches Erleben zurückgeführt werden. Beispiele für psychische Symptome sind Angst oder Depression, Beispiele für Verhaltenssymptome sind Aggressivität, Apathie oder zielloses Herumwandern. Sie treten je nach Erkranktem und je nach Krankheitsphase unterschiedlich häufig, intensiv und lang auf. Und sie werden vom sozialen Umfeld des Erkrankten unterschiedlich belastend erlebt.

Psychische und Verhaltenssymptome entstehen multifaktoriell. Dies bedeutet, sie werden durch mehrere, meist in Wechselwirkung zueinander stehende Faktoren beeinflusst und verursacht. Die Basis dieser Symptome ist die veränderte Gehirnstruktur und Gehirnfunktion, die zu einer erhöhten Vulnerabilität (Verletzlichkeit) führt. Diese erhöhte Verletzlichkeit kann unter bestimmten Umgebungsbedingungen und Umwelteinflüssen zu einem veränderten psychischen Erleben oder Verhalten des Demenzkranken führen. Eine ungünstige Kommunikation oder eine Veränderung in der Umgebung kann beim Demenzkranken aggressives Verhalten oder Angst auslösen. Aber auch körperliche Empfindungen, wie z. B. Schmerzen, können solche Symptome verursachen. Bei einer Demenz ist das Bewusstsein nicht getrübt. Die Sinne funktionieren im für die Person üblichen Rahmen.

Damit die Diagnose Demenz gestellt werden kann, müssen die Symptome nach ICD-10 mindestens sechs Monate lang vorhanden sein. Bei Menschen mit geistiger Behinderung wird jedoch empfohlen, aufgrund der hohen Variabilität in der kognitiven Leistungsfähigkeit die Diagnose Demenz erst dann zu stellen, wenn die Symptome deutlich länger als sechs Monate vorhanden gewesen sind (Aylward et al. 1995).

2.2   Kriterien einer Demenzerkrankung und Formen

In der ICD-10 werden die Demenzen anhand ihrer klinischen Symptomatik unterschieden in Demenz bei Alzheimer-Krankheit (F00), vaskuläre Demenz (F01), Demenz bei sonstigen andernorts klassifizierten Krankheiten (F02) sowie nicht näher bezeichnete Demenz (F03). Der Buchstabe

F kennzeichnet die psychischen und Verhaltensstörungen. Zusätzlich zu den Kriterien der ICD-10 existieren weitere Kriterien, welche auf der Basis aktueller Forschungsergebnisse die einzelnen Syndrome genauer beschreiben.

2.2.1 Demenz vom Alzheimer-Typ

> Die *Alzheimer-Krankheit* ist gemäß der ICD-10 eine primär degenerative zerebrale Krankheit, also eine Krankheit, bei der das Gehirn abbaut. Ihre Ätiologie (Ursache) ist noch unbekannt und sie weist charakteristische neuropathologische und neurochemische Merkmale auf. Die Alzheimer-Krankheit beginnt meist schleichend. Sie entwickelt sich langsam, aber stetig über eine Dauer von mehreren Jahren.

Ein typisches Merkmal der Alzheimer-Krankheit sind die *amyloiden Plaques*. Sie häufen sich zwischen den Zellen im Gehirn an und auch in den Wänden der Blutgefäße im Gehirn. Diese Plaques bestehen aus Beta-Amyloid. Dies ist ein Fragment eines Proteins, das aus einem größeren Protein herausgeschnitten wird. Dieses größere Protein wird als Amyloid-Vorläufer-Protein (APP) bezeichnet. Ist das Gehirn gesund, werden diese Fragmente abgebaut. Bei der Alzheimer-Krankheit jedoch häufen sich diese Fragmente an und werden zu harten, unauflöslichen Plaques. Ein weiteres Kennzeichen der Alzheimer-Krankheit sind die *Neurofibrillen-Knäuel*. Diese Neurofibrillen-Knäuel bestehen aus Fasern, die sich in den Hirnzellen befinden und überwiegend aus dem sog. *Tau-Protein* bestehen. Das Tau-Protein formt Teile einer Struktur, die man Mikro-Tubuli, also Röhrchen, nennt. Diese Mikro-Tubuli spielen eine wichtige Rolle beim Transport von Nährstoffen und anderen wichtigen Substanzen von einem Teil der Nervenzelle zu einem anderen. Das Tau-Protein ist jedoch bei der Alzheimer-Krankheit ebenfalls verändert, so dass die Mikro-Tubuli zusammenfallen. Diese neurofibrilläre Degeneration führt zu Beeinträchtigungen im Funktionsbereich der Nervenzellen und möglicherweise zum Zelltod.

Bei der Alzheimer-Demenz sterben die Nervenzellen in der Hirnrinde, also der äußersten Schicht des Großhirns, und auch in tieferliegenden Regionen ab. Durch den Untergang der Nervenzellen wird auch die Produktion des Transmitters (Botenstoffes) *Acetylcholin*, der in den Nervenzellen gebildet wird, weniger. Bei fortschreitender Alzheimer-Demenz geht das Hirngewebe zurück. Die sog. Sulci, also die Rillen oder Furchen im Gehirn, erweitern sich, während die Gyri, also die Falten an der Hirnoberfläche, schrumpfen. Die Kammern (Ventrikel) im Inneren des Gehirns, welche die Gehirn-Rückenmarksflüssigkeit (Liquor) enthalten, werden größer.

Grundsätzlich werden zwei Formen der Alzheimer-Demenz unterschieden: die *späte Form* der Alzheimer-Demenz, die erst nach dem 65. Lebensjahr auftritt (im ICD-10: F00.1), und die *frühe Form* der Alzheimer-Demenz, die vor dem 65. Lebensjahr festzustellen ist (im ICD-10: F00.0). Bei dieser frühen Form der Alzheimer-Demenz verschlechtert sich der Zustand der erkrankten Person verhältnismäßig schnell und es sind genetische autosomal-dominante Varianten der Alzheimer-Demenz bekannt. Diese Varianten führen dazu, dass sich besonders große Mengen von Beta-Amyloid-Peptiden im Gehirn ansammeln. Dies scheint zu einem Anteil von schätzungsweise 30% an der Entstehung der Alzheimer-Demenz beizutragen. Die erst später auftretende Alzheimer-Demenz schreitet deutlich langsamer voran. Gedächtnisstörungen stehen als Hauptmerkmal im Vordergrund. Neben diesen beiden Formen der Alzheimer-Demenz wird noch eine dritte Form unterschieden, die *atypische* oder *gemischte Demenz*. Bei dieser zeigen Betroffene eine Mischung der Alzheimer-Demenz und der vaskulären Demenz (im ICD-10: F00.2; s. Kap. 2.2.3).

Die Diagnose „Demenz vom Alzheimer-Typ" ist nicht einfach zu stellen. Es handelt sich dabei um eine Ausschlussdiagnose. Dies bedeutet, dass a) die für eine Demenz typischen Symptome vorliegen müssen, b) der Beginn der Erkrankung allmählich vor sich geht und der allgemeine Zustand sich fortschreitend verschlechtert und c) spezifische Ursachen durch Anamnese, Untersuchungen und Laborbefunde ausgeschlossen werden müssen (s. Kap. 4.1). Sind diese Bedingungen erfüllt, handelt es sich mit hoher Sicherheit um eine Demenz vom Alzheimer-Typ. Eine *sichere Alzheimer-Demenz* kann erst nach dem Tod durch eine Autopsie festgestellt werden, und zwar anhand der für eine Alzheimer-Demenz typischen Veränderungen im Gehirn. Man unterscheidet deshalb zwischen einer *sicheren*, einer *wahrscheinlichen* und einer *möglichen* Alzheimer-Demenz.

Eine Arbeitsgruppe in den USA namens NINCDS-ADRDA erarbeitete entsprechende international anerkannte Kriterien. Die Bezeichnung NINCDS bedeutet National Institute of Neurological and Communicative Disorders and Stroke, ADRDA steht für Alzheimer's Disease and Related Disorders Association. Man unterscheidet zwischen wahrscheinlichen und möglichen Kriterien der Alzheimer-Demenz (McKhann et al. 1984; Kasten 2.1).

Kasten 2.1: NINCDS-ADRDA-Kriterien für die wahrscheinliche und die mögliche Alzheimer-Demenz (McKhann et al. 1984)

I Wahrscheinliche Alzheimer-Demenz

- Eine Demenz kann in einer klinischen Untersuchung, in der neuropsychologische Testverfahren eingesetzt werden, nachgewiesen werden.
- Es liegen Defizite in mindestens zwei kognitiven Bereichen vor.
- Die Störungen des Gedächtnisses und anderer Kognitionen schreiten fort.
- Es liegen keine Bewusstseinsstörungen vor.
- Der Beginn liegt zwischen dem 40. und 90. Lebensjahr, meistens nach dem 65. Lebensjahr.
- Es gibt keinen Hinweis auf andere ursächliche Hirnerkrankungen oder Systemerkrankungen, also Erkrankungen, die sich auf ein gesamtes Organsystem oder auf den gesamten Körper auswirken.

II Folgende Befunde stützen die Diagnose einer wahrscheinlichen Alzheimer-Demenz

- Spezifische kognitive Funktionen (z.B. Sprache, Motorik oder Wahrnehmung) verschlechtern sich immer mehr.
- Alltagsaktivitäten werden beeinträchtigt, und Verhaltensänderungen treten auf.
- In der Familie sind bereits ähnliche Erkrankungen aufgetreten, insbesondere, wenn diese neuropathologisch gesichert sind.

Ergebnisse von Zusatzuntersuchungen:

- Es liegen durch bildgebende Verfahren Hinweise auf eine zerebrale Atrophie, also eine Schrumpfung des Gehirns, vor. Diese Atrophie schreitet voran.
- Es zeigt sich ein normaler Befund im EEG, bzw. es zeigen sich unspezifische Veränderungen.
- Der Befund der Gehirn-Rückenmarksflüssigkeit (Liquor) ist bei Standardprozeduren unauffällig.

III Klinische Befunde, die nach Ausschluss anderer Ursachen für die demenzielle Entwicklung mit einer wahrscheinlichen Alzheimer-Demenz vereinbar sind

- Der Verlauf der Erkrankung kann vorübergehend zum Stillstand kommen.
- Es treten Begleitbeschwerden auf wie Depression, Schlaflosigkeit, Inkontinenz, Illusionen, Halluzinationen, Wahnvorstellungen, plötzlich

auftretende aggressive Ausbrüche, sexuelle Dysfunktionen und Gewichtsverlust.

■ Vor allem in einem fortgeschrittenen Erkrankungsstadium zeigen sich neurologische Auffälligkeiten wie erhöhter Muskeltonus, Myoklonien (rasche, unwillkürliche Muskelzuckungen) oder Gangstörungen.

■ Bei fortgeschrittener Erkrankung treten epileptische Anfälle auf.

■ Die Computertomographie ist altersentsprechend.

IV Ausschlusskriterien

■ Der Beginn ist plötzlich, in Verbindung mit einem Schlaganfall.

■ Es treten neurologische Zeichen auf wie Hemiparese (unvollständige Halbseitenlähmung), sensorische Ausfälle, Gesichtsfelddefekte oder Koordinationsstörungen in frühen Krankheitsstadien.

■ Epileptische Anfälle oder Gangstörungen sind zu Beginn oder in einem frühen Stadium der Erkrankung zu beobachten.

V Mögliche Alzheimer-Demenz

■ Eine Diagnose ist *möglich* bei Vorhandensein eines demenziellen Syndroms mit untypischer Symptomatik hinsichtlich Beginn, Verlauf und Auftreten der Defizite bei fehlenden anderen neurologischen, psychiatrischen oder internistischen Erkrankungen, die ein demenzielles Syndrom verursachen könnten.

■ Eine Diagnose ist *möglich*, wenn eine zweite System- oder Hirnerkrankung vorhanden ist, die eine Demenz verursachen kann, aber nicht als die wesentliche Ursache der Demenz betrachtet wird.

■ Eine Diagnose sollte in Forschungsstudien gestellt werden, wenn ein einzelnes, fortschreitendes schwerwiegendes kognitives Defizit ohne erkennbare Ursache vorhanden ist.

2.2.2   Vaskuläre Demenzen

In der ICD-10 werden die *vaskulären Demenzen* als das Ergebnis eines Prozesses beschrieben, bei dem kleine Infarkte im Gehirn stattfinden. Sind Blutgefäße, die das Gehirn versorgen, verengt oder sogar verschlossen, führt das dazu, dass die Gehirnzellen nicht mehr ausreichend mit Sauerstoff versorgt werden. Dauert die Minderversorgung der Gehirnzellen längere Zeit, sterben sie ab. Diese Schädigungen des Gehirngewebes können durch makro- wie mikrovaskuläre Erkrankungen verursacht werden, einschließlich der zerebrovaskulären Hypertonie (Bluthochdruck). Die vaskulären Demenzen beginnen normalerweise im höheren Lebensalter.

Folgende Typen der vaskulären Demenz werden unterschieden:

- Die *vaskuläre Demenz mit akutem Beginn* (im ICD-10: F01.0) entwickelt sich meist sehr schnell nach einer Reihe von Schlaganfällen, die durch eine zerebrovaskuläre Thrombose (Verschluss eines Blutgefäßes durch ein Blutgerinnsel), Embolie (Verschluss eines Blutgefäßes durch mit dem Blut eingeschwemmtes Material) oder Blutung verursacht werden. Nur selten kommt es vor, dass die Ursache eine einzige massive Infarktbildung ist.
- Die *Multi-Infarkt-Demenz* (im ICD-10: F01.1) hingegen beginnt allmählich, nach mehreren transienten (vorübergehenden) ischämischen Episoden (TIA), also Durchblutungsstörungen des Gehirns, die eine Anhäufung von Infarkten im Hirngewebe verursachen. Diese vorübergehenden ischämischen Episoden führen zu neurologischen Ausfallserscheinungen.
- Bei der *subkortikalen vaskulären Demenz* (im ICD-10: F01.2) finden sich eine Hypertonie (Bluthochdruck) in der Anamnese und ischämische Herde im Marklager der Hemisphären (Gehirnhälften). Marklager liegen subkortikal, also unterhalb der Hirnrinde. Im Unterschied zur Demenz vom Alzheimer-Typ, an die das klinische Bild erinnert, ist die Hirnrinde jedoch normalerweise intakt.
- Die kortikale und subkortikale vaskuläre Demenz können gemeinsam in einer *Mischform* auftreten (im ICD-10: F01.3).
- Zusätzlich unterscheidet die ICD-10 die *sonstige vaskuläre Demenz* (im ICD-10: F01.8) sowie die *nicht näher bezeichnete vaskuläre Demenz* (im ICD-10: F01.9).

Bezüglich der weiteren Differenzierung der vaskulären Demenzen gelten die NINDS-AIREN-Kriterien für *wahrscheinliche* vaskuläre Demenz als hilfreich (Román et al. 1993). Die Bezeichnung NINDS steht für National Institute of Neurological Disorder and Strokes, AIREN steht für die Association Internationale pour la Recherche et l'Enseignement en Neurosciences (Kasten 2.2).

Kasten 2.2: NINDS-AIREN-Kriterien für wahrscheinliche vaskuläre Demenz (Román et al. 1993)

I Demenz

Kognitive Verschlechterung bezogen auf ein vorausgehendes höheres Funktionsniveau manifestiert durch Gedächtnisstörung und Störungen in mindestens zwei der folgenden Fähigkeiten:

- Orientierung, Aufmerksamkeit, Sprache, visuell-räumliche Fähigkeiten, Urteilsvermögen, Handlungsfähigkeit, Abstraktionsfähigkeit, motorische Kontrolle, Praxis
- Alltagsaktivitäten müssen gestört sein.

Ausschlusskriterien:

- Bewusstseinsstörung
- Delirium
- Psychose
- Schwere Aphasie (Sprachstörung)
- Es liegt eine ausgeprägte sensomotorische Störung vor, wodurch eine Testung nicht möglich ist.
- Systemische oder andere Hirnerkrankungen sind vorhanden, die wiederum Ursache für weitere kognitive Störungen sein können.

II Zerebrovaskuläre Erkrankung

Zentrale fokal-neurologische Zeichen mit und ohne bereits erfolgtem Schlaganfall und Zeichen einer relevanten zerebrovaskulären Erkrankung in der Computertomographie oder der Magnetresonanztomographie. Als relevant eingeschätzte zerebrovaskuläre Läsionen (Verletzungen) im radiologischen Befund an folgenden Lokalisationen:

- Schlaganfälle Großgefäßbereiche:
  - Beidseitig Arteria cerebri anterior (vordere Gehirnschlagader)
  - Arteria cerebri posterior (hintere Gehirnschlagader)
  - Superiore (obere) frontale (vordere) und parietale (zum Scheitel hin gelegene) Wasserscheidengebiete
  - Parietotemporale und tempoparietale Assoziationszentren
- Kleingefäßerkrankungen:
  - Basalganglien und frontale Marklagerlakunen
  - Ausgedehnte periventrikuläre Marklagerläsionen
  - Beidseitige Thalamusläsionen

Ausmaß:

- Großgefäßläsionen in der dominanten Hemisphäre
- Beidseitige hemisphärische Großgefäßläsionen
- Leukoenzephalopathie mit einer Schädigung von 25% des Marklagers

III Eine Verknüpfung von I und II

Definiert durch mindestens eine der drei folgenden Bedingungen:

- Der Beginn der Demenz liegt innerhalb von drei Monaten nach einem Schlaganfall.

■ Die kognitiven Funktionen verschlechtern sich abrupt.
■ Die kognitiven Defizite nehmen fluktuierend oder stufenweise zu.

Unterstützende Merkmale:

■ Früh auftretende Gangstörungen
■ Motorische Unsicherheit und häufige Stürze
■ Blasenstörung (häufiger Harndrang, der urologisch nicht erklärbar ist)
■ Pseudobulbärparalyse (Lähmung der motorischen Hirnnervenfunktionen)
■ Persönlichkeitsstörungen und Stimmungsänderungen, Abulie (krankhafte Willenlosigkeit), Depression, emotionale Inkontinenz (ungewollte emotionale Äußerungen), andere subkortikale Defizite

Frau B. mit Multi-Infarkt-Demenz bei Down-Syndrom

Frau B. ist 55 Jahre alt und schwer geistig behindert aufgrund eines Down-Syndroms. Außerdem leidet sie an einer angeborenen Herzerkrankung. Sie wuchs bei ihren Eltern und mit einer jüngeren Schwester auf, besuchte eine Schule und anschließend eine Werkstatt für behinderte Menschen (WfbM). Als junge Erwachsene konnte sie in ganzen Sätzen sprechen, sich tagsüber selbst beschäftigen, mit Messer und Gabel essen, sich waschen und anziehen. Sie war vollständig mobil und hatte keine Probleme mit Inkontinenz.

Im Alter von 30 Jahren erkrankte sie an einer Depression. Rund zehn Jahre später trat die Depression ein zweites Mal kurz auf und zwar nach einem Gehirnschlag. Mit 46 Jahren erlebte sie zum dritten Mal eine Depression. Sie hatte auch regelmäßig Wutausbrüche, verbrachte deswegen zehn Monate in einer psychiatrischen Klinik, in der sie nach einer weiteren Einweisung im Alter von 40 Jahren wohnen blieb.

Dem ersten Gehirnschlag folgten fünf weitere, die zu verschiedenen Zeitpunkten zu sowohl einer Halbseitenlähmung rechts und zu einer Halbseitenlähmung links führten. Frau B. ist deshalb in ihrer Beweglichkeit stark eingeschränkt. Sie hat zudem verschiedene transiente ischämische Attacken erlitten und auch eine Episode mit Ohnmachtsanfällen. Bei Frau B. trat im Alter von 46 Jahren eine Spätepilepsie auf. Die epileptischen Anfälle zeigten sich bis zu zweimal täglich, werden medikamentös behandelt und treten nun seltener auf.

Frau B. hat starkes Übergewicht. Ihr Blutdruck war zu verschiedenen Zeitpunkten bis zu 150 auf 100 hoch. Neben anderen Auffälligkeiten zeigt ihr Puls Extrasystolen und ein extra Herzton ist zu hören. Ein vor Kurzem durchgeführtes EKG ist normal, ein EEG zeigt eine Zunahme in Theta- und Deltawellen. Eine vor drei Jahren erfolgte Computertomographie offenbarte

schwere zerebrale Schädigungen und eine Schrumpfung des Kleinhirns, aber keine fokalen Läsionen.
Nach ihrem zweiten Gehirnschlag im Alter von 47 Jahren ging die kognitive Leistungsfähigkeit von Frau B. zurück. Dieser Abbau begann schrittweise, mit Schwankungen von Tag zu Tag. Plötzlich auftretende Episoden mit deutlicher Verwirrung wurden im zeitlichen Zusammenhang mit ihren Gehirnschlägen beobachtet. Diesen Gehirnschlägen folgten leichte mentale und körperliche Verbesserungen, aber das Leistungsniveau vor dem Vorfall wurde nicht mehr erreicht. Frau B. zeigte keine Persönlichkeitsveränderungen, wurde aber zunehmend lethargisch, kommunizierte weniger und musste beim Essen unterstützt werden, da sie Messer und Gabel nicht mehr richtig benutzen konnte. Sie konnte sich nicht mehr selbst pflegen und nicht mehr ihren Interessen, wie beispielsweise Stricken, nachgehen. Frau B. schien im Laufe dieser Veränderungen dennoch guter Stimmung zu sein. Schließlich wurde sie aufgrund ihrer dann diagnostizierten Multi-Infarkt-Demenz in eine andere Abteilung verlegt.
Ein Hinweis auf die Multi-Infarkt-Demenz von Frau B. ist ihre seit 16 Jahren bestehende zerebrovaskuläre Erkrankung. Diese Erkrankung ging in den vergangenen sechs Jahren mit einem Abbau in der kognitiven Leistungsfähigkeit mit starken, von Tag zu Tag auftretenden Schwankungen einher. Das frühe Auftreten der epileptischen Anfälle und auch das Ergebnis der Computertomographie weisen auch auf eine Multi-Infarkt-Demenz hin. Zudem sind die angeborene Herzerkrankung von Frau B. und ihr hoher Blutdruck bekannte Risikofaktoren für eine Multi-Infarkt-Demenz. Ihr hoher Blutdruck wurde jedoch bislang nicht behandelt (Collacott et al. 1994, 205ff).

2.2.3   Gemischte Demenz

In der ICD-10 wird eine Demenzerkrankung als *gemischte Demenz* bezeichnet, wenn neurodegenerative und vaskuläre Hirnveränderungen als gemeinsame Ursache für eine Schädigung vorliegen (im ICD-10: F00.2). Für die gemischte Demenz gibt es keine etablierten wissenschaftlichen Kriterien.

Es wird vermutet, dass die gemischte Demenz viel häufiger auftritt, als sie diagnostiziert wird: Bei vielen alten Menschen lassen sich gleichzeitig die für die Demenz vom Alzheimer-Typ typischen Veränderungen wie auch Schädigungen an den kleinen Blutgefäßen im Gehirn finden. Dazu lassen sich auch die Hirnveränderungen zählen, wie sie bei den frontotemporalen Lobärdegenerationen (Kap. 2.2.4) und der Lewy-Körperchen-Demenz (Kap. 2.2.5) auftreten (Förstl/Kleinschmidt 2010).

2.2.4　Frontotemporale Lobärdegenerationen

Mit der Bezeichnung *Lobärdegeneration* ist ein Abbau gemeint, der die Gehirnlappen betrifft. *Frontotemporal* bedeutet, dass dieser Abbau im Bereich der Stirn und der Schläfe, also im vorderen Hirnbereich, stattfindet. Bei den frontotemporalen Lobärdegenerationen, die auch unter der Bezeichnung *Pick-Komplex* bekannt sind, handelt es sich um neurodegenerative Demenzformen (im ICD-10: F02.0). Zu deren Ursachen und Entstehungsbedingungen liegen erst wenige Erkenntnisse vor.

Die frontotemporalen Lobärdegenerationen beginnen im mittleren Lebensalter. Sie fallen auf durch eine frühe, langsam fortschreitende Veränderung der Persönlichkeit und den Verlust von sozialen Fähigkeiten. Danach treten Beeinträchtigungen von Intellekt, Gedächtnis und Sprachfunktionen auf, begleitet von Apathie, Euphorie und manchmal auch extrapyramidalen Phänomenen. In der wissenschaftlichen Literatur werden drei klinisch definierte Typen der frontotemporalen Lobärdegenerationen unterschieden:

- *Frontotemporale Demenz (FTD)* mit führender Wesensänderung (Haupttyp).
- *Langsam progrediente Aphasie (PA)*. Dabei handelt es sich um eine nichtflüssige Aphasie, bei der das Sprachverständnis meist besser erhalten ist, expressive Sprachleistungen hingegen stärkere Störungen aufweisen.
- *Semantische Demenz (SD)*. Hier liegt eine flüssige, semantische Aphasie vor, bei welcher der Sprachfluss normal ist, aber Störungen beim Sprachverständnis und/oder beim Nachsprechen von Wörtern auftreten.

Diese drei Typen sind v. a. in einem frühen Krankheitsstadium unterscheidbar. Die frontotemporale Demenz (FTD) tritt bei mehr als der Hälfte der an einer frontotemporalen Lobärdegeneration Erkrankten auf, die langsam progrediente, also langsam voranschreitende Aphasie (PA) bei weniger als einem Viertel der Erkrankten und die semantische Demenz (SD) ebenfalls bei weniger als einem Viertel. Ist die Krankheit vorangeschritten, manchmal allerdings auch schon von Beginn an, gehen die drei Typen ineinander über.

Diesen drei Typen ist gemeinsam, dass eine Degeneration in der Großhirnrinde, v. a. in den Stirn- und Schläfenlappen, stattfindet und dass sich Eiweißpartikel, vorwiegend Tau-Proteine, ablagern. Bei einem Viertel der Betroffenen sind auch Nervenzellschwellungen, sog. Pick-Zellen, und kugelige Einschlusskörper, die sog. Pick-Körperchen, in den Nervenzellen zu finden. In diesen Fällen spricht man von der Pick'schen Krankheit. Bei den meisten Patienten finden sich unspezifische Hirnveränderungen mit einem Verlust an Nervenzellen in den oberen Schichten der Hirnrinde. Der Bereich im Gehirn, in dem die Zellen untergehen, bestimmt den Typ der frontotemporalen Lobärdegeneration. Bei der frontotemporalen Demenz findet der Zelluntergang offensichtlich in beiden Gehirnhälften statt, bei der langsam progredienten Aphasie vorwiegend in der linken Gehirnhälfte und bei der semantischen Demenz vorwiegend in der rechten Gehirnhälfte.

Die frontotemporalen Lobärdegenerationen dauern knapp zehn Jahre und beginnen deutlich früher als die anderen genannten Erkrankungen, mit Ausnahme der frühen Form der Alzheimer-Demenz. Bei den Erkrankten fehlt die Krankheitseinsicht. Dies führt zu einer großen Belastung von Angehörigen und anderen Personen im sozialen Umfeld der Erkrankten (Förstl/Kleinschmidt 2010). Die in Kasten 2.3 aufgeführten Konsensuskriterien (Neary et al. 1998) bilden diese drei Typen ab.

Kasten 2.3: Konsensuskriterien für die drei Typen der frontotemporalen Lobärdegenerationen (Neary et al. 1998)

Frontotemporale Demenz (FTD)

I Grundlegende klinische Merkmale (alle zu erfüllen)

- Der Beginn ist schleichend und schreitet allmählich fort.
- Defizite im zwischenmenschlichen Sozialkontakt treten früh auf.
- Verhaltensauffälligkeiten treten früh auf.
- Eine emotionale Indifferenz (Gleichgültigkeit) tritt früh auf.
- Die Krankheitseinsicht geht früh verloren.

II Unterstützende Merkmale

Verhaltensauffälligkeiten:

- Vernachlässigung der Körperpflege und Hygiene
- Geistige Inflexibilität
- Ablenkbarkeit und fehlende Ausdauer
- Hyperoralität (verändertes Essverhalten, Bulimie, exzessives Rauchen, Alkoholismus) und Veränderung der Essgewohnheiten
- Perseveratives Verhalten (beharrliches Wiederholen von Bewegungen oder Wörtern, auch wenn der Zusammenhang unpassend ist) und stereotypes Verhalten
- Unaufgeforderte Manipulation von Gegenständen („utilization behaviour")

Sprache und Sprechen:

- Veränderte Sprachproduktion
- Sprachantriebsstörung, Wortkargheit
- Logorrhö (scheinbar unkontrollierbarer, nicht zu durchbrechender Rededrang)
- Sprachliche Stereotypien
- Echolalie (Nachsprechen vorgesagter Wörter)
- Perseveration
- Mutismus (Schweigen, obwohl keine Defekte der Sprechorgane oder des Gehörs vorliegen)

Zusatzuntersuchungen:

- Neuropsychologie: Testverfahren zeigen Defizite in „frontalen" Funktionen bei Fehlen von schwerer Gedächtnisstörung, Aphasie oder visuell-räumlicher Störung.
- Konventionelles EEG: normal trotz klinisch deutlicher Demenz
- Zerebrale Bildgebung (strukturell und/oder funktionell): vorherrschende frontale und/oder temporale Pathologie

Je jünger die erkrankte Person ist, desto eher handelt es sich um eine frontotemporale Demenz und nicht um eine Demenz vom Alzheimer-Typ. Diese Wahrscheinlichkeit wird noch erhöht durch frühe Inkontinenz und ein hypokinetisch-rigides Syndrom, also eine Kombination von Muskelsteife und Bewegungsarmut. Treten allerdings Myoklonien und epileptische Anfälle auf, scheint dies für eine Demenz vom Alzheimer-Typ zu sprechen (Förstl/Kleinschmidt 2010).

Kasten 2.4: Langsam progrediente Aphasie (PA)

I Grundlegende klinische Merkmale (beide zu erfüllen)

- Der Beginn ist schleichend, und die Erkrankung schreitet allmählich voran.
- Die nichtflüssige Aphasie tritt mit mehr als einem dieser Symptome auf: Agrammatismus (Störung der Sprachproduktion mit Fehlen grammatischer Strukturen), Paraphrasien (Umschreibungen), Benennstörung.

II Unterstützende Merkmale

Sprache und Sprechen:

- Stottern oder Sprechapraxie (Störung der Handlungsplanung beim Sprechen)
- Störung des Nachsprechens
- Alexie (Unfähigkeit zu lesen), Agraphie (Unfähigkeit, Wörter und Texte zu schreiben trotz der vorhandenen notwendigen Handmotorik und Intelligenz)
- Im frühen Stadium erhaltenes Sprachverständnis auf Wortebene
- Im späten Stadium Mutismus

Verhaltensauffälligkeiten:

- Im frühen Stadium intaktes Sozialverhalten
- Im späten Stadium Verhaltensauffälligkeiten ähnlich wie bei frontaler und frontotemporaler Verlaufsform

Während bei der Demenz vom Alzheimer-Typ die Flüssigkeit der Sprache, die Phonologie und Grammatik wie auch die Sprachmelodie relativ gut erhalten sind, ist das hier nicht der Fall. Allerdings ist bei der langsam progredienten Aphasie das Sprachverständnis besser erhalten.

Kasten 2.5: Semantische Demenz (SD) (verkürzte Wiedergabe)

I Grundlegende klinische Merkmale

- Der Beginn ist schleichend, und die Erkrankung schreitet allmählich voran.
- Sprachstörung
- Inhaltsarme flüssige Spontansprache

Verlust des Wissens über Wortbedeutungen, der sich beim Benennen und im Sprachverständnis zu erkennen gibt:

- Semantische Paraphrasien (falsche Verwendung von Worten, Vertauschen von Silben oder unpassende Wortergänzungen) und/oder visuelle Agnosie (Erkennungsstörung) mit
- Prosopagnosie (Störung des Erkennens von Gesichtern) und/oder Objektagnosie (Störung des Erkennens von Objekten)

Weitere Merkmale:

- Die folgenden Fähigkeiten bleiben erhalten: Objekte anhand ihrer Gestalt zuordnen (ohne sie notwendigerweise zu erkennen) und Zeichnungen kopieren, Einzelworte nachsprechen, laut lesen und Worte orthographisch korrekt nach Diktat schreiben.

Im Unterschied zur Demenz vom Alzheimer-Typ verlieren die von einer Semantischen Demenz betroffenen Personen früh ihr Wissen über die Bedeutungen der Wörter beim Verstehen von gesprochener und geschriebener Sprache.

Die Gefahr ist groß, dass die frontotemporalen Lobärdegenerationen nicht diagnostiziert werden. Die Erkrankten erhalten eine falsche Diagnose, wie beispielsweise Spätalkoholismus, Spätschizophrenie, Altersdepression, Manie oder Persönlichkeitsstörung (Förstl/Kleinschmidt 2010).

2.2.5 Lewy-Körperchen-Demenz

Bei der *Lewy-Körperchen-Demenz* handelt es sich um eine Demenzform, bei der Ablagerungen des Proteins Alpha-Synuclein, die sog. Lewy-Körperchen, im Gehirngewebe von Patienten nachgewiesen werden. Auch bei Personen mit einer Parkinson-Krankheit können diese Lewy-Körperchen gefunden werden. *Lewy-Körperchen* sind runde zytoplasmatische Einschlusskörperchen der Nervenzellen und stören die Funktion der Nervenzellen. Bei der Lewy-Körperchen-Demenz finden sich diese Körperchen unter anderem im Hirnstamm und in der Großhirnrinde. Bei Parkinson-Patienten befinden sie sich in Nervenzellen der Substantia nigra.

Die Lewy-Körperchen-Demenz wird in der ICD-10 ohne weitere Beschreibung benannt. Es liegen jedoch aktuelle, wissenschaftlich verwendete Konsensuskriterien für die Lewy-Körperchen-Demenz vor, die in Kasten 2.6 aufgeführt sind (McKeith et al. 2005).

Kasten 2.6: Konsensuskriterien für die Lewy-Körperchen-Demenz (McKeith et al. 2005)

I   Zentrales Merkmal der Lewy-Körperchen-Demenz

Das zentrale Merkmal der Lewy-Körperchen-Demenz ist eine Demenz, die mit Funktionseinschränkungen im Alltag einhergeht. Die Gedächtnisfunktion ist beim Erkrankungsbeginn relativ gut erhalten. Aufmerksamkeitsstörungen, Beeinträchtigungen der exekutiven und visuoperzeptiven Funktionen sind häufig.

II Kernmerkmale

- Fluktuation der Kognition, insbesondere der Aufmerksamkeit und Wachheit
- Wiederkehrende ausgestaltete visuelle Halluzinationen
- Parkinson-Symptome

III Stark hinweisende Merkmale

- Verhaltensstörungen im REM-Schlaf (Schreien, Sprechen, motorisches Ausagieren von Träumen)
- Ausgeprägte Überempfindlichkeit auf Neuroleptika
- Verminderte dopaminerge Aktivität in den Basalganglien, dargestellt mit SPECT oder PET (s. Kap. 4.1.8)

Für die Diagnose *mögliche* Lewy-Körperchen-Demenz muss das zentrale Merkmal zusammen mit einem Kernmerkmal vorkommen.

Wenn Kernmerkmale fehlen, genügt neben dem zentralen Merkmal mindestens ein stark hinweisendes Merkmal für die Diagnose *mögliche* Lewy-Körperchen-Demenz.

Für die Diagnose *wahrscheinliche* Lewy-Körperchen-Demenz müssen mindestens zwei Kernmerkmale oder ein Kernmerkmal zusammen mit mindestens einem stark hinweisenden Merkmal erfüllt sein.

IV Unterstützende Merkmale

Unterstützende Merkmale kommen häufig vor, haben aber zurzeit keine diagnostische Spezifität: Wiederholte Stürze oder Synkopen, vorübergehende Bewusstseinsstörung, schwere autonome Dysfunktion (orthostatische Hypotonie, Urininkontinenz), Halluzinationen in anderen Modalitäten, systematischer Wahn, Depression, Erhaltung des medialen Temporallappens (CT, MRT), verminderter Metabolismus (insbesondere im Okzipitallappen, also dem am Hinterkopf gelegenen Lappen), pathologisches MIBG-SPECT des Myokards, verlangsamte EEG-Aktivität mit temporalen scharfen Wellen (s. Kap. 4.1.8).

Merkmale, die gegen die Lewy-Körperchen-Demenz sprechen

■ Zerebrovaskuläre Läsionen in der CT oder MRT oder fokal-neurologische Symptome

■ Andere Erkrankungen, die das klinische Bild zureichend erklären können

■ Spontane Parkinson-Symptome, die ausschließlich bei schwerer Demenz auftreten

Frau C. mit Lewy-Körperchen-Demenz bei Down-Syndrom

Frau C. wurde mit einem Down-Syndrom geboren. Ihre geistige Behinderung war mittelgradig mit einem IQ-Wert zwischen 35 und 49. Bis zu ihrem 46. Lebensjahr lebte sie verhältnismäßig selbständig und zufrieden in einem gemeindenahen Gruppenwohnheim. Sie besuchte regelmäßig ein Tageszentrum, wo sie soziale Kontakte mit anderen Menschen mit Intelligenzminderung/geistiger Behinderung pflegte. Sie ging auch alleine in die örtlichen Geschäfte. Ihre Angehörigen und die Mitarbeiter im Gruppenwohnheim beschrieben sie damals als etwas stur und als jemand, der Routine und Regelmäßigkeit schätzt.

Mit 46 Jahren begann Frau C. sich zu verändern. Sie zeigte Episoden, in denen sie reizbar und bedrückt war und leicht in Tränen ausbrach. Im Verlauf eines Jahres zeigte sie sich zunehmend verlangsamt. Sie war erschöpft und müde, unsicher mit gelegentlichen Stürzen und mit Urininkontinenz. Sie beschuldigte regelmäßig andere, sie zu schlagen und zu hänseln. Frau C. wurde von Spezialisten für Demenzerkrankungen untersucht. Diese stellten fest, dass das Kurzzeitgedächtnis von Frau C. deutliche Einbußen zeigte. Ihre Aufmerksamkeit und Konzentrationsfähigkeit waren ebenfalls zurückgegangen, und sie zeigte starke Stimmungsschwankungen. Ihr körperlicher Zustand hatte sich stark verschlechtert, stärker noch als ihr kognitiver Zustand. Die ärztlichen Untersuchungen ergaben eine tendenzielle Schilddrüsenunterfunktion, aber keine deutliche Abnormalität des Gehirns gemäß der Magnetresonanztomographie (MRT). Bei Frau C. wurde eine leichte Demenz vom Alzheimer-Typ diagnostiziert.

Als Frau C. 47 Jahre alt war, wurde bei ihr eine Schilddrüsenunterfunktion festgestellt, die medikamentös behandelt wurde, jedoch mit wenig Erfolg. Frau C. litt unter starken Stimmungsschwankungen, sie schwankte zwischen Lachen und Weinen.

Im Alter von 48 Jahren traten bei Frau C. visuelle Halluzinationen auf: Vor allem sah sie sich auf dem Boden bewegende Insekten. Ihr wurde deshalb eine niedrige Dosis des Neuroleptikums Thioridazin (Handelsname Melleril) verschrieben. Nach einigen Tagen musste das Medikament wieder abge-

setzt werden, da Frau C. verwirrt und aggressiv wurde. Die Verwirrtheit und die Aggressionen verschwanden daraufhin.

Der Gang von Frau C. wurde unsicher, und sie stürzte wiederholt. Wegen ihrer häufigen Stürze, ihrer deutlichen Verlangsamung und ihrer Stimmungsschwankungen zog Frau C. mit 53 Jahren in ein Pflegeheim um. Zu diesem Zeitpunkt fiel es ihr schwer, Angehörige zu erkennen und einfache Gegenstände zu benennen. Im weiteren Krankheitsverlauf entwickelte sie einen Bluthochdruck und benötigte aufgrund ihrer eingeschränkten Mobilität einen Rollstuhl. Epileptische Anfälle traten nicht auf und auch keine Myoklonien.

Als Frau C. 54 Jahre alt war, wurde die Diagnose geändert: Sie lautete nun Lewy-Körperchen-Demenz. Während des Krankheitsverlaufs veränderten sich ihre kognitive Leistungsfähigkeit sowie ihre Fähigkeiten und Fertigkeiten nur allmählich, wenn auch schwankend.

Frau C. starb mit 59 Jahren in dem Pflegeheim an einer Lungenentzündung. Ihre Angehörigen erlaubten die Autopsie ihres Gehirns. Es zeigten sich eine kortikale Atrophie und eine Vergrößerung der lateralen (seitlichen) Ventrikel.

Wie bei Down-Syndrom zu erwarten, wurden im Gehirngewebe von Frau C. Neurofibrillen-Bündel und amyloide Plaques gefunden, wenn auch nur in geringer Menge. Plaques wurden im Putamen, das eine wichtige Rolle bei der Kontrolle von Bewegungsabläufen spielt, entdeckt und im Hippocampus (s.o.). Neurofibrillen-Bündel wurden subkortikal, also in Gehirnregionen, die nicht in der Großhirnrinde liegen, festgestellt: a) im Meynert-Basalkern, in dem der wichtige Botenstoff Acetylcholin gebildet wird, der die Übertragung von Informationen von einer Nervenzelle zur nächsten ermöglicht, b) in der Substantia nigra, die eine wichtige Rolle bei der Planung und beim Beginn einer Bewegung spielt, c) in der Formatio reticularis, die wichtige Aufgaben beim Kreislauf- und Atemzentrum, beim Brechzentrum, bei der extrapyramidalen Steuerung der Motorik, bei der Harnblasenentleerung, bei der Modulation der Schmerzempfindung und bei den Emotionen innehat, sowie d) im Locus caeruleus, einem Teil der Formatio reticularis, der zuständig ist für die Steuerung von Orientierung und Aufmerksamkeit.

Die Diagnose einer Lewy-Körperchen-Demenz wurde bei der Autopsie bestätigt, da in verschiedenen Bereichen des Gehirns von Frau C. Lewy-Körperchen gefunden wurden. Sie befanden sich in der Substantia nigra, im Gyrus rectus, im Hippocampus sowie im Parahippocampus, der wie der Hippocampus ein Ort der Integration von komplexen Informationen ist. Vereinzelte Lewy-Körperchen lagen im mittleren Frontalgyrus, das mit der Verarbeitung von Signalen mit negativer emotionaler Qualität zu tun hat.

Die deutlichen Einbußen im Kurzzeitgedächtnis von Frau C., ihre Funktionseinschränkungen im Alltag und ihre Aufmerksamkeitsstörungen weisen auf eine Demenzerkrankung hin. Das zentrale Merkmal der Lewy-Kör-

*perchen-Demenz war aufgrund der schon früh auftretenden Gedächtnis-
störungen jedoch nur teilweise erfüllt. Allerdings zeigte Frau C. weitere
Merkmale einer Lewy-Körperchen-Demenz. Dazu gehörten eine deutliche
Fluktuation in ihrer kognitiven Leistungsfähigkeit sowie visuelle Halluzinationen, beides Kernmerkmale dieser Demenzform. Der langsame Abbau
ihrer Gedächtnisleistungen im Verlauf ihrer Erkrankung ist auch eher der
Lewy-Körperchen-Demenz als einer anderen Demenzform zuzuordnen. Die
Reaktion von Frau C. auf das Neuroleptikum lässt auf eine ausgeprägte
Überempfindlichkeit darauf schließen, ein stark hinweisendes Merkmal. Die
bei Frau C. wiederholt vorkommenden Stürze, die Urininkontinenz, keine
mit dem MRT feststellbaren Veränderungen des Temporallappens und evtl.
auch ihre Traurigkeit, die ein Anzeichen für eine Depression sein könnten,
können zu den unterstützenden Merkmalen gezählt werden (Prasher et al.
2010, 297ff).*

2.2.6   Demenz bei primärem Parkinson-Syndrom

Die *Demenz bei primärem Parkinson-Syndrom* wird in der ICD-10 definiert
als eine Demenz, die sich i.d.R. erst spät im Verlauf einer Parkinson-Krankheit entwickelt (im ICD-10: F02.3). Charakteristische klinische Merkmale
konnten noch nicht beschrieben werden.

Die klinisch-diagnostischen Konsensuskriterien der Demenz bei Morbus
Parkinson (Goetz et al. 2008) beschreiben die im Kasten 2.7 aufgeführten
Kernsymptome.

**Kasten 2.7: Klinisch-diagnostische Konsensuskriterien der Demenz bei
Morbus Parkinson (Goetz et al. 2008)**

I Kernmerkmale

- Ein Morbus Parkinson kann anhand von anerkannten Kriterien diagnostiziert werden.
- Das demenzielle Syndrom entwickelt sich bei bestehendem diagnostizierten Parkinson-Syndrom, es beginnt schleichend und schreitet langsam voran.

Dieses demenzielle Syndrom stellt sich basierend auf der Anamnese, der
klinischen und psychischen Untersuchung wie folgt dar:

- Einschränkungen in mehr als einem kognitiven Bereich (s.u.)
- Abnahme der Kognition im Vergleich zum Niveau vor der Erkrankung

■ Die Defizite sind ausgeprägt genug, um zu Einschränkungen im täglichen Leben (sozial, beruflich oder in der eigenen Versorgung) zu führen, unabhängig von Einschränkungen, die motorischen oder autonomen Symptomen zuzuordnen sind.

II Assoziierte klinische Merkmale

Kognitive Funktionen:

■ Aufmerksamkeit: Beeinträchtigungen der spontanen und fokussierten Aufmerksamkeit, schlechte Leistungen in Aufmerksamkeitsaufgaben; die Leistungen können im Tagesverlauf und von Tag zu Tag fluktuieren.
■ Exekutive Funktionen: Beeinträchtigungen bei Aufgaben, die Initiierung, Planung, Konzeptbildung, Regellernen, kognitive Flexibilität (Set-Shifting und Set-Maintenance) erfordern. Die mentale Geschwindigkeit ist beeinträchtigt (Bradyphenie).
■ Visuell-räumliche Funktionen: Beeinträchtigung bei Aufgaben, die räumliche Orientierung, Wahrnehmung oder Konstruktion verlangen
■ Gedächtnis: Beeinträchtigungen beim freien Abruf kürzlich stattgefundener Ereignisse oder beim Erlernen neuer Inhalte. Das Erinnern gelingt besser nach Präsentation von Hinweisen, das Wiedererkennen ist meistens weniger beeinträchtigt als der freie Abruf.
■ Sprache: Die Kernfunktionen sind weitestgehend unbeeinträchtigt. Wortfindungsschwierigkeiten und Schwierigkeiten bei der Bildung komplexerer Sätze können vorliegen.

Verhaltensmerkmale:

■ Apathie: verringerte Spontaneität, Verlust von Motivation, Interesse und Eigenleistung
■ Persönlichkeitsveränderungen und Stimmungsänderungen einschließlich depressiver Symptome und Angst
■ Halluzinationen: vorwiegend visuell, üblicherweise komplexe, ausgestaltete Wahrnehmung von Personen, Tieren oder Objekten
■ Wahn: meist paranoid gefärbt, wie z. B. hinsichtlich Untreue oder Anwesenheit unwillkommener Gäste
■ Verstärkte Tagesmüdigkeit

III Merkmale, welche die Diagnose einer Demenz bei Morbus Parkinson nicht ausschließen, aber unwahrscheinlich machen

■ Vorhandensein anderer Abnormalitäten, die eine kognitive Beeinträchtigung verursachen können, aber nicht als Ursache der Demenz gewertet werden, wie z. B. Nachweis relevanter vaskulärer Läsionen in der Bildgebung.

■ Der zeitliche Abstand zwischen der Entwicklung der motorischen und der kognitiven Symptome ist nicht bekannt.

IV Merkmale, die annehmen lassen, dass andere Umstände oder Erkrankungen die Ursache für die kognitive Beeinträchtigung darstellen, so dass die verlässliche Diagnose einer Demenz bei Parkinson-Syndrom nicht gestellt werden kann

■ Kognitive und Verhaltenssymptome treten allein im Zusammenhang mit anderen Umständen wie folgt auf: akute Verwirrtheit aufgrund einer systemischen Erkrankung oder Abweichung, Nebenwirkungen von Medikamenten.
■ Es liegt eine Major Depression entsprechend des internationalen Klassifikationssystems DSM-IV vor.
■ Es sind Merkmale vorhanden, die mit der Verdachtsdiagnose einer *wahrscheinlichen* vaskulären Demenz entsprechend der diagnostischen AIREN-Kriterien vereinbar sind.

Kriterien für die Diagnose wahrscheinliche Parkinson-Demenz

■ Die beiden Kernmerkmale unter I müssen vorhanden sein.
■ Es muss ein typisches Profil der kognitiven Einschränkungen vorliegen mit Nachweis von Defiziten in mindestens zwei der vier unter II genannten Domänen.
■ Das Vorhandensein mindestens eines der unter II aufgeführten Verhaltenssymptome unterstützt die Diagnose, wobei das Fehlen von Verhaltenssymptomen die Diagnose nicht in Frage stellt.
■ Keiner der unter III aufgeführten Punkte ist erfüllt.
■ Keines der unter IV aufgeführten Merkmale liegt vor.

Kriterien für die Diagnose mögliche Parkinson-Demenz

■ Die beiden Kernmerkmale unter I müssen vorhanden sein.
■ II oder III ist nicht erfüllt oder
■ II und III sind nicht erfüllt. II ist nicht erfüllt, wenn ein atypisches Profil der kognitiven Beeinträchtigung in einem Bereich oder mehreren Bereichen, wie z.B. motorische oder sensomotorische Aphasie (Sprachstörung) oder alleinige Störung der Merkfähigkeit (Gedächtnisleistung verbessert sich nicht nach Hilfeleistungen oder in der Wiedererkennung), bei erhaltener Aufmerksamkeit vorliegt. Verhaltenssymptome können vorliegen oder nicht oder
■ ein oder mehrere der unter III aufgeführten Punkte sind erfüllt.
■ Keines der unter IV aufgeführten Merkmale liegt vor.

Zur Unterscheidung der Demenz bei der Parkinson-Krankheit von der Lewy-Körperchen-Demenz ist die sog. „1-Jahres-Regel" wichtig: Tritt zu Beginn der Erkrankung die Parkinson-Symptomatik auf und dauert es länger als ein Jahr, bis kognitive Einbußen zu beobachten sind, wird von einer Demenz bei Parkinson-Krankheit gesprochen. Treten die kognitiven Störungen jedoch vor den extrapyramidal-motorischen Symptomen auf oder innerhalb des ersten Jahres nach Auftreten der Parkinson-Symptome, dann bewertet man diese als Anzeichen für eine Lewy-Körperchen-Demenz (Förstl/Kleinschmidt 2010).

Mit Ausnahme der vaskulären Demenz und der gemischten Demenz handelt es sich bei den vorgestellten Demenzformen um neurodegenerative Demenzerkrankungen, die progressiv über mehrere Jahre hinweg voranschreiten. Die Dauer der Erkrankungen ist sehr unterschiedlich. Die Prognosen dieser degenerativen Demenzerkrankungen sind weitreichende Pflegebedürftigkeit und eine verminderte Lebenserwartung, da bislang noch keine Therapie bekannt ist, durch die der Krankheitsverlauf gestoppt oder verlangsamt werden kann.

2.2.7 Sekundäre Demenzen

Die bisher beschriebenen Demenzformen werden als primäre Demenzen bezeichnet, weil die Ursache im Gehirn liegt. Von diesen primären Demenzen werden sog. sekundäre Demenzen unterschieden. Sekundäre Demenzen sind Demenzen, bei denen eine internistische Erkrankung, wie beispielsweise eine Schilddrüsenerkrankung und ein Vitamin-B-Mangel, oder eine neurologische Erkrankung, wie z. B. ein Hirntumor oder eine Multiple Sklerose, zugrunde liegt. Zu den sekundären Demenzen gehört auch die sog. *Pseudodemenz*. Dabei handelt es sich um eine Depression, die sich ähnlich äußert wie eine Demenz, beispielsweise mit Gedächtnisstörungen. Kann die zugrunde liegende internistische, neurologische oder die zugrunde liegende depressive Erkrankung erfolgreich behandelt werden, verschwinden die demenzähnlichen Symptome.

2.3 Stadien der Demenzerkrankungen

In der ICD-10 werden hinsichtlich der Abnahme der Leistungsfähigkeit des Gedächtnisses und auch der Abnahme anderer kognitiver Fähigkeiten drei Phasen unterschieden:

■ Bei einer *leichten Beeinträchtigung* ist ein selbständiges Leben noch möglich, auch wenn die täglichen Aktivitäten durch die Beeinträchtigung des Gedächtnisses beeinflusst werden. Vor allem die Aufnahme, das Speichern und das Wiedergeben von neuem Material ist beeinträchtigt. Die Betroffenen vergessen, wo sie Dinge hingelegt haben oder dass sie sich mit jemandem verabredet haben. Komplizierte tägliche Aufgaben oder Hobbys werden nicht mehr bewältigt.

- Bei der *mittelgradigen Beeinträchtigung* ist der Abbau so gravierend, dass die Selbständigkeit des Betroffenen bedroht ist. Nur sehr vertrautes oder gut gelerntes Material wird behalten. Betroffene können sich nicht erinnern, wo sie leben, was sie einige Stunden zuvor getan haben oder wie der Name von vertrauten Personen lautet. Sie haben Schwierigkeiten, im täglichen Leben zurechtzukommen. Immer weniger können auch einfache Aktivitäten bis zum Ende ausgeführt werden.
- Die *schwere Beeinträchtigung* des Gedächtnisses bedeutet, dass die Betroffenen keine neuen Informationen behalten sowie sich lediglich an Bruchstücke von früher gelerntem Material erinnern können. Enge Angehörige werden nicht mehr erkannt. Die Gedankengänge des Betroffenen können kaum noch oder gar nicht mehr nachvollzogen werden.

Bei der Alzheimer-Demenz werden grundsätzlich drei Stadien oder Schweregrade unterschieden:

- das *frühe Stadium (1. Stadium)*, das durch Vergesslichkeit geprägt ist und in dem die Betroffenen versuchen, die Fassade aufrechtzuerhalten,
- das *mittlere Stadium (2. Stadium)*, in dem ausgeprägte Ausfälle in den alltäglichen Tätigkeiten deutlich werden und das Leben zu Hause nur noch mit Unterstützung möglich ist, sowie
- das *späte oder schwere Stadium (3. Stadium)*, in dem die Persönlichkeit der Betroffenen verloren geht und sie zum Pflegefall werden.

Zwischen dem zweiten und dem dritten Stadium entwickeln viele Betroffene eine starke motorische Unruhe und das Bedürfnis, stundenlang zu gehen. Der zeitliche Umfang dieser drei Stadien ist bei jedem Betroffenen verschieden. Das erste Stadium scheint bei demenzkranken Menschen mit geistiger Behinderung zwischen ein bis fünf Jahren zu dauern, das zweite Stadium zwischen fünf bis 15 Jahren und das dritte Stadium zwischen drei und fünf Jahren. Allerdings sind die Stadien bei Personen mit Down-Syndrom deutlich kürzer als bei Betroffenen mit einer anderen Art der geistigen Behinderung. Es wird geschätzt, dass bei Personen mit Down-Syndrom die Gesamtdauer der Erkrankung zwischen ein bis neun Jahren liegt (Dalton/Janicki 1999, 26).

Diese Schweregrade können anhand des Mini-Mental-Status-Test (MMST) (Folstein et al. 1975; s. Kap. 4.1.3) festgestellt werden. Ein Ergebnis mit 20 bis 26 Punkten weist auf eine leichte Alzheimer-Demenz hin, 10 bis 19 Punkte auf eine mittelschwere Alzheimer-Demenz und weniger als 10 Punkte auf eine schwere Alzheimer-Demenz. Die einzelnen Stadien lassen sich jedoch nur unscharf abgrenzen (DGPPN/DGN 2009). Diese Einteilung nach dem MMST ist für eine Einteilung des Schweregrads bei den anderen Demenzformen eher ungeeignet. Bei der vaskulären Demenz ist der Verlauf zwar ähnlich, er kann jedoch auch stufenförmig sein. Dabei schreitet während langer Phasen die Krankheit nicht voran, und eine leichte Besserung ist möglich. Bei den Erkrankten können immer wieder lichte Momente auftreten, in denen man sie gut erreichen kann. Bei den frontotemporalen Lobärdegenerationen treten Gedächtnisstörungen erst im späteren Verlauf der Krankheit auf. Auch bei der Lewy-Körperchen-Demenz ist die Leistungsfähigkeit des Gedächtnisses länger erhalten als bei der Demenz vom Alzheimer-Typ, der vaskulären Demenz und der Demenz bei Parkinson-Syndrom. Die Bestimmung des Schweregrads der Demenzerkrankung sollte deshalb unter Berücksichtigung aller vorliegender Informationen vorgenommen werden.

2.4   Häufigkeit von Demenzerkrankungen

2.4.1   Inzidenz und Prävalenz von Demenzerkrankungen in der Allgemeinbevölkerung

Es gibt zurzeit keine Zahlen darüber, wie viele Menschen mit einer geistigen Behinderung in Deutschland an einer Demenz erkrankt sind. Es wird jedoch geschätzt, dass in Deutschland ungefähr 1,2 Millionen Menschen in der sog. Allgemeinbevölkerung an einer Demenzerkrankung leiden. Da das Risiko, an einer Demenz zu erkranken, mit zunehmendem Alter ansteigt, und die durchschnittliche Lebenserwartung der Menschen in Deutschland zunimmt, werden im Jahr 2030 möglicherweise 2,5 Millionen Menschen in Deutschland betroffen sein. Um ein Bild zur Häufigkeit der Erkrankung zu haben, stützt man sich auf die Inzidenz und die Prävalenz.

> Mit der *Inzidenz* wird beschrieben, wie hoch die Anzahl der Personen ist, die a) *neu* an einer bestimmten Krankheit erkranken, und zwar b) in einer Bevölkerungsgruppe, deren Größe definiert ist (üblicherweise 100.000 Einwohner), und dies c) während eines bestimmten Zeitraums (üblicherweise in einem Jahr). Genau genommen sollte der Begriff *Inzidenzrate* benutzt werden, da es sich bei der Inzidenz um eine relative Größe handelt. Mit dem Begriff *Prävalenz* wird beschrieben, wie viele Menschen einer bestimmten Gruppe (Population), deren Größe definiert wurde (auch hier oft 100.000 Einwohner), *bereits* an einer bestimmten Krankheit erkrankt sind. Wie die Inzidenz ist auch die Prävalenz eine relative Größe und sollte deshalb genau genommen als *Prävalenzrate* bezeichnet werden.

In Deutschland beträgt die *Inzidenz* für Demenzen nach dem 65. Lebensjahr rund 6%. Unterteilt man nach Altersgruppen, beträgt die Inzidenz im Alter zwischen 60 und 64 Jahren 0,16% sowie im Alter zwischen 65 und 69 Jahren 0,4%. Mit zunehmendem Alter steigt das Risiko an, an einer Demenz zu erkranken, so dass die Prävalenz bei den über 95-Jährigen über 10% beträgt. Von 100 Personen, die älter als 95 Jahre alt sind, werden innerhalb eines Jahres mehr als zehn Personen neu an einer Demenz erkranken. Wie hoch das Risiko ist, vor dem 65. Lebensjahr an einer Demenz zu erkranken, ist nicht sicher.

Die *Prävalenz* für eine Demenzerkrankung liegt im Alter zwischen 60 und 64 Jahren bei weniger als 1%. Im Alter zwischen 65 und 69 Jahren ist jede 20. Person davon betroffen, bei den zwischen 80- bis 90-Jährigen fast jeder Dritte. Bei den über 100-Jährigen sind es mehr als 40%. Zurzeit sind mehr Frauen an einer Demenz erkrankt, da sie eine höhere Lebenserwartung als Männer haben und heute alte Männer kriegsbedingt fehlen. Dieses Verhältnis wird sich in Zukunft angleichen, da die Lebenserwartung von Männern stärker ansteigt und seit dem Jahr 2008 Männer 75 Jahre alt werden, die nicht mehr von den Weltkriegen betroffen sind. Wie viele Menschen in Deutschland an einer früh auftretenden, sog. präsenilen Demenz erkrankt sind, ist nicht bekannt. Zurzeit sind schätzungsweise rund 20.000 Personen betroffen.

Ungefähr 90% der Demenzkranken sind an einer primären Demenz erkrankt, rund 10% an einer sekundären Demenz. Von den primären Demenzen tritt bei diesen Personen die Demenz vom Alzheimer-Typ am häufigsten auf, und zwar bei rund 50% bis 70% aller Demenzerkrankungen. Ungefähr 10% aller Demenzerkrankungen gehören zu einer vaskulären Demenz. Früher wurde von ungefähr gleich vielen Fällen für die Mischform von Alzheimer-Demenz und vaskulärer Demenz ausgegangen, doch scheint der Anteil der Mischform höher zu liegen.

Frauen haben offensichtlich ein höheres Risiko, an einer Alzheimer-Demenz zu erkranken. Bei der vaskulären Demenz findet sich dieser geschlechtsspezifische Unterschied nicht. Die Häufigkeit der vaskulären Demenz wird in Zukunft zurückgehen, da bereits die Kontrolle einer ihrer Risikofaktoren, nämlich der arteriellen Hypertonie (Bluthochdruck), die Anzahl der Neuerkrankungen deutlich vermindert (Launer et al. 2010).

Die Zahlen zu den frontotemporalen Lobärdegenerationen sind sehr variabel. Offensichtlich sind rund 20% aller Menschen, die vor dem Erreichen des 65. Lebensjahrs an einer Demenz erkranken, von dieser Form betroffen. Aber nur 3% bis 9% aller Demenzerkrankungen insgesamt beruhen auf einer frontotemporalen Lobärdegeneration. Frauen und Männer erkranken gleich oft.

Verhältnismäßig häufig tritt mit bis zu 20% aller Demenzkrankungen die Lewy-Körperchen-Demenz auf.

Knapp 4% aller Demenzen sind eine Demenz bei Parkinson-Syndrom. Die Prävalenz, an Morbus Parkinson zu erkranken, liegt für Personen, die älter als 65 Jahre sind, bei 1,8%. Das Risiko für Parkinson-Patienten, eine Demenz zu entwickeln, ist im Vergleich zur Allgemeinbevölkerung sechsmal so hoch. Allerdings schwanken die Zahlen zur Häufigkeit: Nach acht Jahren Morbus Parkinson leiden zwischen 40% und 80% der Erkrankten neben der Parkinson-Erkrankung auch an einer Demenzerkrankung.

2.4.2 Inzidenz und Prävalenz von Demenzerkrankungen bei geistiger Behinderung

Die Zahlen zu Inzidenz und Prävalenz von Demenzerkrankungen in der Allgemeinbevölkerung können nicht eins zu eins auf die Häufigkeit von Demenzerkrankungen bei Menschen mit geistiger Behinderung übertragen werden. Es wird vermutet, dass sich das epidemiologische Muster der demenziellen Erkrankungen (und zwar v. a. der Demenz vom Alzheimer-Typ) zumindest in einigen Untergruppen, wie z. B. bei Menschen mit Down-Syndrom, vom epidemiologischen Muster der demenziellen Erkrankungen in der Allgemeinbevölkerung unterscheidet (Zigman et al. 1997).

Der Fokus der Forschung zum Thema Demenz bei geistiger Behinderung liegt in erster Linie auf Demenzerkrankungen bei Personen mit Down-Syndrom. Deshalb ist zu Demenzerkrankungen bei geistig behinderten Personen, die kein Syndrom haben, noch kaum etwas bekannt.

Die Zahlen zu Prävalenz und Inzidenz von Demenzerkrankungen bei Menschen mit geistiger Behinderung schwanken. Eine Erklärung ist, dass die Demenzerkrankungen anhand unterschiedlicher Diagnosekriterien diagnostiziert werden. Die Diagnosekriterien der ICD-10, des DSM-IV (American Psychiatric Association 2000) und der DC-LC (Diagnostic Criteria for Psychiatric Disorders for Use with Adults with Learning Disabilities/Mental Retardation; Royal College of Psychiatrists 2001) sind sich sehr ähnlich. Allerdings werden anhand der Diagnosekriterien des DSM-IV mehr Personen mit einer leichten Demenzerkrankung erfasst als mit den Diagnosekriterien der ICD-10. Eine weitere Erklärung für die wenig übereinstimmenden Zahlen sind Unterschiede in der methodischen Vorgehensweise. Wird die Diagnose einmal gestellt statt bei wiederholten Untersuchungen über einen längeren Zeitraum, ist die Gefahr groß, dass fälschlicherweise eine Demenz festgestellt wird. Bei strengerer Auslegung der Diagnosekriterien besteht hingegen das Risiko, eine bestehende Demenzerkrankung nicht zu erkennen (Strydom et al. 2007).

Von einigen Forschern wird berichtet, dass Demenzerkrankungen bei *Personen mit einer geistigen Behinderung (ohne Down-Syndrom)* gleich häufig auftreten wie bei gleichaltrigen Personen ohne geistige Behinderung. Dahingegen weisen andere Ergebnisse auf ein doppelt bis dreimal so hohes Risiko hin. Interessanterweise scheint der Schweregrad der geistigen Behinderung das Risiko, an einer Demenz zu erkranken, nicht zu beeinflussen: Personen mit schwerer geistiger Behinderung erkranken nicht häufiger als Personen mit leichter oder mittelschwerer geistiger Behinderung. Die Demenz vom Alzheimer-Typ tritt offensichtlich auch bei Personen mit geistiger Behinderung (ohne Down-Syndrom) am häufigsten auf, die 65 Jahre alt oder älter sind, und zwar dreimal so häufig wie in der Allgemeinbevölkerung. Die Lewy-Körperchen-Demenz und die frontotemporalen Lobärdegenerationen hingen sind bei Menschen mit geistiger Behinderung ohne Down-Syndrom gleich häufig festzustellen wie in der Allgemeinbevölkerung und häufiger als die vaskuläre Demenz. Dass die vaskuläre Demenz bei Menschen mit geistiger Behinderung weniger oft auftritt, könnte auf ein selteneres Vorhandensein von Risikofaktoren für diese Demenzform zurückgeführt werden.

Personen mit Down-Syndrom erkranken in den meisten Fällen an der Demenz vom Alzheimer-Typ. Es sind nur wenige Beispiele von Personen mit Down-Syndrom bekannt, die an einer vaskulären Demenz, Lewy-Körperchen-Demenz, frontotemporalen Lobärdegeneration oder Demenz bei Parkinson-Syndrom erkrankten. Die Prävalenz für eine Demenzerkrankung liegt mit 56% bei den 65-Jährigen und älteren deutlich höher als bei Gleichaltrigen ohne Down-Syndrom. Klar ist, dass v. a. bei den 40- bis 60-jährigen Personen mit Down-Syndrom die Prävalenz deutlich zunimmt, je nach Studie von ungefähr 10% zu 32% bis 40%. Nach dem 60. Lebensjahr allerdings zeigen Studien zwei Wege auf. Von einigen Autoren wird festgestellt, dass die Prävalenz weiterhin deutlich zunimmt, bis zu 50% oder sogar 100% bei den über 70-Jährigen. Andere Autoren stellen einen Rückgang der Prävalenz nach dem 60. Lebensjahr auf ungefähr 25% fest. Dieser Rückgang kann dadurch erklärt werden, dass Erkrankte an der Demenzerkrankung oder an Folgeerkrankungen versterben (Strydom et al. 2010; Zigman et al. 2004; Janicki/Dalton 2000; Cooper 1997).

Die ersten Symptome einer Demenzerkrankung treten bei Menschen mit geistiger Behinderung im fünften und sechsten Lebensjahrzehnt auf. Dies ist deutlich früher als bei Menschen ohne geistige Behinderung. Das durchschnittliche Alter beim Beginn einer Demenzerkrankung liegt bei Menschen mit geistiger Behinderung (ohne Down-Syndrom) bei ungefähr 67 Jahren, bei Personen mit Down-Syndrom bei ungefähr 53 Jahren. Andere Studien stellen den Beginn einer Demenzerkrankung bei Menschen mit geistiger Behinderung ohne Down-Syndrom in einem durchschnittlichen Alter von 58 Jahren fest, bei Personen mit Down-Syndrom zehn Jahre früher. Möglicherweise erkranken Frauen mit Down-Syndrom früher als Männer mit Down-Syndrom. Jüngere Betroffene erkranken offensichtlich häufiger an einer frontotemporalen Lobärdegeneration, ältere an einer Demenz vom Alzheimer-Typ.

Nicht nur die höhere Wahrscheinlichkeit, an einer Alzheimer-Demenz zu erkranken, sondern auch der frühere Erkrankungsbeginn und ein verhältnismäßig schneller Krankheitsverlauf (durchschnittlich 3,5 Jahre vom Auftreten der ersten Symptome bis zum Tod) weisen darauf hin, dass zwischen einer Demenzerkrankung vom Alzheimer-Typ und Down-Syndrom ein besonderer Zusammenhang besteht (Strydom et al. 2010; Holland et al. 2000; Prasher 1995).

2.5   Die Demenz vom Alzheimer-Typ bei Personen mit Down-Syndrom

Offensichtlich haben Menschen mit Down-Syndrom ein höheres Risiko als andere, an einer Demenz vom Alzheimer-Typ zu erkranken. Dieses höhere Risiko zeigt sich bereits ab einem Alter von ungefähr 35 Jahren, also rund 20 Jahre früher als bei Personen ohne Down-Syndrom. Das bedeutet jedoch nicht, dass Personen mit Down-Syndrom auch ein höheres Risiko für die Entwicklung anderer neurologischer Erkrankungen haben, die im höheren Lebensalter auftreten. Während früher davon ausgegangen wurde, dass unweigerlich jeder mit einem Down-Syndrom an einer Demenz vom Alzheimer-Typ erkranken wird, wird dies heute differenzierter betrachtet: Nicht jeder Mensch mit Down-Syndrom wird an einer Demenz erkranken. Während bei einer Minderheit der Personen mit Down-Syndrom eine Abnahme der kognitiven Leistungsfähigkeit vor dem Erreichen des 50. Lebensjahres zu beobachten ist, ist bei einer weiteren Minderheit dieser Personengruppe auch in einem Alter von über 70 Jahren kein Anzeichen für eine Demenzerkrankung zu entdecken. Und nicht jeder mit Down-Syndrom, der an einer Demenz erkrankt ist, leidet an einer Demenz vom Alzheimer-Typ (s. Fallbeispiel Frau C., Kap. 2.2.5).

Ein Forschungsansatz zur Entstehung der Demenz vom Alzheimer-Typ, der auf der Entwicklung der amyloiden Plaques beruht, versucht, das höhere Risiko von Personen mit Down-Syndrom für eine Alzheimer-Demenz zu erklären. Dieser Ansatz geht davon aus, dass das Gen, welches für die Bildung das Amyloid-Vorläufer-Proteins (APP) zuständig ist, sich auf dem Chromosom 21 befindet. Dieses Gen könnte dazu beitragen, dass zu viel APP gebildet wird und damit auch zu viel Beta-Amyloid. Dieses Beta-Amyloid bildet Plaques, wenn es außerhalb der Zellen vorkommt. Kommt es innerhalb der Zellen vor, wirkt es sich nicht schädigend aus. Offensichtlich beginnt die Anhäufung von Beta-Amyloid bei Menschen mit Down-Syndrom bereits ab einem Alter von acht Jahren und setzt sich während des zweiten und dritten Lebensjahrzehnts fort. Gegen Ende des vierten Lebensjahrzehnts werden daraus Plaques. Deshalb weisen viele Personen mit Down-Syndrom in verhältnismäßig jungem Alter solche

Plaques auf. Diese frühen Plaques scheinen jedoch die Nervenzellen nicht zu schädigen. Frühe Ablagerungen des Beta-Amyloids finden sich in der Amygdala, die an komplexen Hirnfunktionen wie bei Lernprozessen, bei der Gedächtnisbildung, bei Emotionen wie Furcht und bei Verhaltensaktionen beteiligt ist. Sie finden sich auch im Hippocampus, der für die Überführung von Gedächtnisinhalten aus dem Kurzzeitgedächtnis ins Langzeitgedächtnis zuständig ist. Beta-Amyloid wird dann auch in Bereichen des Vorder-, Schläfen- und Scheitellappens abgelagert und häuft sich im Erwachsenenalter weiter an (Zigman et al. 2008).

Ein anderer Ansatz zur Erklärung der Entwicklung einer Demenz vom Alzheimer-Typ allgemein (und nicht speziell bei Personen mit Down-Syndrom) stützt sich nicht auf die Plaques, sondern auf die Neurofibrillen-Knäuel. Genauer gesagt, auf das Tau-Protein, das ein wichtiger Bestandteil der Neurofibrillen-Knäuel ist (s. Kap. 2.2.1). Es hat sich gezeigt, dass das Tau-Protein innerhalb der Nervenzellen verklumpt und dadurch der Nährstofftransport in den Nervenzellen nicht mehr möglich ist. Deshalb sterben die Nervenzellen und ihre Synapsen ab. Die Folge ist der Gedächtnisverlust. In Tierversuchen lässt sich dieses Verklumpen der Tau-Proteine ausschalten und verklumptes Tau-Protein sogar wieder in lösliches Tau-Protein umwandeln. Damit kann zumindest in einem frühen Stadium, bevor zu viele Nervenzellen zerstört wurden, der Verlauf einer Alzheimer-Demenz umgekehrt werden. Mit Menschen konnte dieser Versuch noch nicht erprobt werden (Sydow et al. 2011).

Beginnt bei Personen mit Down-Syndrom eine Demenzerkrankung, typischerweise im Alter zwischen 50 und 60 Jahren, scheint dies mit der Entwicklung von Neurofibrillen-Knäueln und weiteren Plaques zusammenzuhängen, einhergehend mit einer Schrumpfung des Hirngewebes. Interessanterweise sind bei vielen, wenn nicht sogar bei allen Personen mit Down-Syndrom ab dem 40. Lebensjahr die typischen neuropathologischen Veränderungen vorhanden, die bei der Demenz vom Alzheimer-Typ festgestellt werden. Aber bei weitem nicht alle älter werdenden Personen mit Down-Syndrom zeigen in ihrem Verhalten die Symptome einer Demenz. Warum dies so ist, ist noch nicht geklärt. Offensichtlich gibt es Risikofaktoren, die zusätzlich zum Down-Syndrom an der Entwicklung einer Demenzerkrankung beteiligt sind (Wisniewski et al. 1985; Schapiro et al. 1992).

Genetische Prädisposition: Ein solcher Risikofaktor scheint eine bestimmte genetische Prädisposition bei Personen mit Down-Syndrom zu sein. Es werden drei Genotypen des Down-Syndroms unterschieden: die freie Trisomie 21, die Translokations-Trisomie 21 und die Mosaik-Trisomie 21. Die häufigste Form ist die freie Trisomie 21, bei der drei vollständige Kopien des Chromosoms 21 vorhanden sind. Das Chromosomenpaar 21 hat sich während der Meiose oder Mitose nicht geteilt. Dies trifft auf ungefähr 95% der Personen mit Down-Syndrom zu. Zu 90% geschieht dies beim mütterlichen Erbgut.

Es wurden zwei Hypothesen aufgestellt: Die erste Hypothese lautete, dass, sollte sich bezüglich der Demenz vom Alzheimer-Typ beim Down-Syndrom eine genetische Prädisposition zeigen, diese bei den Müttern und den Verwandten mütterlicherseits zu finden sein sollte. Die zweite Hypothese ging davon aus, dass diese genetische Prädisposition v. a. bei den Müttern zu finden sei, die in jungem Alter ein Kind mit Down-Syndrom geboren hatten. Dies könnte auf einen beschleunigten Alterungsprozess hinweisen, so dass diese Mütter ein höheres biologisches Alter hätten, als es ihrem kalendarischen Alter entspräche. Diese beiden Hypothesen wurden bestätigt: Mütter, die ihr Kind mit Down-Syndrom bekamen, als sie jünger als 35 Jahre alt waren, zeigten ein vierfach höheres Risiko für eine Demenzerkrankung als Mütter, die bei der Geburt ihres Kindes mit Down-Syndrom älter als 35 Jahre gewesen waren, bzw. als Mütter mit einem Kind, das mit einer anderen Form der geistigen Behinderung zur Welt gekommen war. Bezüglich der Väter zeigte sich dieses Muster nicht.

Offensichtlich wurzeln das Risiko für eine Alzheimer-Demenz und das Risiko, in verhältnismäßig jungem Alter ein Kind mit Down-Syndrom zu gebären, zumindest teilweise in einem gemeinsamen zugrunde liegenden Mechanismus. Allerdings kann dieser Zusammenhang nicht immer festgestellt werden. Für diesen Zusammenhang spricht jedoch der Befund, dass Personen mit einer Mosaik-Trisomie oder einer Translokations-Trisomie eine Demenzerkrankung vom Alzheimer-Typ offensichtlich erst im höheren Lebensalter entwickeln (Zigman et al. 2007; Schupf et al. 2001; Sadovnick 1994).

Risikofaktor Geschlecht: Ein weiterer Risikofaktor für eine Demenz vom Alzheimer-Typ ist das Geschlecht: Frauen der Allgemeinbevölkerung haben ein höheres Risiko, daran zu erkranken. Eine weithin akzeptierte Erklärung ist, dass der durch die Menopause verursachte Östrogenmangel bei Frauen zu einer Abnahme in der cholinergen Funktion und zu einer Zunahme der Ablagerung von Beta-Amyloid führt. Inwiefern dies auch bei Down-Syndrom eine Rolle spielt, ist noch unklar. Es gibt jedoch Hinweise, dass Frauen mit Down-Syndrom, bei denen die Menopause vor dem 46. Lebensjahr einsetzt und die einen deutlichen Mangel an Östrogen haben, ein höheres Risiko für eine früh beginnende Demenz vom Alzheimer-Typ aufweisen als Frauen mit Down-Syndrom, bei denen die Menopause später beginnt und der Östrogenspiegel höher ist. Ob die Zufuhr von Östrogen die Entstehung einer Demenz hinauszögert, verhindert oder sogar fördert, ist noch nicht geklärt (Schupf et al. 2003; 2008).

Risikofaktor ApoE: Für die Entwicklung einer nach dem 65. Lebensjahr auftretenden Demenz vom Alzheimer-Typ ist das Apolipoprotein E Gen

(ApoE) ein wichtiger Risikofaktor. Das ApoE ist auf dem Chromosom 19 lokalisiert und kann in drei Formen auftreten: ∈2, ∈3 oder ∈4. Dieses Gen spielt eine Rolle beim Transport von Cholesterol, beim Fettstoffwechsel und bei der Anhäufung von Beta-Amyloid in älteren, nichtbehinderten Erwachsenen mit und ohne Demenz vom Alzheimer-Typ. Nichtbehinderte Personen, die an einer Demenz vom Alzheimer-Typ erkrankt sind (und auch Männer mit einer Lewy-Körperchen-Demenz), weisen deutlich häufiger als andere die Version ∈4 dieses Gens auf. Bei Personen mit der Version ∈4 des Gens ApoE beginnt die Demenzerkrankung deutlich früher. Dieser Zusammenhang wurde auch bei Menschen mit Down-Syndrom festgestellt. Außerdem scheint ∈4 zu einem höheren Sterblichkeitsrisiko bei Personen mit Down-Syndrom, die an keiner Demenzerkrankung leiden, sowie zu einer Einbuße in der kognitiven Leistungsfähigkeit im jungen Erwachsenenalter beizutragen. Das Vorhandensein des seltener auftretenden ApoE ∈2 scheint hingegen mit einem niedrigeren Risiko für eine Demenzerkrankung vom Alzheimer-Typ einherzugehen (Zigman et al. 2008; Prasher et al. 2008; Deb et al. 2000).

2.6 Weitere Risikofaktoren und Schutzfaktoren bei einer Demenzerkrankung

Neben dem höheren Lebensalter und den angeborenen Risikofaktoren, wie sie bei Personen mit Down-Syndrom vorliegen, werden weitere Risikofaktoren für eine Demenzerkrankung diskutiert. Für viele dieser Risikofaktoren gibt es zahlreiche Hinweise, endgültige Beweise stehen aber oft noch aus. Diese Erkenntnisse stützen sich auf Studien, die mit Menschen ohne geistige Behinderung durchgeführt wurden und die in den meisten Fällen an einer Demenz vom Alzheimer-Typ oder an einer vaskulären Demenz erkrankt waren. Es ist jedoch davon auszugehen, dass die diskutierten Risikofaktoren auch bei Menschen mit geistiger Behinderung hinsichtlich der Entstehung von demenziellen Erkrankungen eine Rolle spielen können.

Weitere Risikofaktoren: Der *Bluthochdruck* spielt bei der Entwicklung einer vaskulären Demenz, aber auch bei der Entstehung einer Demenz vom Alzheimer-Typ eine wichtige Rolle. Je höher der Blutdruck, desto höher das Risiko für eine Demenzerkrankung. Dieser Risikofaktor kann jedoch beeinflusst werden: Wird ein zu hoher Blutdruck von Anfang an konsequent gesenkt, stellt dies eine effektive Präventionsmaßnahme dar (Richard et al. 2010; Launer et al. 2010).

Diabetes mellitus im mittleren Erwachsenenalter scheint das Risiko für diese beiden Demenzformen ebenfalls deutlich zu erhöhen. Ein Grund kann die schädigende Wirkung des Diabetes mellitus auf die Blutgefäße sein, wie dies auch durch einen zu hohen *Cholesterinspiegel* oder eine Hyperlipidämie mit zu viel Cholesterin, Triglyceriden (Fettsäuren) und Lipoproteinen im Blut vorkommen kann. Personen mit Down-Syndrom haben ein höheres Risiko, an einer Demenz zu erkranken, wenn ihr Cholesterinspiegel 200 mg/dl oder höher beträgt. In Deutschland beträgt der durchschnittliche Gesamtcholesterinspiegel von Menschen zwischen 35 und 65 Jahren ungefähr 236 mg/dl. Die Einnahme von Medikamenten der Wirkstoffgruppe Statine, die zur Senkung von überhöhtem Cholesterin- und Blutfettspiegel eingesetzt werden, scheint dieses Demenzrisiko deutlich zu verringern (Zigman et al. 2007; Launer et al. 2001).

Ein weiterer, unter anderem gefäßschädigender Risikofaktor ist ein zu *hoher Spiegel an Homocystein*. Homocystein ist eine Aminosäure, die in der Nahrung nicht vorkommt. Sie entsteht beim Abbau von Eiweiß aus den einfachsten Eiweißbausteinen, den Aminosäuren. Homocystein ist ein giftiges und damit unerwünschtes Zwischenprodukt, das bei gesunden Menschen rasch in die Aminosäure Cystein umgewandelt wird. Voraussetzung dafür ist jedoch, dass genügend Vitamin B6, Folsäure und Vitamin B12 vorhanden sind. Ein hoher Plasmaspiegel des Homocysteins weist also auf einen Mangel an Folsäure sowie an Vitamin B12 und Vitamin B6 hin. Dieser hohe Plasmaspiegel ist zudem ein deutlicher Hinweis auf ein erhöhtes Risiko für leichte kognitive Beeinträchtigungen (MCI) oder die Demenz vom Alzheimer-Typ. Ist der Homocysteinspiegel hoch, dann verläuft die Demenzerkrankung ungünstiger, und das Gehirn atrophiert schneller. Die Senkung eines hohen Homocysteinspiegels kann, wenn dies früh genug geschieht, das Risiko für eine Demenzerkrankung deutlich reduzieren (Zylberstein et al. 2009).

Weitere Risikofaktoren für Demenzerkrankungen sind *Nikotin-* oder *Alkoholmissbrauch* oder ein früher erlittenes *Schädel-Hirn-Trauma*. Ein *deutliches Übergewicht* hängt mit einer stärkeren Hirnschrumpfung zusammen (Whitmer et al. 2008).

Schutzfaktoren: Eine *gesunde Ernährung* hingegen wirkt sich positiv auf die Gesundheit des Gehirns aus. Das Gehirn profitiert von einer ausgewogenen und vitaminreichen Ernährung mit viel Obst und Gemüse, Nüssen, Getreide, pflanzlichen Ölen, Fisch, Geflügel und nur wenig Wein (Scarmeas et al. 2006).

Körperliche Bewegung scheint auch ein Schutzfaktor im Hinblick auf die Entwicklung einer Demenzerkrankung zu sein. Offensichtlich wirkt körperliche Bewegung präventiv zur Vermeidung einer Demenzerkrankung, wenn sie in Kombination mit *kognitiver Aktivität* ausgeübt wird. Wichtig ist, dass das Gehirn gefordert wird, da man vermutet, dass Nervenzellen, die wenig aktiviert werden, abgebaut werden. Kognitive Aktivität vermindert beispielsweise den Abbau der Leistungsfähigkeit des Arbeitsgedächtnisses und der Wahrnehmungsgeschwindigkeit deutlich. Ein

Musikinstrument zu spielen scheint sich als ein besonders wirksamer Faktor gegen eine Demenzerkrankung zu erweisen. Auch *soziale Aktivitäten* scheinen vor der Entwicklung einer Demenzerkrankung ein Stück weit zu schützen (Verghese et al. 2003).

Die Bedeutung einer höheren Schulbildung oder einer anspruchsvollen beruflichen Tätigkeit als Schutzfaktor vor einer Demenzerkrankung wird zurzeit kontrovers diskutiert. Vermutlich können Personen, die eine *höhere Intelligenz*, ein *höheres Bildungsniveau* und einen *anspruchsvolleren Beruf* haben, länger als andere Personen Demenzsymptome kompensieren oder verbergen. Da sie über diese „kognitive Reserve" verfügen, zeigen sich bei ihnen die Veränderungen im Gehirn erst später als Veränderungen im Verhalten. Es wird angenommen, dass zwei Komponenten zu dieser kognitiven Reserve beitragen. Zum einen sind es die individuelle Größe des Gehirns und die individuelle Anzahl der Synapsen, also der Verbindungsmöglichkeiten zwischen den Gehirnzellen. Zum anderen sind es die individuellen Nervenbahnen, die sich im Gehirn durch Bildung, Freizeit und berufliche Aktivitäten entwickelt haben. Durch körperliches Training können Hirnzellen neu gebildet werden, und zwar im Hippocampus, einem Bereich, in dem im Alternsprozess das Volumen geringer wird. Offensichtlich erhält das Gehirn seine Anpassungsfähigkeit und Flexibilität, wenn es sich immer wieder mit neuen Stimuli und Umwelten auseinandersetzen muss. So kann das Gehirn im höheren Lebensalter mit neuen Situationen und sich verändernden Bedingungen gut zurechtkommen. Zurzeit wird mit Hilfe von kognitiven Interventionsprogrammen versucht, die kognitive Leistungsfähigkeit älterer Menschen und damit ihre kognitive Reserve zu erhöhen. Man hofft, dadurch das eventuelle Auftreten einer Demenzerkrankung zu verzögern (Tesky/Pantel 2011; Kempermann 2009; Manly et al. 2005; Stern 2002).

Menschen mit geistiger Behinderung, ob mit Down-Syndrom oder mit einer anderen Form, haben eine deutlich geringere kognitive Reserve aufgrund der angeborenen oder früh erworbenen Einschränkungen im Gehirn. Die heute alten und älteren Personen mit einer geistigen Behinderung hatten zudem weniger Förderung und weniger Bildungsmöglichkeiten als die jüngeren Generationen. Gemäß der Hypothese der kognitiven Reserve sind diese Personen deswegen stärker gefährdet, eine Demenz zu entwickeln, und dies deutlich früher. (Deshalb haben auch Personen, die ein Schädel-Hirn-Trauma erlitten haben, ein höheres Risiko.) Aber auch innerhalb der Gruppe der Menschen mit Down-Syndrom gibt es Unterschiede. Es gibt Hinweise, dass das Niveau der kognitiven Leistungsfähigkeit auch bei Personen mit Down-Syndrom mit dem Risiko zusammenhängt, an einer Demenz vom Alzheimer-Typ zu erkranken: Je höher die kognitive Leistungsfähigkeit, desto geringer das Risiko für einen kognitiven Abbau bzw. desto länger kann der kognitive Abbau hinausgezögert werden. Dabei hängt die kognitive Leistungsfähigkeit offensichtlich mit

Umgebungsfaktoren wie Bildung, Anzahl der Jahre in einer Einrichtung sowie Beschäftigung an einem Arbeitsplatz zusammen (Temple et al. 2001).

Weitere Faktoren, die vor der Entwicklung einer Demenzerkrankung schützen können, sind *entzündungshemmende Medikamente* und *Antioxidanzien*.

2.7 Zusammenfassung

Zur Diagnose einer Demenzerkrankung bei Menschen mit geistiger Behinderung wird empfohlen, die ICD-10 (International Statistical Classification of Diseases and Related Health Problems, 10. Version) einzusetzen. In der ICD-10 wird Demenz als ein Syndrom definiert, das als Folge einer meist chronischen oder fortschreitenden Krankheit des Gehirns auftritt. Viele höhere Funktionen des Gehirns sind gestört, einschließlich Gedächtnis, Denken, Orientierung, Auffassung, Rechnen, Lernfähigkeit, Sprache, Sprechen und Urteilsvermögen im Sinne der Fähigkeit zur Entscheidung (Kernsymptome). Veränderungen der emotionalen Kontrolle, des Sozialverhaltens oder der Motivation begleiten diese kognitiven Beeinträchtigungen (psychische und Verhaltenssymptome).

Die am häufigsten auftretende Demenzform ist die Demenz vom Alzheimer-Typ. Weitere häufige Formen sind die vaskulären Demenzen, die gemischte Form, die frontotemporalen Lobärdegenerationen, die Lewy-Körperchen-Demenz sowie die Demenz bei primärem Parkinson-Syndrom. Sekundäre Demenzen sind seltener.

Menschen mit Down-Syndrom haben ein höheres Risiko, an einer Demenz vom Alzheimer-Typ zu erkranken. Personen mit einer anderen Art der geistigen Behinderung erkranken möglicherweise gleich häufig an einer Demenz wie Personen ohne geistige Behinderung.

Als Risikofaktoren werden ein höheres Lebensalter, bestimmte genetische Voraussetzungen, Bluthochdruck, Diabetes mellitus, ein zu hoher Cholesterin- oder Homocysteinspiegel, Nikotin- und Alkoholmissbrauch sowie ein früheres Schädel-Hirn-Trauma diskutiert. Als Schutzfaktoren kommen eine gesunde Ernährung, körperliche und kognitive Aktivität, eine höhere Schulbildung oder eine anspruchsvolle berufliche Tätigkeit, entzündungshemmende Medikamente und Antioxidanzien in Frage. Keiner dieser Risiko- und Schutzfaktoren wirkt sich alleine aus, sondern stets in Kombination mit anderen Risiko- und Schutzfaktoren.

3 Symptome von Demenzerkrankungen bei Menschen mit geistiger Behinderung

Offensichtlich gibt es viele Ähnlichkeiten in der Erscheinungsweise der Demenz vom Alzheimer-Typ bei Menschen mit Down-Syndrom und bei Personen ohne geistige Behinderung. Auch die Erscheinungsweisen der anderen Demenzerkrankungen sind bei Menschen mit geistiger Behinderung und bei Menschen ohne geistige Behinderung vergleichbar.

Streng genommen sollte bei der Darstellung der Erscheinungsweise von Demenzerkrankungen bei Menschen mit geistiger Behinderung zwischen den verschiedenen Demenzformen unterschieden werden. Bekanntlich äußert sich die Demenz vom Alzheimer-Typ v. a. zu Beginn der Erkrankung mit Gedächtnis- und Orientierungsstörungen, während bei der frontotemporalen Demenz Veränderungen der Persönlichkeit und der sozialen Verhaltensweisen im Vordergrund stehen (s. Kap. 2.2.4). Auch der Schweregrad der geistigen Behinderung und möglicherweise auch die Ursache, wie beispielsweise Down-Syndrom, können sich aufgrund der individuellen kognitiven Fähigkeiten und biologischen Charakteristika auf das Bild einer Demenzerkrankung auswirken (Strydom et al. 2009; 2010; Deb et al. 2007; Cosgrave et al. 2000; Lai/Williams 1989).

Diese Aspekte werden in nur wenigen Forschungsarbeiten berücksichtigt. Am ehesten noch wird die Symptomatik bei Personen mit Down-Syndrom und einer Demenz vom Alzheimer-Typ gesondert untersucht. Zu dieser Personengruppe liegen die meisten Erkenntnisse vor. Im folgenden Abschnitt wird deshalb auf Erkenntnisse zu an Demenz erkrankten Personen mit Down-Syndrom eingegangen.

3.1 Frühe Symptome einer Demenzerkrankung bei Personen mit Down-Syndrom

Zu Beginn der Demenz vom Alzheimer-Typ fallen sowohl *Störungen des Kurzzeitgedächtnisses bei verhältnismäßig intaktem Langzeitgedächtnis* auf wie auch *Verwirrtheit*, die sich zeitlich, örtlich, situativ oder zur Person äußern kann. Gedächtnisstörungen bei einer Demenz zeigen sich zu Beginn im Kurzzeitgedächtnis, während das Langzeitgedächtnis noch während einiger Zeit problemlos funktioniert. Dies bedeutet, Informationen aus den letzten Tagen werden nicht mehr ohne Probleme erinnert, jedoch Informationen, die vor mehreren Monaten oder Jahren gespeichert wurden. Gedächtnisstörungen können sich vielfältig äußern (Deb et al. 2007, 729ff):

- Frau R. ist es gewohnt, ihre Mutter jeden Sonntag gegen 18 Uhr anzurufen. Immer öfter kommt es vor, dass sie diesen Anruf vergisst. Allerdings weiß sie immer noch sehr viel über ihre Mutter und den Rest der Familie zu erzählen. Sie weiß auch genau, wo sie wohnt.
- Herr S. hingegen hat das Problem, dass er seine Verabredungen vergisst. Er kann sich also nicht mehr an etwas erinnern, das in der Zukunft stattfinden soll. Es fällt ihm schwer, seine Lieblingsmusik zu hören, wenn er es möchte. Er weiß nicht mehr, wie er vorgehen muss, um seinen CD-Player zum Laufen zu bringen. Entweder legt er die CD nicht ein oder er drückt nicht auf den Startknopf.
- Herr T. kann sich nicht mehr an die Namen von vertrauten Bezugspersonen erinnern und manchmal weiß er nicht mehr, was er gerade erzählen wollte.
- Frau U. verlegt und verliert viele Dinge, da sie sich nicht mehr erinnern kann, wo sie diese hingetan hat. Es fällt ihr auch schwer sich zu erinnern, was sie in der Tagesbetreuung gemacht hat und was es zu Essen gab.
- Herr V. hingegen weiß nicht mehr, was er vergangene Woche erlebt hat. So ist ihm auch entfallen, dass sein Bruder vor Kurzem verstorben ist.
- Frau W. hat Probleme, sich räumlich zu orientieren. Sie findet beispielsweise das Wandtelefon nicht mehr. Falls sie es mit Unterstützung gefunden hat, kann sie sich nicht erinnern, wie sie es bedienen muss.

Verwirrtheit und Desorientierung können sich wie folgt äußern:

- Herr P. zieht sich morgens die Kleidungsstücke in einer falschen Reihenfolge an. Er beginnt mit dem T-Shirt und versucht dann, das Unterhemd darüberzuziehen. Es ist ihm schon passiert, dass er beide Socken über den gleichen Fuß gezogen hat. Er knöpft die Jacke falsch zusammen, zieht die Jacke links an oder, falls sie bereits zugeknöpft ist, so, dass Vorderseite und Rückseite vertauscht sind. Oder er versucht, mit beiden Beinen in das gleiche Hosenbein zu kommen (Deb et al. 2007, 732).

Bei erkrankten Personen mit Down-Syndrom zeigen sich früh auch Symptome, die auf Störungen des Frontallappens (Stirnlappens) zurückzuführen sind. Beispiele für diese Symptome sind emotionale Veränderungen, Persönlichkeitsveränderungen und Veränderungen im Verhalten. Bei Personen ohne geistige Behinderung, die an einer Demenz vom Alzheimer-Typ erkrankt sind, treten diese Symptome normalerweise erst in einem späteren Stadium der Krankheit auf.

Es werden zwei mögliche Erklärungen diskutiert. Einerseits könnten Personen mit Down-Syndrom strukturelle Besonderheiten in Frontal- und Temporallappen (Schläfenlappen) aufweisen, so dass sie dort eine höhere Vulnerabilität (Verletzlichkeit) zeigen. Veränderungen, die dort im Verlauf einer Demenzerkrankung stattfinden, zeigen sich als frühe Symptome. Andererseits könnte es sein, dass eine Demenzerkrankung bei Menschen mit Down-Syndrom an und für sich spät erkannt wird, also erst zu einem Zeitpunkt, an dem die Demenz bereits weiter fortgeschritten ist. Viele Menschen mit Down-Syndrom, die an einer Demenz erkranken, zeigen also erst die Anzeichen für eine frontotemporale Lobärdegeneration, die dann aber mit Fortschreiten der Erkrankung zunehmend zu einer Demenz vom Alzheimer-Typ wird. Einige Autoren beschreiben diese frühe Phase mit frontotemporalen Symptomen als ein präklinisches Stadium der Demenz vom Alzheimer-Typ (Strydom et al. 2009; Deb et al. 2007; Ball et al. 2006; Burt et al. 2005; Nelson et al. 2001). Neben Gedächtnisstörungen und Verwirrtheit treten folgende Symptome auf:

■ *Eine generelle Verlangsamung bei Aktivitäten und in der Sprache:* Diese Verlangsamung betrifft fast alle Bereiche der Funktionsfähigkeit. Sie zeigt sich beispielsweise in einer Verlangsamung der Körperbewegungen, was zu langsamem Gehen und langsamem Essen führt. Auch das Sprechen ist verlangsamt. Dies fällt v. a. beim Versuch, ein Gespräch zu beginnen, auf.

■ *Andere Sprachstörungen:* In einem frühen Stadium der Demenz ist die Ausdrucksweise von Demenzkranken eingeschränkt. Sie haben Schwierigkeiten, das passende Wort zu finden. Der Tonfall ist flacher. Die Betroffenen stellen immer wieder die gleichen Fragen. Sie sprechen langsam und sind schwer zu verstehen. Dennoch scheinen sie sich verbal länger ausdrücken zu können, als Sprache verstehen zu können. Das Sprachverständnis geht deutlich zurück. Einfache Aufforderungen werden oft nicht verstanden, v. a. wenn mehrere im gleichen Satz formuliert werden.

Herr L. wird gebeten, ein Messer und eine Gabel zu holen. Er bringt alle Messer und alle Gabeln aus der Besteckschublade im Nebenraum (Deb et al. 2007, 732).

■ *Depressionen:* Eine deutliche Traurigkeit, für die kein auslösendes Ereignis bekannt ist, kann mit fortschreitender Demenzerkrankung beobachtet werden. Im Vergleich zu Menschen mit geistiger Behinderung, die nicht an einer Demenz erkrankt sind, zeigen sich deutlich mehr Symptome einer Depression bei Demenzkranken mit geistiger Behinderung. Zu diesen Symptomen gehören depressive Stimmung, Antriebsarmut, Ängstlichkeit, emotionale Labilität und sozialer Rückzug. Das Auftreten einer Depression bei Menschen mit geistiger Behinderung und einer Demenz hängt offensichtlich mit Schlafstörungen und Schwierigkeiten bei der Nahrungsaufnahme zusammen (Urv et al. 2008; 2010; McCarron et al. 2005a).

- *Sozialer Rückzug*: Auch wenn keine Depression vorliegt, kann bei Demenzkranken mit Down-Syndrom ein sozialer Rückzug beobachtet werden. Sie scheinen zunehmend in ihrer eigenen Welt zu leben. Ihr Blick geht ins Leere, sie vermeiden Augenkontakt, lassen oft den Kopf hängen. Sie werden sehr schweigsam, was wiederum mit Sprachstörungen zusammenhängen kann.
- *Verlust von Interessen*: Viele Demenzkranke sind nur schwer zu motivieren und werden als faul wahrgenommen. Dieses Desinteresse betrifft viele Lebensbereiche: Essen, Fernsehen, in die Disco gehen, Freunde und Angehörige besuchen oder mit anderen Menschen zusammensein. Demenzkranke haben Schwierigkeiten, morgens aufzustehen. Dieses Verhalten kommt oft gemeinsam vor mit Konzentrationsstörungen, sozialem Rückzug und Apathie, manchmal auch im Zusammenhang mit einer Depression (Deb et al. 2007, 732). (Die in Anführungszeichen gesetzten Aussagen der Befragten werden hier und in den weiteren Beispielen sinngemäß aus dem Englischen übersetzt.)

„Aber sie wollte einfach nirgendwo mehr hingehen. Vorher ging sie so gerne einkaufen. Aber jetzt hat sie kein Interesse mehr. Außer sie möchte etwas, und dann sagt sie, okay, ich gehe."

„Als er aufhörte, seine Musik zu hören, da merkten wir, dass etwas nicht stimmt. Er hatte kein Interesse mehr an Büchern. Früher hatte er immer ein Buch dabei, v. a. ein Buch über Züge oder Flugzeuge. Sogar beim Fernsehen. Er hat gerne die Photos darin angeschaut. Er kann nicht lesen. Wir gingen mit Ihm auch zum Flughafen. Das hat ihm immer viel Spaß gemacht. Aber dann haben wir gemerkt, dass er kein Interesse mehr an seiner Musik und seinen Büchern hatte. Wenn er seine CDs abspielte, hat ihn das verwirrt."

- *Gleichgewichtsstörungen*: Gleichgewichtsstörungen sind nicht ungewöhnlich bei Personen mit Down-Syndrom und Demenz. Viele Betroffene entwickeln einen unsicheren Gang, sind ängstlich bei Bordsteinkanten, neigen sich zur einen Seite und schlurfen. Dies kann so weit gehen, dass sie sich schließlich weigern zu gehen. Sie ziehen sich in einen Sessel zurück und können mit der Zeit nicht mehr gerade sitzen. Manche stürzen wiederholt beim Gehen, aus einem Stuhl oder aus dem Bett. Oder sie haben Schwierigkeiten, Treppen zu steigen, was sie früher problemlos bewältigt haben.
- *Schlafstörungen*: Viele an einer Demenz erkrankte Personen mit Down-Syndrom wachen morgens früh auf, halten tagsüber kleine Nickerchen und streifen nachts herum. Andere knipsen nachts die Nachttischlampe fortwährend an und aus, schlafen überhaupt nicht und sprechen mit sich die ganze Nacht hindurch (Deb et al. 2007, 732).

„Und dann ging es schnell abwärts mit Anna. Sie ging nachts durch die Straßen, und sie tat Dinge, wie eine Zeitung auf eine eingeschaltete Lampe legen."

Schlafstörungen scheinen verhältnismäßig früh im Krankheitsverlauf aufzutreten. Je weiter die Demenz fortschreitet, desto häufiger sind Schlafstörungen zu beobachten. Auch die nächtliche Verwirrtheit nimmt zu (Urv et al. 2010).

■ *Müdigkeit*: Neben Schlafstörungen kann eine starke Müdigkeit beobachtet werden (Urv et al. 2008).

■ *Verlust von erworbenen Fähigkeiten und Fertigkeiten*: Bei vielen Demenzkranken fällt auf, dass sie vermehrt Unterstützung benötigen bei der Ausübung vertrauter, früher selbständig erledigter Aktivitäten. Die Unterstützung kann durch verbale Hinweise oder durch Zeigen erfolgen: Einschalten des CD-Players, Telefon bedienen, Einkaufen, Waschen, Zähne putzen, Ankleiden, Zimmer aufräumen usw. Dieser Verlust in den Fähigkeiten und Fertigkeiten zeigt sich bei demenzkranken Personen mit leichter geistiger Behinderung besonders deutlich.

■ *Umherstreifen*: Mit Umherstreifen ist eine Bewegungsunruhe von Demenzkranken gemeint, die sich in unaufhörlichem oder wiederholtem Gehen und Schlendern oder in Versuchen, das Gelände zu verlassen, äußert. Die Gründe sind vielfältig. Vielleicht hat der Demenzkranke eine bestimmte Idee, die er verfolgt, wie beispielsweise zu seiner Mutter nach Hause gehen zu wollen. Oder er versucht, jemandem oder einer Situation aus dem Weg zu gehen. Umherstreifen kann sich auf den körperlichen und psychischen Zustand positiv auswirken, da bei körperlicher Bewegung Endorphine ausgeschüttet werden. Endorphine heben die Stimmung und fördern die Entspannung.

■ *Emotionale Probleme und Panik- oder Katastrophenreaktionen*: Viele Demenzkranke brechen leicht in Tränen aus, sind schnell frustriert, schreien und kreischen. Sie regen sich schnell auf. Oder sie sind aufgebracht über ihre bereits seit langer Zeit verstorbenen Eltern, denken, diese würden noch leben. Es kann vorkommen, dass sie sich in unpassenden Situationen ausziehen oder sich auf den Boden werfen. Sog. Panik- oder Katastrophenreaktionen äußern sich auch durch das Werfen mit Gegenständen, anhaltendes lautes Schreien, mit den Armen Rudern, Dramatisieren und anderes mit extremen Gefühlsäußerungen verbundenes Verhalten. Oft ist eine wahrgenommene Gefahr oder eine starke Verunsicherung der Auslöser dafür.

■ *Herausfordernde Verhaltensweisen*: Das Missachten und Nichtbefolgen von Aufforderungen tritt oft auf und äußert sich vielfältig. Demenzkranke weigern sich, sich anzuziehen, die Kleider zu wechseln, ein Bad zu nehmen, Zähne zu putzen, Medikamente zu schlucken, zur Arbeit zu gehen oder Unterstützung bei Aktivitäten des täglichen Lebens zu akzeptieren. Verweigerungen treten auch bei nichtdementen Menschen mit geistiger Behinderung (und auch bei Demenzkranken ohne geistige Behinderung) auf, sind aber deutlich häufiger bei Demenzkranken mit geistiger Behinderung. Körperlich und verbal aggressive Verhaltensweisen scheinen bei demenzkranken Personen mit geistiger Behinderung kaum häufiger aufzutreten als bei Personen mit geistiger Behinderung ohne Demenz. Falls solches Verhalten auftritt, sind körperliche Aggressionen eher in einem frühen und mittleren Stadium der Demenz zu beobachten, verbale Aggressionen stärker in einem späteren Stadium. Regressive Verhaltensweisen werden ebenfalls häufig beobachtet, wie z. B. in Form von Resignation: Der Betroffene lässt sich hängen, ist extrem anhänglich und völlig angepasst. Einige entwickeln Zwangssymptome. Sie wiederholen die gleichen Bewegungen wieder und wieder, schauen immer wieder das gleiche Video an oder gehen mehrere Male hintereinander auf Toilette. Oder sie benötigen extrem viel Zeit für eine Aufgabe, wie z. B. Essen. Manche Betroffene horten und verstecken Dinge, oft Nahrungsmittel. Das Phänomen des Sundowning kann auch bei Personen mit Down-Syndrom und Demenz beobachtet werden. Dabei handelt es sich um eine starke Unruhe, erhöhte Verwirrtheit und anderes Verhalten des Demenzkranken, das auf Unbehagen hinweist, und sich am späten Nachmittag oder gegen Abend äußert (Urv et al. 2008; 2010).

- *Veränderungen der Persönlichkeit*: Manche Demenzkranke sind deutlich nervöser als früher, ängstlicher und unsicherer. Dies zeigt sich zum einen generell, zum anderen in bestimmten Situationen. Ihr Selbstwertgefühl ist geringer geworden. Sie geben leicht auf und machen sich über alles große Sorgen. Eine zunehmende Sturheit oder Nachlässigkeit wird ebenfalls beobachtet. Es kann vorkommen, dass Betroffene unangenehme Züge ablegen, wie beispielsweise Bosheit oder Schadenfreude. Von einigen Betroffenen wird berichtet, sie wären seit der Demenzerkrankung „hypochondrisch" geworden: Sie berichten über körperliche Symptome, wie z. B. „Bauchschmerzen", ohne dass eine Ursache dafür gefunden werden kann.

- *Halluzinationen*: Es gibt Demenzkranke, die schon zu Beginn ihrer Demenzerkrankung Halluzinationen, also Wahrnehmungen, für die keine Reizgrundlage vorliegt, erleben. Vor allem visuelle Halluzinationen werden beobachtet, die mit Fortschreiten der Erkrankung häufiger werden (Urv et al. 2010; Deb et al. 2007).

Ein Betroffener sieht beispielsweise Gegenstände im Raum schweben und versucht, diese Gegenstände zu ergreifen.

- *Wahnvorstellungen*: Es treten Wahnvorstellungen auf, wie beispielsweise die feste, unwiderlegbare Überzeugung, bestohlen worden zu sein oder verlassen worden zu sein. Je weiter die Demenzerkrankung fortgeschritten ist, umso häufiger treten solche Vorstellungen auf (Urv et al. 2010).

- *Neurologisch bedingte Veränderungen – Spätepilepsie*: Bei manchen Personen mit Down-Syndrom wird eine neu auftretende Spätepilepsie bei beginnender Demenzerkrankung beobachtet. Vor allem bei einem schweren Grad der geistigen Behinderung mit Down-Syndrom ist diese Spätepilepsie festzustellen. Es scheint einen Zusammenhang zu geben zwischen dem Auftreten von Alzheimer-Demenz und der sog. progressiven myoklonischen Epilepsie: Bei beiden gibt es eine Beziehung zum Chromosom 21. Die oft im vierten oder fünften Lebensjahrzehnt auftretende Epilepsie ist bei Personen mit Down-Syndrom verhältnismäßig häufig. Sie ist charakterisiert durch generalisierte tonisch-klonische Anfälle und myoklonische Reflexe in wachem Zustand.

Myoklonien sind unwillkürliche, rhythmische oder arrhythmische Zuckungen an lokalen Muskelgruppen, die an mehreren abgegrenzten Stellen oder im gesamten System stattfinden. Die Intensität der Bewegungen variiert.

Typisch für diese Epilepsie bei älteren Personen mit Down-Syndrom sind generalisierte Spitzen und Wellen im Elektroenzephalogramm. Pathologische Reflexe wie Greifen oder Saugen sowie eine begleitende Atrophie des Gehirns gemäß bildgebender Verfahren hängen signifikant zusammen mit Verhaltensänderungen, die durch Störungen im Frontallappen (Stirnlappen) verursacht werden. Dies stützt die Hypothese, dass eine Dysfunktion des Frontallappens ein herausragendes Merkmal der Demenz bei Menschen mit Down-Syndrom ist. Weitere häufig auftretende neurologische Symptome sind Rigidität, also Muskelstarre, und Haltungsabnormalitäten (Menendez 2005; Nelson et al. 2001).

Die Reihenfolge, in der die Symptome auftreten, und ihre Ausdrucksweise sind individuell verschieden. Von einigen Autoren werden als erste Symptome Gedächtnisstörungen und (räumliche) Orientierungsstörungen genannt. Wie bereits dargestellt, stellen andere Autoren zuerst emotionale Veränderungen, Persönlichkeitsveränderungen und Veränderungen im Verhalten fest. Möglicherweise hängen diese Unterschiede in der Reihenfolge des Auftretens mit dem Schweregrad der geistigen Behinderung zusammen oder auch mit den unterschiedlich stark ausgeprägten Risikofaktoren (s. Kap. 2.5. und 2.6). Die dazu vorliegenden Ergebnisse sind nicht eindeutig (Zigman et al. 2008; Deb et al. 2007; Ball et al. 2006; Burt et al. 2005; Nelson et al. 2001; Cosgrave et al. 2000).

3.2 Symptome der Demenzerkrankung im mittleren und späten Stadium bei Personen mit Down-Syndrom

In einem mittleren Stadium der Demenzerkrankung treten die oben beschriebenen Symptome häufiger auf, bzw. bei der gleichen Person treten mehr Symptome zugleich auf (Deb et al. 2007, 732):

> *„Als sie in Spanien im Urlaub waren, fiel auf, dass sie nachts aufstand und im Hotel herumwanderte. Sie war immer sehr pingelig, und sie benutzte ihre Gabel und ihr Messer richtig. Aber da konnte sie es nicht mehr. Sie war ganz verwirrt. Als sie aus dem Urlaub zurück war, wurde es wieder besser. Aber es gab immer wieder Episoden, in denen sie nachts aufstand. Und es wurde schlimmer. Sie urinierte in ihr Zimmer, räumte ihre Kleider, Pullover und Hosen aus dem Schrank. Tagsüber kam sie zu mir und sagte, dass sie sich verlaufen habe und dass sie dahin müsse und dorthin müsse. Vorher hatte sie kein Problem damit."*

In einem späten Stadium der Erkrankung sind die Symptome und Veränderungen im neurokognitiven und im funktionellen Bereich sehr ausgeprägt. Zusätzlich treten weitere Erkrankungen und Ernährungsprobleme auf. Die körperliche Pflege gewinnt an Bedeutung.

- *Veränderungen im neurokognitiven Bereich*: Demenzkranke reagieren nicht mehr auf ihre Umgebung und können nicht mehr sprechen. Desorientierung, Apathie und starke Müdigkeit nehmen zu. Epileptische Anfälle treten unerwartet auf. Solche neu auftretenden epileptischen Anfälle sind bei vielen Erkrankten zu beobachten: bei 85% Grand-mal-Anfälle und bei 45% Myoklonien. Sind bei Demenzkranken Parkinson-Symptome zu beobachten, kann dies ein Hinweis auf das Vorliegen einer Lewy-Körperchen-Demenz sein (Cosgrave et al. 2000; Prasher 1995).
- *Veränderungen im funktionellen Bereich*: In einem späten Stadium sind Demenzkranke vollständig auf ihre Umwelt angewiesen. Grundlegenden Aktivitäten des täglichen Lebens können sie nicht mehr im gewohnten Maße nachgehen, wie beispielsweise gehen, baden, sich waschen, sich ankleiden. Spätestens in dieser Phase wird Inkontinenz, v. a. nachts, zum Thema. Sie stürzen oft und werden immobil (McCarron et al. 2010a; Moss/Patel 1997).
- *Begleiterkrankungen*: Demenzkranke mit geistiger Behinderung haben häufiger als nichtdemente Menschen mit geistiger Behinderung Lungenerkrankungen, muskuloskeletale und gastrointestinale Erkrankungen, v. a. Obstipation, sowie chronisch wiederkehrende Infekte, wie z. B. Urinwegsinfektionen und Lungenentzündungen. Auch Depressio-

nen scheinen in einer fortgeschrittenen Phase der Demenz öfter aufzutreten. Aufgrund von Kommunikationsschwierigkeiten, der Unfähigkeit, von sich aus über Symptome zu berichten, sowie einer untypischen
Präsentation von Erkrankungen bei Menschen mit geistiger Behinderung werden viele Infektionen erst spät diagnostiziert. Eine der häufigsten Todesursachen bei Menschen mit einer Demenz vom Alzheimer-
Typ ist die Lungenentzündung (McCarron et al. 2005a; 2010a; Ganguli
et al. 2005; Moss/Patel 1997).

■ *Ernährungsprobleme*: Immer mehr Betroffene haben Schwierigkeiten
bei der Nahrungsaufnahme, v. a. wegen einer Dysphagie, also einer Störung des Schluckaktes beim Trinken und Essen. Eine Dysphagie kann
zu Mangelernährung, Dehydration (Austrocknung), Atemwegsinfek-
ten und zum Tod führen. Deshalb wird bei stark fortgeschrittener Demenz oft künstliche Ernährung notwendig (s. Kap. 9.3; McCarron et al.
2005a; Cosgrave et al. 2000; Prasher 1995).

Ein deutlicher Gewichtsverlust in Verbindung mit Schluckstörungen kann
mit einer Verschlechterung des Allgemeinzustands zusammenhängen. Im
höheren Lebensalter verlieren viele Menschen an Körpergewicht. Ein besonders deutlicher Gewichtsverlust kann ein frühes Anzeichen für eine
beginnende, *noch nicht diagnostizierte* Demenzerkrankung vom Alzheimer-Typ sein. Dieser deutliche Gewichtsverlust kann bis zu zehn Jahre
vor dem Auftreten von messbaren kognitiven Defiziten beobachtet werden. Welche Faktoren hierbei eine Rolle spielen, ist noch unklar. Sie sind
jedoch bereits vor der Entwicklung der Demenz vom Alzheimer-Typ
wirksam. Dieser Gewichtsverlust kann pathologische Prozesse widerspie-
geln, die zur Entwicklung einer späteren Demenz vom Alzheimer-Typ
beitragen (Johnson et al. 2006; Chouinard et al. 1998).

3.3 Leichte kognitive Störungen („mild cognitive impairment") bei Menschen mit Down-Syndrom

Während des normalen Alternsprozesses kann die kognitive Leistungsfähigkeit zurückgehen. Die leichte kognitive Störung, die international als
„mild cognitive impairment" (MCI) bezeichnet wird, äußert sich durch
eine solche altersbedingte Verringerung der kognitiven Funktionen und
Fähigkeiten. Dabei sind nicht nur leichte Gedächtnisstörungen zu beobachten. Auch die Merkfähigkeit geht zurück, Lernschwierigkeiten treten
auf, und die Fähigkeit, sich längere Zeit auf eine Aufgabe zu konzentrieren, lässt nach. Betroffene und Angehörige berichten über solche Verschlechterungen, die für Menschen ohne geistige Behinderung in geeigneten Testverfahren aufgezeigt werden können. Allerdings sind diese
Veränderungen nicht so gravierend, dass man von einer Demenzerkran-

kung sprechen kann. Ungefähr die Hälfte der Betroffenen entwickelt innerhalb von vier bis fünf Jahren eine Demenz. Die andere Hälfte findet zu ihrer ursprünglichen kognitiven Leistungsfähigkeit zurück oder behält leichte Einschränkungen bei. Für Menschen mit geistiger Behinderung wurden Symptome festgestellt, die als sehr frühe Anzeichen für eine beginnende Demenz vom Alzheimer-Typ interpretiert werden könnten und evtl. eine Art „mild cognitive impairment" darstellen (Urv et al. 2010; Förstl/Kleinschmidt 2010, 59ff).

3.4 Anzeichen einer Demenzerkrankung bei Menschen mit geistiger Behinderung ohne Down-Syndrom

Während zur Demenz bei Down-Syndrom zahlreiche Forschungsstudien durchgeführt wurden und entsprechend Ergebnisse vorliegen, ist zur Demenz bei geistiger Behinderung ohne Down-Syndrom wenig bekannt (Strydom et al. 2009). Die Demenzerkrankungen bei Personen mit geistiger Behinderung ohne Down-Syndrom scheinen sich ebenfalls zu Beginn in einem Verlust von Fähigkeiten und Fertigkeiten zu äußern, gefolgt von emotionalen Veränderungen und Verhaltensveränderungen. Gedächtnisstörungen und Störungen anderer kognitiver Funktionen sowie Verfolgungswahn und akustische Halluzinationen scheinen weniger typisch in einem frühen Stadium der Demenz zu sein. Anzeichen für das Vorliegen einer Depression werden beobachtet, wie beispielsweise Energielosigkeit, niedergeschlagene Stimmung und Schlafstörungen. In einem späten Stadium der Demenz sind Schwierigkeiten beim Gehen, Urininkontinenz und Stuhlinkontinenz überraschend häufige Symptome.

Verglichen mit demenzkranken Personen mit Down-Syndrom scheinen bei Personen mit einer anderen Form der geistigen Behinderung und Demenz häufiger Aggressionen aufzutreten (Cooper/Prasher 1998).

3.5 Zusammenfassung

Die Demenz vom Alzheimer-Typ bei Menschen mit Down-Syndrom und bei Personen ohne geistige Behinderung zeigt sich sehr ähnlich. Auch die anderen Demenzerkrankungen sind bei Menschen mit geistiger Behinderung und bei Menschen ohne geistige Behinderung vergleichbar. Zu Demenzerkrankungen bei geistiger Behinderung ohne Down-Syndrom ist erst wenig bekannt. Die meisten Studien wurden mit Menschen mit Down-Syndrom, die an einer Demenz vom Alzheimer-Typ erkrankt waren, durchgeführt.

Als frühe Symptome bei der Demenz vom Alzheimer-Typ können Störungen des Kurzzeitgedächtnisses bei verhältnismäßig intaktem Langzeitgedächtnis auftreten, Verwirrtheit, die sich zeitlich, örtlich, situativ oder zur Person äußern kann, eine generelle Verlangsamung bei Aktivitäten, Sprachstörungen, Depressionen, sozialer Rückzug, Verlust von Interessen, Gleichgewichtsstörungen, Schlafstörungen, Müdigkeit, Verlust von erworbenen Fähigkeiten und Fertigkeiten, Umherstreifen, emotionale Probleme und Panik- oder Katastrophenreaktionen, herausfordernde Verhaltensweisen, Veränderungen der Persönlichkeit, Halluzinationen, Wahnvorstellungen sowie neurologisch bedingte Veränderungen wie eine Spätepilepsie.

In einem mittleren Stadium der Demenzerkrankung treten die oben beschriebenen Symptome häufiger auf, bzw. bei der gleichen Person treten mehr Symptome zugleich auf. In einem späten Stadium der Erkrankung sind die Symptome und Veränderungen im neurokognitiven und im funktionellen Bereich sehr ausgeprägt. Zusätzlich treten weitere Erkrankungen und Ernährungsprobleme auf. Die körperliche Pflege gewinnt an Bedeutung. Von einer Demenzerkrankung abgegrenzt werden kann die leichte kognitive Störung.

4 Die Diagnose einer Demenzerkrankung bei Menschen mit geistiger Behinderung

Das Demenzsyndrom kann von vielen verschiedenen ursächlichen Erkrankungen hervorgerufen werden. Es ist wichtig herauszufinden, welche Erkrankung das Demenzsyndrom verursacht, und auch festzustellen, um welche Form der Demenz es sich handelt. So können fundierte Aussagen über den Verlauf und die Behandlungsmöglichkeiten getroffen werden. Manche dieser Erkrankungen sind behandelbar, so dass sich nach erfolgreicher Behandlung das Demenzsyndrom wieder zurückbilden kann. Es kann sich aber auch um einen Demenztyp handeln, der mit dem heutigen Wissensstand nicht geheilt werden kann. Die in der ICD-10 beschriebenen Kriterien reichen jedoch nicht aus für eine ätiologische, also ursächliche Zuordnung.

Je früher eine Demenzerkrankung erkannt wird, desto früher kann mit der Behandlung und der Versorgung der betroffenen Personen und der Unterstützung ihres Umfeldes begonnen werden. Die frühe Diagnose der Erkrankung ist auch deshalb wichtig, weil ihre Symptomatik dynamisch und fortschreitend ist. Viele präventive und therapeutische Ansätze können im Frühstadium der Erkrankung die Belastung der Betroffenen und ihres sozialen Umfelds verringern sowie eine Pflegebedürftigkeit verzögern. Dies scheint auch für Menschen mit geistiger Behinderung zu gelten, die an einer Demenz erkrankt sind (Janicki/Dalton 1999; Janicki et al. 1995).

4.1 Die S3-Leitlinie „Demenzen"

Im November 2009 wurde von der Deutschen Gesellschaft für Psychiatrie, Psychotherapie und Nervenheilkunde (DGPPN) und von der Deutschen Gesellschaft für Neurologie (DGN) die S3-Leitlinie „Demenzen" herausgegeben. Diese Leitlinie ist für zwei Jahre ab dem Zeitpunkt der Veröffentlichung gültig.

Medizinische Leitlinien sind Feststellungen, die systematisch entwickelt wurden, um Ärzte, Angehörige anderer Gesundheitsberufe und Patienten bei Entscheidungen zu spezifischen klinischen Situationen zu unterstützen. Leitlinien sind jedoch nicht bindend und müssen an den individuellen Fall angepasst werden. Die Bezeichnung *„S3"* weist darauf hin, dass diese Leitlinie mit allen Elementen einer systematischen Entwicklung erarbeitet wurde. Zu diesen Elementen gehören eine Logik-, Entscheidungs- und „Outcome"-Analyse, eine Bewertung der klinischen Relevanz wissenschaftlicher Studien und eine regelmäßige Überprüfung.

Damit liegt mit der S3-Leitlinie „Demenzen" der DGPPN und der DGN eine Leitlinie vor, die methodisch sehr anspruchsvoll ist und die auf einem Konsensprozess von allen Gesellschaften, Verbänden und Organisationen basiert, die an der Betreuung von Demenzkranken beteiligt sind. Die S3-Leitlinie „Demenzen" bezieht sich auf die häufigsten primären Formen der Demenz, also die Demenz vom Alzheimer-Typ, die vaskuläre Demenz, die gemischte Demenz, die frontotemporale Demenz, die Lewy-Körperchen-Demenz sowie die Demenz bei primärem Morbus Parkinson (s. Kap. 2). Diese Leitlinie umfasst allgemeine Empfehlungen zum diagnostischen Prozess sowie damit einhergehenden Verfahren. In den allgemeinen Empfehlungen der S3-Leitlinie zum diagnostischen Prozess wird die Bedeutung der möglichst frühzeitigen Diagnosestellung hervorgehoben. Auch zur Einwilligungsfähigkeit der betroffenen Person äußert sich die Leitlinie: Da der Einsatz von diagnostischen Verfahren die Einwilligungsfähigkeit der Patienten voraussetzt, ist es sehr wichtig, jeweils zu prüfen, ob die Patienten noch in der Lage sind einzuwilligen. Sollte dies nicht mehr möglich sein, muss geprüft werden, ob eine Vorsorgevollmacht oder eine Generalvollmacht vorliegt, die vor Beginn der Krankheit festgelegt wurde, oder eine gesetzliche Betreuung für die Gesundheitsfürsorge. Falls die Frage der gesetzlichen Vertretung nicht geklärt wurde, müssen Maßnahmen ergriffen werden, welche die gesetzliche Vertretungssituation für Fragen der Gesundheitsfürsorge regeln.

Die Diagnose Demenz sollte erst dann mitgeteilt werden, wenn sie so sicher wie möglich ist, da sie zu einer großen Belastung werden kann. Der Aufklärungs- und Beratungsprozess endet nicht mit der Mitteilung der Diagnose, sondern soll im weiteren Verlauf der Krankheit kontinuierlich fortgesetzt werden, angepasst an die wechselnden Bedürfnisse der Demenzkranken, ihrer Angehörigen und anderer Bezugspersonen. Hilfreich sind Informationen zu Therapiemöglichkeiten, zu Verhaltensweisen im Umgang mit der Erkrankung, zu Hilfe- und Unterstützungsangeboten, zu Leistungen der Kranken- und Pflegeversicherung, zu Betroffenen- und Angehörigenverbänden sowie zur Prognose. Auch die Frage der Fahrtauglichkeit muss ggf. im Rahmen der Diagnosestellung thematisiert werden. Gemäß der S3-Leitlinie „Demenzen" sollten bei der Diagnosestellung einer Demenzerkrankung bei Menschen ohne geistige Behinderung die folgenden Schritte unternommen werden.

4.1.1   Anamnese

Wichtig für die Diagnose einer Demenzerkrankung ist ihre Entstehungsgeschichte. Um hier möglichst umfassende Informationen zu erhalten, gibt der Patient in einem Gespräch Informationen über seine Vorgeschichte (Eigenanamnese). Ergänzend werden Informationen von einer weiteren

Person erfragt. Diese Fremdanamnese spielt aufgrund der kognitiven Beeinträchtigung des Erkrankten eine zentrale Rolle. Es werden Fragen zur Entwicklung der Symptome gestellt, und zwar zu Symptomen in den Bereichen Kognition, Verhalten und Alltagsfunktionen. Dabei wird nach der Reihenfolge und der Intensität des Auftretens der Symptome gefragt. Neben einer vegetativen Anamnese sollen auch Fragen gestellt werden zu bereits bestehenden körperlichen und psychischen Krankheiten. Wichtig ist zudem eine Medikamentenanamnese, weil sie einerseits Auskunft gibt über bestehende Krankheiten und andererseits darüber, ob Medikamente eingenommen werden, welche die kognitive Leistungsfähigkeit beeinträchtigen können. Fragen zur Familie und zu sozialen Aspekten sollen Hinweise auf aktuelle Ressourcen für die Krankheitsbewältigung, zu Problemkonstellationen sowie zu Risikofaktoren geben. Mit einer gründlichen Anamnese können besondere Problembereiche, die Alltagsbewältigung und der bisherige Verlauf abgeschätzt werden.

4.1.2 Körperliche und psychopathologische Untersuchung

Wie bereits erwähnt, können verschiedene Erkrankungen zum klinischen Syndrom einer Demenz führen. Zu diesen Krankheiten gehören beispielsweise die Hypothyreose und die Hyperthyreose (Unterfunktion bzw. Überfunktion der Schilddrüse), Vitaminmangelkrankheiten (B12-Mangel, Folsäuremangel und andere), Elektrolytstörungen (Hyponatriämie, Hypernatriämie) oder Intoxikationen durch Industriegifte, Medikamente (Psychopharmaka, Medikamente gegen Bluthochdruck und Herzerkrankungen) und Alkoholabhängigkeit.

Deshalb ist es sehr wichtig, eine *körperliche internistische und neurologische Untersuchung* durchzuführen. Werden solche Störungsbilder rechtzeitig erkannt und erfolgreich behandelt, verschwinden die Symptome einer möglichen Demenzerkrankung wieder. Vor allem kardiovaskuläre, metabolische und endokrinologische Erkrankungen sollten beachtet werden. Mit einer neurologischen Untersuchung können zudem Symptome erfasst werden, die auf Krankheiten wie Morbus Parkinson und die Lewy-Körperchen-Demenz oder auf zerebrale Ischämien bei vaskulärer Demenz hinweisen. Außerdem können anhand einer neurologischen Untersuchung Demenzursachen erkannt werden, die nicht primär neurodegenerativ oder vaskulär bedingt sind. Eine solche Ursache ist ein Normaldruckhydrozephalus, der bei älteren Menschen nicht selten ist. Verursacht wird er durch einen Stau der Gehirn-Rückenmarksflüssigkeit (Liquor), der zu einer Dehnung und Erweiterung der Ventrikel führt. Die Ventrikel wiederum drücken auf das umliegende Hirngewebe und verursachen verschiedene Symptome.

Die *psychopathologische Untersuchung* wird durchgeführt, um Hinweise für die Differenzialdiagnose zu erhalten. Zu den wesentlichen Differen-

zialdiagnosen gehören das Delir, die Negativsymptomatik bei Schizophrenie, das schizophrene Residuum, Abhängigkeitserkrankungen und die
Depression. Depressive Symptome sollten gezielt erfasst werden, da sie die
Ursache für kognitive Störungen sein können. Sie können auch begleitend
zu Beginn einer Demenzerkrankung auftreten und werden als Risikofaktor für die Entwicklung einer Demenz diskutiert. Ein psychopatholo-
gischer Befund ermöglicht außerdem, wesentliche psychische und Verhaltenssymptome zu erkennen.

4.1.3   Kognitiver Kurztest (Screening-Verfahren)

Um einschätzen zu können, ob überhaupt eine kognitive Störung vorliegt
und in welcher Stärke, werden so früh wie möglich sog. Screening-Verfahren durchgeführt. Diese Screening-Verfahren geben schnell und unkom-
pliziert erste Hinweise auf Einbußen in der kognitiven Leistungsfähigkeit.
Ein bekanntes Screening-Verfahren ist der *Mini-Mental-Status-Test
(MMST)*. Im Mini-Mental-Status-Test werden die Merk- und Erinne-
rungsfähigkeit, die Orientierung, die Konzentration und das Sprachverständnis überprüft. Beim MMST können insgesamt 30 Punkte erreicht
werden. Testergebnisse von 27 oder mehr Punkten liegen im normalen
Bereich, Testergebnisse mit 10 bis 26 Punkten können auf eine mögliche
Demenzerkrankung hinweisen. Werden weniger als 10 Punkte erreicht,
liegt offensichtlich eine schwere Störung vor. Der MMST wird auch genutzt für eine ungefähre Schweregradeinteilung der Erkrankung, da je
nach Ausprägung der Störungen die Demenzen in leichte, mittelschwere
und schwere unterschieden werden (s. Kap. 2.3).

In der Leitlinie „Demenzen" werden auch der *DemTect* und der *Test zur
Früherkennung von Demenzen mit Depressionsabgrenzung (TFDD)* als
geeignete Screening-Verfahren genannt. Ein weiteres kurzes Testverfahren
ist der *Uhren-Test*. Die Aufgabe besteht dabei darin, eine Uhr zu zeichnen
und eine bestimmte Uhrzeit richtig einzutragen. Dieser Uhrentest ist als
alleiniges Verfahren nicht geeignet, erhöht aber in Kombination mit anderen Verfahren die diagnostische Aussagekraft.

Screening-Verfahren sind Basisdiagnostik, da sie nicht eindeutig zwischen leichtgradiger und fraglicher Demenz unterscheiden können. Sie
sind ungeeignet zur Differenzialdiagnostik. Auch bei seltenen und unge-
wöhnlichen Demenzerkrankungen sollten keine Screening-Verfahren eingesetzt werden. Für die vertiefte neuropsychologische Diagnostik wurden
andere Verfahren entwickelt (Saß et al. 1996; Krämer 1996; Freedman et al.
1994; Folstein et al. 1975).

4.1.4 Neuropsychologische Diagnostik

Die neuropsychologische Diagnostik spielt eine wichtige Rolle. Allerdings kann mit ihr alleine die Diagnose Demenz nicht gestellt werden, da von ihr wichtige Funktionseinschränkungen im Alltagsleben nicht explizit erfasst werden. Neuropsychologische Testverfahren und standardisierte diagnostische Interviews einzusetzen ist notwendig, wenn eine Demenzerkrankung nicht eindeutig festgestellt werden kann, wenn die Erkrankung sich noch in einem frühen Stadium befindet und wenn die ätiologische Zuordnung eines Demenzsyndroms fraglich ist. Beispiele für solche Testverfahren sind die Testbatterie des amerikanischen *Consortium to Establish a Registry for Alzheimer's Disease (CERAD)* oder das *Strukturierte Interview für die Diagnose einer Demenz vom Alzheimer-Typ, der Multiinfarkt- (oder vaskulären) Demenz und Demenzen anderer Ätiologie nach DSM-II-R, DSM-IV und ICD-10 (SIDAM)*. Untersucht werden die Bereiche Lernen und Gedächtnis, Orientierung, Raumkognition, Aufmerksamkeit, Praxie (z. B. Umgang mit Alltagsgegenständen), Sprache und Handlungsplanung.

Eine korrekte Interpretation der Ergebnisse von neuropsychologischen Verfahren erfordert die Berücksichtigung aller Informationen zur Leistungsfähigkeit, die mit der Anamnese gewonnen werden konnten. Dazu, so die Leitlinie, gehören der soziokulturelle Hintergrund, der Grad der Ausbildung, besondere Fähigkeiten, das frühere Leistungsniveau, die Sprachkompetenz, sensorische Funktionen sowie psychiatrische oder körperliche Erkrankungen. Und auch, ob die erkrankte Person bereits Erfahrungen mit solchen Tests gemacht hat (Testwiederholungseffekt).

4.1.5 Erkennen von Einschränkungen in alltagsbezogenen Fähigkeiten sowie psychischer Symptome und Verhaltenssymptome

Ein wichtiges diagnostisches Kriterium für eine Demenzerkrankung ist vorhanden, wenn der Alltag nicht mehr bewältigt werden kann. Auch psychische Symptome, wie beispielsweise eine Depression, und Auffälligkeiten im Verhalten, wie z. B. Störungen des Antriebs oder der Affektkontrolle, sind typisch für eine Demenzerkrankung. Wichtige Therapieziele sind, die Beeinträchtigungen bei Alltagstätigkeiten, die psychischen Symptome und die Verhaltenssymptome zu verringern. Ob solche Beeinträchtigungen und Symptome vorliegen, kann anhand von validierten Skalen wie des *Neuropsychiatric Inventory (NPI)* oder der *NOSGER (Nurses Observations Scale for Geriatric Patients)* erfasst werden. Dazu werden Bezugspersonen wie Pflegepersonal oder Angehörige befragt und Beobachtungen beispielsweise in der häuslichen Umgebung durchgeführt.

Doch nicht nur die Funktionsbeeinträchtigungen, sondern auch die noch vorhandenen Funktionsfähigkeiten sollten dokumentiert werden.

Die NOSGER-Skala besteht aus 30 Sätzen zum Verhalten eines möglicherweise an Demenz Erkrankten. Beispiele sind: „Nimmt Anteil an den Vorgängen in seiner/ihrer Umgebung", „Ist unruhig in der Nacht" oder „Verwechselt Personen". Berücksichtigt werden soll das Verhalten in den vergangenen drei Tagen. Die Angaben zum Verhalten sollen von einer Pflegekraft oder von Angehörigen gemacht werden, und zwar gemäß der Abstufungen *immer, meistens, oft, hie und da* oder *nie.* Das Ausfüllen dieser Skala dauert ungefähr 20 Minuten, die Auswertung erfolgt mit Hilfe einer Schablone.

Die Leitlinie „Demenzen" empfiehlt, auch die Belastung der pflegenden Bezugspersonen mit geeigneten validierten Skalen zu erfassen.

4.1.6 Labordiagnostik

Um reversible Ursachen eines demenzähnlichen Zustands ausschließen zu können, wird das Blut im Labor untersucht. Empfohlen werden im Rahmen einer Basisdiagnostik die Untersuchungen von Blutbild, Elektrolyten (Natrium, Kalium, Kalzium), Nüchtern-Blutzucker, TSH (ein Hormon, das die Schilddrüse stimuliert), Blutsenkung oder CRP (Laborwert für die Erkennung einer Entzündung), GOT (Glutamat-Oxalacetat-Transaminase, ein Enzym, das im Blut auf Schädigungen des Herzmuskels, der Skelettmuskulatur und der Leberzellen hinweist), Gamma-GT (Gamma-Glutamyl-Transferase, ein Enzym, das bei Schädigungen der Leber und der Gallenwege im Blut zu finden ist), Kreatinin (ein Abbauprodukt aus den Muskeln, das auf Nierenfunktionsstörungen hinweist, wenn es nicht fast vollständig über die Nieren ausgeschieden wird), Harnstoff (ist das Hauptabbauprodukt von Eiweißen und ermöglicht die Einschätzung der Stoffwechsellage) und Vitamin B12.

Neben dieser Basisdiagnostik wird empfohlen, bei Verdacht auf ein Krankheitsbild, das kognitive Störungen hervorrufen kann, weitere Laboruntersuchungen durchzuführen. Dazu gehören beispielsweise die Untersuchung von Folsäure (Vitamin B9, das unter anderem bei Mangel zu einer Anämie, also Blutarmut, führen kann), Kortisol (zeigt eine Über- oder eine Unterfunktion der Nebennierenrinde an), Parathormon (steuert die Konzentration von Phosphat und Kalzium im Blut), Coeruloplasmin (gibt Hinweise zum Eisen- und Kupferstoffwechsel), Borrelien (Bakterien, welche die Infektionskrankheit Borreliose auslösen und meist durch Zecken übertragen werden), Hg (Quecksilber), Lues (Syphilis) oder Homocystein (eine Aminosäure, welche bei erhöhten Werten die Gefäßwand schädigen und zu einem höheren Risiko für eine Thrombose führen kann; s. Kap. 2.6).

4.1.7 Liquordiagnostik

Die Liquordiagnostik wird zur Untersuchung der Gehirn-Rückenmarks-flüssigkeit eingesetzt. Dies kann ambulant oder stationär stattfinden. Bei der Abklärung von Demenzerkrankungen wird die Liquordiagnostik in der Erstdiagnostik dann eingesetzt, wenn der Verdacht einer entzündlichen Gehirnerkrankung vorliegt. Diese Diagnostik kann außerdem Hinweise geben für nichtdegenerative Ursachen einer Demenzerkrankung, auch wenn die Anamnese, der körperliche Befund und weitere diagnostische Verfahren keine Auffälligkeiten zeigen. Beispiele für Krankheiten, die mit Hilfe der Liquordiagnostik ausgeschlossen werden sollen, sind: Entzündungen des Gehirns (Virusenzephalitide, postvirale Enzephalitide), Lues (Syphilis), Neuroborreliose oder ein Hirnabszess.

Finden neuropathologische Veränderungen statt, die typisch sind für die Demenz vom Alzheimer-Typ, sind Korrelate im Liquor messbar. Aktuell klinisch relevante Kenngrößen sind Beta-Amyloid-1-42, Gesamt-Tau und Phospho-Tau (pTau). Es wird empfohlen, mehrere dieser Kenngrößen zu bestimmen.

4.1.8 Bildgebende Verfahren

Der Einsatz von bildgebenden Verfahren umfasst verschiedene Techniken, mit denen die Struktur und die Funktionsfähigkeit des Gehirns direkt oder indirekt abgebildet werden können. Diese Verfahren werden in zwei Kategorien eingeteilt: in strukturelle bildgebende Verfahren und in funktionelle bildgebende Verfahren (Hock/Nitsch 2000).

Die *strukturellen bildgebenden Verfahren* geben Informationen zur Struktur des Gehirns und ermöglichen die Diagnose von großen Erkrankungen innerhalb der Schädelhöhle (z.B. ein Tumor) sowie von Verletzungen. Zu den strukturellen bildgebenden Verfahren gehören die *Computertomographie (CT)*, eine rechnerbasierte Auswertung einer Vielzahl aus verschiedenen Richtungen aufgenommener Röntgenaufnahmen eines Objektes, mit denen ein dreidimensionales Bild erzeugt wird, und die *Magnetresonanztomographie (MRT)*, die auch als Kernspintomographie bezeichnet wird. Die CT und die MRT unterstützen die Suche nach möglicherweise behandelbaren zerebralen Prozessen. Allerdings sind diese Verfahren wenig sensitiv und wenig spezifisch für die Diagnosestellung „Demenz vom Alzheimer-Typ". Sie werden deshalb vorwiegend genutzt als zusätzliche Informationsquelle, um den Grad der Atrophie des Hirngewebes festzustellen und andere mögliche Ursachen einer Demenzerkrankung, wie beispielsweise ein subdurales Hämatom (Bluterguss unter der harten Hirnhaut), einen Tumor oder einen Normaldruckhydrozephalus, auszuschließen.

Eine wichtige Rolle spielen die strukturellen bildgebenden Verfahren bei der Identifizierung und Bewertung von Verletzungen der Blutgefäße hinsichtlich Lokalisation und Häufigkeit. In Verbindung mit Anamnese, klinischer und neuropsychologischer Untersuchung können die Ergebnisse wesentlich zur Unterscheidung zwischen degenerativer und vaskulärer Demenz beitragen. Zurzeit gibt es keine Hinweise darauf, dass die CT der MRT vorzuziehen ist, außer in Fällen, wo die MRT kontraindiziert ist oder aus Kosten- und anderen Gründen nicht durchgeführt werden kann. Diese beiden strukturabbildenden bildgebenden Verfahren werden für die Routineabklärung von Patienten mit Gedächtnisstörungen empfohlen, um behandelbare Ursachen dieser Gedächtnisstörungen auszuschließen.

Funktionelle bildgebende Verfahren machen die Informationsverarbeitung im Gehirn direkt sichtbar, indem sie den dadurch erhöhten Stoffwechsel im Gehirn abbilden. Damit können im Gehirn Stoffwechselstörungen und kleinere Verletzungen erkannt werden. Zu den funktionellen bildgebenden Verfahren gehören die *Funktionelle Magnetresonanztomographie (fMRT)*, die *Single-Photon-Emissions-Computertomographie (SPECT)* und die *Positronenemissionstomographie (PET)*. Sie werden in der Demenzdiagnose eingesetzt, wenn es darum geht, zu entscheiden, ob es sich um eine Demenz vom Alzheimer-Typ, um eine vaskuläre Demenz, um eine frontotemporale Lobärdegeneration, um eine Lewy-Körperchen-Demenz oder um eine Depression handelt. So kann mit einer SPECT die Durchblutung des Gehirns gemessen werden: In den Hirnarealen, wo die Nervenzellen im Gehirn von Alzheimer-Patienten aufgrund der Erkrankung beeinträchtigt sind, sind die Durchblutung und der Zuckerstoffwechsel verringert.

Da strukturelle Veränderungen im Gehirn erst spät im Verlaufe einer Demenzerkrankung auftreten, weisen funktionelle Verfahren ein größeres Potenzial in der Identifizierung von subtilen Veränderungen im frühen Krankheitsverlauf auf.

4.1.9   Elektroenzephalographie (EEG)

In bestimmten Verdachtsdiagnosen, wie bei Anfallsleiden, beim Delir oder bei der Creutzfeldt-Jakob-Erkrankung, ist gemäß der Leitlinie „Demenzen" ein EEG indiziert. Das EEG kann zwar wenig zur Differenzialdiagnose von neurodegenerativen Demenzerkrankungen beitragen, ist aber hilfreich zur Abgrenzung von neurodegenerativen und nicht-neurodegenerativen Erkrankungen.

4.1.10 Sonographie der gehirnversorgenden Gefäße

Liegt eine vaskuläre Demenz oder eine gemischt vaskulär-degenerative Demenzform vor, können Doppler- und Duplexuntersuchungen zur Diagnostik von Verengungen in Blutgefäßen, die das Gehirn versorgen, eine wichtige Rolle spielen.

4.1.11 Genetische Diagnostik bei familiären Demenzerkrankungen

Die Bestimmung des Apolipoprotein-E-Genotyps (ApoE), das in der Version ∈4 zu einem höheren Risiko für eine Demenz vom Alzheimer-Typ führt, reicht als diagnostischer Test nicht aus (s. Kap. 2.5).

Beginnt eine Demenzerkrankung deutlich vor dem Erreichen des 65. Lebensjahres und liegen Hinweise vor, dass solche Demenzerkrankungen gehäuft in einer Familie auftreten, soll laut der Leitlinie „Demenzen" eine genetische Beratung und dann ggf. eine genetische Testung angeboten werden.

4.2 Die Anwendung der S3-Leitlinie „Demenzen" auf die Diagnose Demenz bei Menschen mit geistiger Behinderung

In der sog. Allgemeinbevölkerung kann von einem bei allen Personen vorhandenen (kognitiven) Leistungsniveau ausgegangen werden. Dieses Leistungsniveau ermöglicht, den Alltag selbständig zu gestalten und die komplexen Anforderungen unserer Zeit zu bewältigen. Wenn der Alltag nicht mehr bewältigt werden kann und Personen komplexen Aufgaben hilflos gegenüberstehen, kann eine Demenzerkrankung vorliegen. Bei Menschen mit geistiger Behinderung ist ein solches für alle vergleichbares Leistungsniveau nicht gegeben. Die Empfehlungen der S3-Leitlinie „Demenzen" auch zur Demenzdiagnose bei Menschen mit geistiger Behinderung einzusetzen ist dennoch sinnvoll.

Die Diagnose „Demenz" bei Menschen mit geistiger Behinderung ist aus verschiedenen Gründen schwierig zu stellen. Zwischen dem Erscheinungsbild der Demenz und dem Erscheinungsbild der geistigen Behinderung gibt es Ähnlichkeiten und Überlappungen, welche die Demenzdiagnose v.a. im Frühstadium der Erkrankung erschweren. Folgende Auffälligkeiten können sowohl bei einer Demenz wie auch bei einer geistigen Behinderung eine Rolle spielen:

- Kognitive Beeinträchtigungen (z.B. Gedächtnis-, Auffassungs- und Aufmerksamkeitsschwierigkeiten; Probleme bei Abstraktionsleistungen und bei der Auffassung; geringe Kritik- und Urteilsfähigkeit),

- Sprachstörungen (Echolalie, also das Nachsprechen vorgesagter Wörter),
- Beeinträchtigungen bei den Aktivitäten des täglichen Lebens (Selbsthilfefertigkeiten),
- Inkontinenz sowie
- motorische Störungen (Gang-, Bewegungs-, Koordinationsauffälligkeiten, Probleme bei der Geschicklichkeit).

Trotz dieser Ähnlichkeiten und Überlappungen ist eine geistige Behinderung mit einer Demenzerkrankung nicht gleichzusetzen! Altersbedingte Veränderungen von einer beginnenden Demenzerkrankung abzugrenzen ist nicht einfach. Auch bei Menschen mit geistiger Behinderung kann eine gewisse Altersvergesslichkeit festgestellt werden sowie eine nachlassende Merkfähigkeit oder eine Verminderung der Lern- und Reaktionsgeschwindigkeit. Dazu kommt, dass viele Menschen mit geistiger Behinderung über nur eingeschränkte kommunikative Fähigkeiten verfügen. Die Kooperation kann sich schwierig gestalten, wenn beispielsweise eine Untersuchung mit einem bildgebenden Verfahren durchgeführt werden soll. Eine Ursache für ein spätes Entdecken einer Demenzerkrankung kann auch sein, dass das Leben von Menschen mit geistiger Behinderung in hohem Maße nach festen Routinen ausgerichtet ist. Diese Routinen könnten Veränderungen in der kognitiven Leistungsfähigkeit für eine gewisse Zeit ein Stück weit kompensieren (Prasher et al. 2003b; Theunissen 2001; Cosgrave et al. 2000; Haxby/Schapiro 1992).

Bei der Demenzdiagnose von Menschen, die nicht geistig behindert sind, stehen die Beeinträchtigungen in der Leistungsfähigkeit im Vordergrund. Bei Menschen mit geistiger Behinderung wird ein anderer Schwerpunkt gesetzt: Es geht um die *beobachtbare Verschlechterung der Leistungsfähigkeit* und nicht um die Leistungsfähigkeit an und für sich. Man muss sich deshalb die Frage stellen: *War es ihr bzw. ihm möglich, dies in der Vergangenheit zu tun, und kann sie bzw. er es heute nicht? Wenn ja: Was ist die Ursache für diese Veränderung?*

Damit ein Vergleich zwischen dem früheren und dem jetzigen Niveau der Leistungsfähigkeit möglich ist, müssen Veränderungen in den Fähigkeiten und Fertigkeiten, dokumentiert werden, und zwar über einen mehrmonatigen Zeitraum hinweg. Es wird empfohlen, den Beobachtungszeitraum für die Diagnose Demenz bei Menschen mit geistiger Behinderung nicht auf sechs Monate zu begrenzen, sondern deutlich mehr Zeit dafür vorzusehen (Aylward et al. 1995).

Von Fachleuten wird aus den oben genannten Gründen zudem empfohlen, das Leistungsniveau von Menschen mit geistiger Behinderung frühzeitig und vor dem Verdacht auf das Vorliegen einer Demenzerkrankung zu erfassen. So kann jederzeit die aktuelle Leistungsfähigkeit mit der früheren Leistungsfähigkeit verglichen werden. Ist die Leistungsfähigkeit in den letzten Monaten zurückgegangen, ist das ein wichtiger Hinweis auf eine Demenzerkrankung. Allerdings ist es heute eher selten, dass die Leistungsfähigkeit eines Menschen mit geistiger Behinderung zu einem so frühen Zeitpunkt gemessen wurde, dass er mit Sicherheit noch an keiner Demenz gelitten hat. Falls dennoch Daten zum Leistungsniveau vorliegen sollten, sind sie oft von geringer Qualität und damit kaum aussagefähig (Jamieson-Craig et al. 2010; Zigman et al. 2008).

Möglicherweise sind die besonderen Aspekte bei der Diagnose einer Demenz bei geistiger Behinderung noch nicht allen Fachleuten bekannt. Geht man bei der Diagnosestellung einer Demenz bei Menschen mit geistiger Behinderung gemäß der S3-Leitlinie „Demenzen" vor, sollten die folgenden Aspekte beachtet werden.

4.2.1 Zur Anamnese

Bei der Abklärung einer Demenzerkrankung bei Menschen mit geistiger Behinderung wird man stärker auf die Angaben von Bezugspersonen angewiesen sein. Nicht nur aufgrund einer möglichen durch die Demenzerkrankung verursachten kognitiven Beeinträchtigung, sondern auch aufgrund der kognitiven Beeinträchtigung durch die geistige Behinderung, werden viele Betroffene kaum genaue Auskünfte über ihr Befinden geben können. Diese Notwendigkeit, sich vorwiegend auf die Aussagen von Bezugspersonen verlassen zu müssen, kann jedoch problematisch sein. Dies ist beispielsweise der Fall, wenn die Bezugspersonen die von Demenz betroffene Person erst seit verhältnismäßig kurzer Zeit kennen und deshalb nur wenige bis keine Angaben zur früheren Leistungsfähigkeit machen können.

Im anamnestischen Gespräch mit der Person mit geistiger Behinderung bzw. ihrer Bezugsperson werden die gleichen Aspekte berücksichtigt: Die Charakteristika der Person mit geistiger Behinderung und ihre Biographie werden herausgearbeitet. Auch ihre Familiengeschichte ist wichtig, und zwar in Bezug auf a) die geistige Behinderung, b) psychische Erkrankungen und c) demenzielle Erkrankungen. Thematisiert werden ggf. durchgeführte chromosomale Untersuchungen, mögliche Schädel-Hirn-Traumata, Stereotypien (v. a. Kopf-gegen-die-Wand-Schlagen), epileptische Anfälle (v. a. wenn diese Anfälle erst spät im Leben auftreten, also bei Spätepilepsie) und Stoffwechselerkrankungen (v. a. bei Personen mit Down-Syndrom). Wichtig ist eine chronologische Darstellung der gegenwärtigen Probleme des Betroffenen und seiner psychosozialen Situation. Wo und wie wohnt er zurzeit? Arbeitet er? Falls ja, wo? Und was arbeitet er? Wie sehen seine sozialen Kontakte aus? Schließlich ist es auch wichtig zu erfassen, welche Medikamente er früher eingenommen hat und welche er zum aktuellen Zeitpunkt einnimmt.

4.2.2 Zur körperlichen, neurologischen und psychopathologischen Untersuchung

Die sorgfältige Erfassung des Gesamtstatus ist gerade bei Menschen mit geistiger Behinderung sehr wichtig, da bei einer Demenzerkrankung wie auch bei einer geistigen Behinderung Symptome häufig wenig präzise oder gar nicht beschrieben werden (können). Personen mit Down-Syndrom weisen ein höheres Risiko als andere für bestimmte Erkrankungen oder für Einbußen in der Wahrnehmungsfähigkeit auf. Eine Unterfunktion der Schilddrüse (Hypothyroidismus) tritt bei vielen Personen mit Down-Syndrom auf und wird nicht immer entdeckt. Symptome sind Lethargie, Verminderung des körperlichen Funktionierens, Verwirrtheit, Verstopfung, trockene Haut und Depression. Bei Nichtbehandlung kann dies zu Halluzinationen und Koma führen. Die Gefahr ist hoch, dass Betroffene für demenzkrank gehalten werden. Es ist auch wichtig zu wissen, dass bei über 60-Jährigen mit Down-Syndrom häufig ernste Sehprobleme (v. a. Katarakt) auftreten. Auch Hörprobleme treten bei diesem Personenkreis häufiger auf. Vor allem die Altersschwerhörigkeit ist häufig und kann hier bereits ab einem Alter von 20 Jahren festgestellt werden. Viele Seh- und Hörprobleme bei Menschen mit geistiger Behinderung werden nicht erkannt bzw. nicht oder zu spät diagnostiziert und dadurch chronisch. Diese Einbußen in der Wahrnehmungsfähigkeit können fälschlicherweise als demenzielles Syndrom interpretiert werden (Prasher/ Gomez 2007; Buchanan 1990).

Bei Personen mit geistiger Behinderung kann eine behandelbare Depression mit einer Demenz im Frühstadium verwechselt werden. Tatsächlich sind einige Demenzsymptome den Symptomen, die bei einer Depression auftreten, sehr ähnlich. Dazu gehören eine Verlangsamung im Denken oder Sprechen, sozialer Rückzug, Antriebsmangel, Konzentrationsstörungen, Unentschlossenheit oder Apathie (s. Kap. 3.1). Allerdings können Demenz und Depression auch gleichzeitig auftreten. Die Gabe von Medikamenten, wie beispielsweise von Antidepressiva beim Verdacht auf das Vorliegen einer Depression, die zu Gedächtnisstörungen führt, oder das Absetzen von Medikamenten, wie beim Verdacht auf Arzneimittelnebenwirkungen, können notwendig sein, um entscheiden zu können, ob die kognitive Einschränkung reversibel ist (Theunissen 2001; Lambert 2000).

Personen mit Down-Syndrom können neurologische Auffälligkeiten zeigen, wie z. B. eine Spätepilepsie, pathologische Reflexe und eine Gang- oder Haltungsstörung. Diese neurologischen Auffälligkeiten können auf eine demenzielle Erkrankung hinweisen. Aber auch hier ist ein Vergleich mit dem Zustand vor der Erkrankung notwendig (Aylward et al. 1995; McVicker et al. 1994; Evenhuis et al. 1990; Lai/Williams 1989; Dalton/ Crapper-McLachlan 1986).

4.2.3 Zum kognitiven Kurztest (Screening-Verfahren) und zur neuropsychologischen Diagnostik

Wird bei Menschen mit geistiger Behinderung eine Demenzerkrankung vermutet, muss ein Screening- und ggf. Assessment-Verfahren durchgeführt werden, um festzustellen, ob die Alltagskompetenz tatsächlich eingeschränkt ist und ob ein Anspruch auf zusätzliche Leistungen besteht (Verfahren zur Feststellung von Personen mit erheblich eingeschränkter Alltagskompetenz gem. §§ 45a, b SGB XI). Allerdings sind die in der Diagnose von Demenzerkrankungen üblicherweise eingesetzten Screening-Verfahren, neuropsychologischen Testverfahren und standardisierten diagnostischen Interviews nicht geeignet für Menschen mit geistiger Behinderung. Die meisten Betroffenen wären dadurch überfordert. In solchen Tests muss geschrieben, gelesen und gerechnet werden. Damit wird ein Zahlen- oder Sprachverständnis vorausgesetzt, über das viele Menschen mit geistiger Behinderung nicht verfügen, auch wenn sie nicht an einer Demenz erkrankt sind.

Auch bei der räumlichen und zeitlichen Orientierung sowie der Aufmerksamkeitsspanne werden von diesen Testverfahren Leistungsniveaus vorausgesetzt, die viele Menschen mit geistiger Behinderung nicht erfüllen. Dazu kommt, dass viele Menschen mit Down-Syndrom verhältnismäßig früh deutliche Seh- und Höreinbußen aufweisen (s. Kap. 4.2.2). Dies kann die Durchführung eines Testverfahrens erschweren und ggf. die Ergebnisse verfälschen. Dann wird nicht die tatsächliche Leistungsfähigkeit im Testergebnis abgebildet, sondern eine deutlich geringere Leistung. Auch eine eingeschränkte Kooperationsbereitschaft kann sich negativ auf das Testergebnis auswirken (Schumacher 2010; Strydom et al. 2007; Markar et al. 2006; Haveman 2005; Aylward et al. 1995).

Während es im deutschen Sprachraum noch keine anerkannten, validierten Testverfahren zur Demenzdiagnose bei Menschen mit geistiger Behinderung gibt, existieren solche im englischsprachigen Raum. Bei der *Dementia Scale for Down Syndrome (DSDS)* von Gedye werden nicht Personen mit geistiger Behinderung befragt, sondern Bezugspersonen. Diese geben Auskunft zur Alltagskompetenz, zu Veränderungen in der Emotion und in der Motivation, zum Kurz- und Langzeitgedächtnis, zur Orientierung, zur Sprache, zum passiven Sprachverständnis, zu Dyspraxien, zur Feinmotorik, zu alltagspraktischen Fähigkeiten, zur Affektivität, zur Aktivität und zu Interessen, zu Verhaltensauffälligkeiten und zur Neigung zu epileptischen Anfällen. Ein anderes Verfahren ist der *Dementia Questionnaire for Mentally Retarded Persons (DMR)* von Evenhuis. Auch hier werden Bezugspersonen befragt zu den Aspekten Alltagskompetenz, emotionale und motivationale Veränderungen, Kurz- und Langzeitgedächtnis, Orientierung, Sprache, praktische Fähigkeiten, Affektivität und Verhaltensauffälligkeiten, aber auch zu Aktivitäten und Interessen. Aus den Bewertungspunkten werden zwei Summen (Scores) gebildet: Die eine Summe bildet die kognitive Leistungsfähigkeit ab, die andere Summe erfasst die sozialen Fähigkeiten. Die kognitive Leistungsfähigkeit und die soziale Kompetenz zeigen bei einer Demenzerkrankung deutliche Einbußen, wobei je nach Art der Demenz zuerst Einbußen in den kognitiven oder in den sozialen Fähigkeiten auftreten (s. Kap. 3.1). Beide Verfahren sollen von Fachleuten mit Erfahrung in der Demenzdiagnostik von Menschen mit geistiger Behinderung durchgeführt werden. Die Zeit, die dafür benötigt wird, liegt zwischen 45 Minuten und einer Stunde.

Vor einigen Jahren wurde an der Universität Erlangen mit der Entwicklung eines Testverfahrens zur Demenzabklärung bei Menschen mit geistiger Behinderung begonnen. Angesichts der für die Durchführung eines neuropsychologischen Testverfahrens notwendigen Expertise und des für Menschen mit geistiger Behinderung beträchtlichen Zeitumfangs der Durchführung, hat man sich in Erlangen entschieden, ein Screening-Verfahren zu entwickeln. Dabei handelt es sich um einen Einschätzungsbogen durch Drittpersonen, der in kurzer Zeit und ohne großen Aufwand durchgeführt werden kann. Damit sollen Veränderungen, wie sie typischerweise bei einer Demenz auftreten, während eines bestimmten Zeitraums erfasst werden und so eine Verlaufsbeschreibung ermöglichen. Die Überprüfung der Testkriterien dieses Screening-Verfahrens ist noch nicht abgeschlossen (Ackermann 2006; Gedye 1995; Evenhuis 1996).

Für eine Diagnose ist es wichtig, dass eine Längsschnittbeobachtung stattfindet. Dies bedeutet, dass zu mehreren Messzeitpunkten Daten erhoben werden. Dies kann durch die Befragung der betroffenen Person, ihrer Bezugspersonen und durch direkte Beobachtung geschehen. Um eine verlässliche Basis für eine solche Längsschnittbeobachtung zu haben, ist es nach Ansicht von Fachleuten erforderlich, dass Menschen mit Down-Syndrom schon vor dem Erreichen ihres 40. Lebensjahres getestet werden, Menschen mit einer anderen geistigen Behinderung vor dem 50. Lebensjahr. Alle zwei oder drei Jahre sollte je nach Demenzrisiko und Alter dieses Screening wiederholt werden. Und dies auch bei Anzeichen im Verhalten der Person, die auf eine mögliche Demenzerkrankung hinweisen (Wilkinson et al. 2004; Burt et al. 2005; Oliver 1999).

Weisen die Ergebnisse aus solchen Screening-Verfahren auf eine Demenzerkrankung hin, sollten weitere, ausführlichere Testverfahren eingesetzt werden. Leider gibt es, wie bereits dargestellt, noch keine solchen Verfahren auf deutsch. Die Erfahrungen in den USA und in Großbritannien zeigen, dass der Einsatz solcher Testverfahren zur Diagnose einer Demenzerkrankung aufwändig ist. Die individuellen kognitiven und kommunikativen wie auch motivationalen, motorischen und sozialen Einschränkungen müssen genau berücksichtigt werden. Zudem werden im Rahmen einer gründlichen diagnostischen Abklärung i.d.R. mehrere Testverfahren eingesetzt. Diese Testverfahren sind so aufeinander abgestimmt, dass sie Verluste oder Verschlechterungen (oder Verbesserungen) in einem möglichst breiten Spektrum von Fähigkeiten und Fertigkeiten erfassen können. Die Erfahrungen zeigen, dass mindestens ein Gedächtnis-Test mit einem Test kombiniert werden sollte, der einen anderen Bereich der kognitiven Leistungsfähigkeit erfasst. Zugleich sollen die Alltagsfähigkeiten sowie die emotionale Befindlichkeit und die Motivation auf Veränderungen getestet werden (Burt/Aylward 2000; Aylward et al. 1995).

Bei Personen mit geistiger Behinderung ist es aufgrund der unterschiedlichen individuellen Ausgangskompetenzen schwierig, den jeweiligen Schweregrad einer Demenz einzuschätzen. Liegen jedoch hirndegenerative Reflexe vor, wie z. B. Greifreflex, Palmomentalreflex oder Saugreflex, weisen diese auf eine fortgeschrittene Demenzerkrankung hin (Burt/Aylward 2000).

4.2.4 Zum Erkennen von Einschränkungen in alltagsbezogenen Fähigkeiten sowie psychischer Symptome und Verhaltenssymptome

Wie bei den Screening-Verfahren und bei der neuropsychologischen Diagnostik sind die hier üblicherweise eingesetzten Verfahren nicht geeignet für Menschen mit geistiger Behinderung. Will man herausfinden, ob eine Person mit geistiger Behinderung Einbußen in ihren Fähigkeiten und Fertigkeiten zeigt, die auf eine mögliche Demenzerkrankung hinweisen, sollte auch hier ein Vorher-nachher-Vergleich gezogen werden. Dieser Vorher-nachher-Vergleich kann durch gezielte Beobachtung erfolgen, wobei das aktuelle Leistungsniveau systematisch und in regelmäßigen Abständen dokumentiert werden soll.

Ein im Jahr 2000 erarbeitetes Beobachtungsschema „Ist es Demenz?" aus Dänemark erfasst im Bereich **Gesundheitszustand** die Aspekte *Gewicht und Essen, Toilettenbesuche, Schlaf, Medikamentenverbrauch, Gehör, Sehvermögen und Menstruation.* Der Bereich **Physisches Vermögen – darunter Sprachvermögen** bezieht sich auf *Mobilität (Gleichgewicht), Gang, Feinmotorik, Sprache/Kommunikation* sowie *nonverbale Kommunikation.* Im Bereich **Sinneserlebnisse und Gedächtnis** werden Informationen erhoben zu *Sinneserlebnissen, Kurzzeitgedächtnis, Langzeitgedächtnis, Konzentrationsfähigkeit, Wiedererkennung von Familie, nahen Freunden und Personal* sowie *die Fähigkeit, sich an tägliche Gewohnheiten und Routinen zu erinnern.* Der Bereich **Orientierung über Zeit, Ort und persönliche Daten** bezieht sich auf *Orientierung in der Umgebung, Orientierung über Zeit* sowie *Orientierung über die eigenen persönlichen Daten.* Im Bereich **Soziales und emotionales Verhalten** geht es um die Aspekte *Nimmt Kontakt auf mit anderen Bewohnern/Nutzern, die Fähigkeit, in einer Gruppe zu funktionieren, die Fähigkeit, das Interesse für eine Akti-*

vität zu bewahren, sowie die *Emotionale Stabilität.* Im letzten Bereich **Die Fähigkeit, tägliche praktische Arbeiten zu verrichten** wird gefragt nach *Persönliche Hygiene, Anziehen, Essen* sowie *die Fähigkeit zur selbständigen Ausübung einer Aktivität.*

Für jeden Beobachtungsbereich steht im Beobachtungsschema ein eigenes Blatt zur Verfügung. Für jeden aufgelisteten Aspekt sind mehrere Antwortmöglichkeiten vorgesehen. Die zutreffende Antwort wird angekreuzt. Insgesamt können auf einem Blatt zehn Beobachtungszeitpunkte festgehalten werden. Das erste Kästchen ermöglicht, Angaben festzuhalten, die vor dem Beginn des Beobachtungszeitraums gewonnen wurden. Der Beobachtungszeitraum und die Beobachtungshäufigkeit (z. B. wöchentlich, alle zwei Wochen, einmal im Monat) können frei gewählt werden. Auf einem Extrablatt können zu Beginn des Beobachtungszeitraums Kommentare zu jedem Bereich sowie allgemeine Beobachtungen während des Beobachtungszeitraums mit Datumsangabe notiert werden. Es ist wichtig, dass eine Person die Verantwortung für das Ausfüllen des Schemas übernimmt. Sie kann mit ein oder zwei Personen zusammenarbeiten, die ebenfalls beobachten, und sich mit ihnen über die gemachten Beobachtungen austauschen. Die verantwortliche Person trägt sich auf dem Blatt „Vereinbarung" ein und nennt die Personen, mit denen sie während des Beobachtungszeitraums zusammenarbeitet. Sie hält auch den Beobachtungszeitraum schriftlich fest, indem sie den Beobachtungsbeginn dokumentiert, die Beobachtungsfrequenz und auch ein Datum für die Evaluation der gesammelten Daten. Die Medikamente, welche der betreffende Bewohner zu Beginn des Beobachtungszeitraums einnimmt, sollen aufgelistet werden mit Datum der Verordnung, Dosierung und Grund für die Verordnung. Änderungen in der Dosierung von Medikamenten oder neue Medikamente werden während des Beobachtungszeitraums ebenfalls dokumentiert. Am Ende des Beobachtungszeitraums werden die Ergebnisse ausgewertet und interpretiert.

Frau D. mit Verdacht auf eine Demenzerkrankung

Frau D. ist 62 Jahre alt und lebt in einem Wohnheim. Mit ihrer leichten geistigen Behinderung gehört sie zu den selbständigeren Bewohnern des Wohnheims. Sie hält ihr Zimmer selbst in Ordnung und übernimmt gerne Aufgaben im Haushalt. Kochen mag sie sehr. Sie hat auch andere Hobbys und trifft sich gerne mit ihren Freundinnen. Sie arbeitet in einer Werkstatt für behinderte Menschen in der Montage.

Seit ein paar Wochen haben die Mitarbeiter im Wohnheim den Eindruck, dass Frau D. sich verändert hat. Sie berichten, Frau D. ziehe sich häufig in ihr Zimmer zurück und müsse mehrmals dazu aufgefordert werden, bis sie ihre Aufgaben erfülle. Sogar beim Kochen helfe sie nicht mehr spontan und gerne mit. Sie brauche nun auch deutlich mehr Zeit als früher zur Erledi-

Soziales Verhalten von _____

Datum						früher, am ___
Kontaktaufnahme						
Nimmt oft von sich aus Kontakt auf						
Nimmt manchmal von sich aus Kontakt auf						
Nimmt vorwiegend auf Anregung von Mitarbeitern Kontakt auf						
Nimmt selten Kontakt auf						
Möchte keinen Kontakt						
Verhalten in einer Gruppe						
Kommt in der Gruppe gut zurecht						
Kommt in der Gruppe einigermaßen zurecht						
Benötigt manchmal Unterstützung von Mitarbeitern in der Gruppe						
Benötigt immer Unterstützung von Mitarbeitern in der Gruppe						
Teilnahme an sozialen Aktivitäten						
Nimmt häufig an sozialen Aktivitäten teil						
Nimmt ab und zu an sozialen Aktivitäten teil						
Nimmt selten an sozialen Aktivitäten teil						
Nimmt nie an sozialen Aktivitäten teil						

Bitte notieren Sie die Art der sozialen Aktivitäten.

Auf diesem Beobachtungsblatt soll der Kontakt von _____ *zu Bewohnern, Freunden und Mitarbeitern dokumentiert werden. Bitte kreuzen Sie das Kästchen an, das am ehesten Ihrer Beobachtung entspricht.*

Wichtig: Bitte notieren Sie, wenn es im Beobachtungszeitraum zu Veränderungen kommt, wie beispielsweise neue Mitarbeiter, neue Mitbewohner, Verluste von sozialen Kontakten usw.

gung solcher Aufgaben. Ihren Hobbys ginge sie nicht mehr so intensiv nach wie früher.

Die Mitarbeiter des Wohnheims fragen sich, ob diese Veränderungen Hinweise für eine beginnende Demenzerkrankung bei Frau D. sein könnten. Dieser Gedanke liegt nahe, da die vor knapp einem Jahr verstorbene Mutter von Frau D. an einer Demenz, möglicherweise vom Typ Alzheimer, gelitten hat. Sie nehmen Kontakt auf mit dem Gruppenleiter von Frau D. in der WfbM. Ihm ist keine Veränderung im Verhalten von Frau D. aufgefallen, außer dass Frau D. sich oft müde fühle.

Die Mitarbeiter des Wohnheims beschließen, das Verhalten von Frau D. systematisch zu beobachten und zu dokumentieren. Sie hoffen, so Veränderungen erkennen zu können. Die Bezugsperson von Frau D. wird die Verantwortung für die Beobachtung übernehmen. Zur Dokumentation verwendet sie ein Schema, das schnell und einfach auszufüllen ist. Das soziale Verhalten von Frau D. kann gemäß des Beobachtungsblatts auf S. 75 erfasst werden (in Anlehnung an „Ist es Demenz?" von Tjoernelund /Larsen 2000).

Beobachtbare Verhaltensveränderungen im Alltag und Veränderungen der Persönlichkeit bei Menschen mit geistiger Behinderung sind zuverlässige, wichtige und gute Indikatoren für das mögliche Vorliegen einer Demenzerkrankung. Je besser die Bezugspersonen über das Krankheitsbild informiert sind, umso früher scheinen sie solche Verhaltensveränderungen beobachten zu können und umso früher ist eine Diagnose möglich. Interessanterweise sind bei Personen mit leichter geistiger Behinderung (ohne Down-Syndrom) Gedächtnisstörungen aussagekräftiger für eine Diagnose, während bei Personen mit einem höheren Grad der geistigen Behinderung (ohne Down-Syndrom) Veränderungen im alltäglichen Verhalten bessere Hinweise für das Vorliegen einer Demenz sind. Dies könnte darauf zurückgeführt werden, dass die Gedächtnisleistungsfähigkeit bei Menschen mit einer schwereren geistigen Behinderung bereits so niedrig ist, dass Veränderungen zu Beginn einer Demenzerkrankung nicht wahrzunehmen sind (Jamieson-Craig et al. 2010). Deshalb sollte ein Screening-Verfahren sowohl nach Gedächtnisstörungen wie auch nach Verhaltensveränderungen fragen. Das Screening-Verfahren von Tjoernelund und Larsen (2000) berücksichtigt beides.

4.2.5   Zu den bildgebenden Verfahren

Auch bei Menschen mit geistiger Behinderung kann es bei vorliegender Indikation zur Abklärung einer möglichen demenziellen Erkrankung sinnvoll sein, bildgebende Verfahren einzusetzen. In der Regel stellt sich das Problem, dass Veränderungen im Gehirn, die auf diese Weise entdeckt werden, nicht eindeutig für das Vorliegen einer Demenzerkrankung sprechen. Wird bei der Durchführung einer MRT bei einem Menschen mit Down-Syndrom festgestellt, dass sein Gehirn deutlich kleiner ist als das durchschnittliche Gehirn, so kann dies entweder auf eine Atrophie des Gehirns aufgrund einer Demenzerkrankung zurückgeführt werden oder darauf, dass das Gehirn von Menschen mit Down-Syndrom generell kleiner ist als das Gehirn von nichtbehinderten Menschen. Eine krankheitsbedingte Atrophie kann nur dann eindeutig festgestellt werden, wenn Vergleichsdaten existieren, die zeigen, dass das Gehirn einmal größer war. Da die Kooperation von Menschen mit geistiger Behinderung bei solchen Untersuchungen eher gering ist, wird empfohlen, eher MRT als PET oder SPECT einzusetzen. Dabei handelt es sich um eine noninvasive Technik, und es dauert nur ungefähr 15 Minuten. Auch wenn bildgebende Verfahren bei Menschen mit geistiger Behinderung alleine keine Demenz eindeutig diagnostizieren können, können ihre Ergebnisse in Kombination mit den Ergebnissen aus anderen Diagnoseschritten zur Diagnose beitragen (Prasher et al. 2003b).

4.2.6 Zur genetischen Diagnostik bei familiären Demenzerkrankungen

Treten in Familien mit einem Mitglied mit geistiger Behinderung Demenzerkrankungen gehäuft und deutlich vor dem 65. Lebensjahr auf, sollte gemäß der Leitlinie „Demenzen" auch hier eine genetische Beratung und ggf. eine genetische Testung angeboten werden.

Bei Menschen mit Down-Syndrom ist das Risiko für eine Demenzerkrankung höher als für andere Menschen. Dies liegt offensichtlich an dem dritten Chromosom 21 dieser Personen. Da die nichtbehinderten Angehörigen von Personen mit Down-Syndrom kein drittes Chromosom 21 haben, weisen sie kein dadurch bedingtes höheres Risiko für eine Demenzerkrankung auf. Allerdings scheint das Demenzrisiko für Personen mit Down-Syndrom je nach genetischer Variante unterschiedlich hoch zu sein (s. Kap. 2.5). Wie wichtig eine gründliche diagnostische Abklärung einer (vermeintlichen) Demenzerkrankung ist, zeigt das folgende Beispiel.

Herr E. mit einer atypischen Epilepsiesymptomatik als Ursache eines demenzähnlichen Zustands

Herr E. hat eine leichte bis mittelgradige Intelligenzminderung und ist körperlich durch eine spastische Hemiparese beeinträchtigt. Als Kind und Jugendlicher litt er an einer Epilepsie, die im Alter von ungefähr 20 Jahren zum Stillstand gekommen ist.

Im Alter von 50 Jahren veränderte sich Herr E. innerhalb kurzer Zeit sehr: Er zeigte deutliche Verluste in seinen kognitiven und körperlichen Fähigkei-

ten. Es fiel ihm zunehmend schwer, sich zeitlich zu orientieren, er war verwirrt, antriebsarm bis apathisch, gereizt und depressiv verstimmt. Beim Gehen wurde er immer unsicherer und stürzte mehrmals. Auf dem Weg in die Werkstatt musste er schließlich begleitet werden und benötigte auch hinsichtlich der lebenspraktischen Verrichtungen immer mehr Hilfe. Schließlich wurde er harninkontinent. Sein Gesundheitszustand verschlechterte sich so sehr, dass Vorbereitungen für seinen Umzug in eine Pflegeeinrichtung getroffen wurden.

Diese Veränderungen ließen vermuten, er sei möglicherweise an einer Demenz erkrankt. Diese Vermutung wurde dadurch verstärkt, dass er an Bluthochdruck und einem erhöhten Cholesterinspiegel litt sowie stark übergewichtig war. Dies sind Risikofaktoren für die Entstehung einer vaskulären Demenz.

Bei der diagnostischen Abklärung zeigten sich bei Herrn E. jedoch weder bei der körperlichen, internistischen und neurologischen Untersuchung noch bei der Blutuntersuchung und beim MRT wegweisende Auffälligkeiten. Erst bei der Durchführung eines EEG kam es zu einem wichtigen Hinweis auf die mögliche Ursache seines Zustands: Bei Herrn E. fand sich eine auffällige hirnelektrische epileptische Aktivität in Form von temporalen Spikes alle 10 Sekunden. Offensichtlich wurde der demenzähnliche Zustand von Herrn E. durch das erneute, atypische Auftreten der Epilepsie verursacht. Diese epileptische Aktivität im Gehirn führte zu einer besonders deutlichen Hirnfunktionsstörung. Herr E. wurde daraufhin mit dem Antiepileptikum Carbamazepin behandelt. Dieses Medikament führte zu einer raschen und andauernden Verbesserung seines Gesundheitszustands. Herr E. war wieder in der Lage, seine früheren Alltagsaktivitäten auszuüben und konnte trotz seiner Hemiparese wieder sicher gehen. Der Umzug in eine Pflegeeinrichtung war nicht mehr notwendig (Tomka-Hoffmeister et al. 2004, 161ff).

4.3   Die Bedeutung einer formalen Diagnose

Zwischen dem Entdecken von frühen Symptomen einer Demenzerkrankung bei geistiger Behinderung bis zur formalen Abklärung, ob eine Demenzerkrankung tatsächlich vorliegt oder nicht, vergeht oft viel Zeit, manchmal zwei bis drei Jahre. Gründe können sein, dass unklar ist, wer für die Einholung einer Diagnose zuständig ist oder wer die fachliche Qualifikation und Erfahrung hat, eine solche Diagnose zu stellen. Zudem versuchen die Mitarbeiter, mit dem veränderten Verhalten von betroffenen Bewohnern zurechtzukommen, machen unbezahlte Überstunden wegen des höheren Zeitbedarfs in der Betreuung. Steht die Diagnose fest, kann diese alle Beteiligte entlasten, da sie nun eine Erklärung für das Verhalten des Demenzkranken haben. Sie wissen nun, dass sie es mit einer Krankheit zu tun haben, können sich darüber informieren und Sicherheit im Umgang mit dem Demenzkranken gewinnen. Angesichts einer Diagnose kann auch zusätzliche bezahlte Arbeitszeit oder sogar der Einsatz von zusätzlichen Fachkräften bewilligt werden (s. Kap. 4.2.3). Allerdings scheuen sich die Mitarbeiter manchmal, das wahre Ausmaß von Verhaltensveränderungen und den dadurch verursachten zusätzlichen Aufwand zu verdeutlichen aus Sorge, dass der demenzkranke Bewohner deswegen in eine andere Einrichtung umziehen muss (Wilkinson et al. 2004).

Auf die Diagnose Demenz reagieren die Einrichtungen individuell. Eine empfohlene, standardisierte Vorgehensweise nach klaren Richtlinien gibt es noch nicht. Es gibt Einrichtungen, die nach der Diagnose regelmäßige, jährliche Untersuchungen mit erkrankten Bewohnern durchführen, um Veränderungen im Verhalten systematisch erfassen zu können. Außerdem wird das Betreuungspersonal geschult und unterstützt. Andere Einrichtungen denken über einen Umzug des demenzkranken Bewohners in eine Pflegeeinrichtung nach.

Offensichtlich wird in den meisten Fällen dem Erkrankten und den Mitbewohnern die Diagnose nicht mitgeteilt. Es ist jedoch schwierig, die erkrankte Person zu unterstützen und ihr Veränderungen zu erklären, wenn ihr die Diagnose nicht bekannt ist und sie keine Kenntnisse zum Krankheitsbild hat. Viele Demenzkranke mit geistiger Behinderung merken, dass etwas nicht mit ihnen stimmt (s. Kap. 5.1). Sie wissen aber nicht, was. Wird ihnen die Diagnose nicht mitgeteilt oder wird überhaupt keine formale Diagnose gestellt, ist es schwierig, mit ihnen über die Krankheit zu sprechen. Teilt man Mitbewohnern die Diagnose mit und vermittelt geeignete Informationen zum Krankheitsbild, können diese verständnisvoll und unterstützend reagieren (s. Kap. 5.2).

Angehörige, Mitarbeiter und Pflegekräfte fühlen sich oft nicht kompetent genug, einem Menschen mit leichter und mittelschwerer geistiger Behinderung zu eröffnen, dass er an einer schweren Krankheit leidet, die zu seinem Tod führen wird. Sie trauen sich nicht zu, mit ihm über seine Krankheit zu sprechen und ihn bei der Auseinandersetzung damit zu unterstützen. Informationen, die den Betroffenen beunruhigen könnten, werden von ihm ferngehalten, um ihn zu schonen.

Auch Personen, die keine geistige Behinderung haben, wird die Diagnose Demenz oft nicht mitgeteilt. Wenn Demenzkranke den Wunsch haben, die Wahrheit zu erfahren, ihnen aber die Diagnose vorenthalten wird, führt dies zu einer Zunahme von Stress und Belastung. Personen, die ahnen, dass mit ihnen etwas nicht in Ordnung ist, dies aber nicht bestätigt bekommen möchten oder die richtige Diagnose nicht erfahren möchten, würden mehr Stress und Belastung erleben, wenn sie die Diagnose gegen ihren Willen erfahren würden. Der Wunsch, die Diagnose zu erfahren bzw. nicht zu erfahren, wird in Verbindung gebracht mit der Qualität der sozialen Unterstützung. Ein wenig unterstützender sozialer Kontext in Kombination mit dem gering ausgeprägten Wunsch, die Diagnose zu erfahren, führt zu Distanzierung. Die Betroffenen spüren, dass etwas nicht stimmt, unternehmen aber nichts, um dies zu ändern. Ist der Wunsch, die Diagnose zu erfahren, vorhanden, der soziale Kontext aber wenig unterstützend, so entwickelt sich daraus ein Leidensdruck. Wird die Diagnose vom Arzt vorenthalten, um dem Erkrankten Stress zu ersparen, führt dies gerade in dieser Kombination zu Stress. Ist der Wunsch, die Diagnose zu erfahren, hoch und der soziale Kontext unterstützend, so sind die Betroffenen in der Lage, Strategien im Umgang mit der Demenzerkrankung optimal zu entwickeln. Sie betonen z. B. ihre Stärken und finden Kompensationsmöglichkeiten. Bei einem gering ausgeprägten Wunsch, die Diagnose zu erfahren, und gleichzeitigem unterstützenden sozialen Kontext, leugnen die Betroffenen die Erkrankung. Ein sozial unterstützendes Umfeld berücksichtigt das Recht der Betroffenen, die Demenzerkrankung abzustreiten. Gemäß dieses Modells ist das Verschweigen der Diagnose Demenz nur dann sinnvoll, wenn es sich um Betroffene handelt, welche die Diagnose nicht erfahren möchten (Pratt/Wilkinson 2003).

Es kann nicht davon ausgegangen werden, dass Menschen mit geistiger Behinderung eine Diagnose nicht erfahren möchten. Im Gegenteil, es gibt Hinweise, dass bei manchen der ausdrückliche Wunsch vorhanden ist, informiert zu werden, und dass sie fähig sind, solche Informationen zu verstehen. Dies konnte beispielsweise in einer Studie zu Krebserkrankungen bei Menschen mit geistiger Behinderung gezeigt werden. Vielleicht stellt sich weniger die Frage, ob einem Menschen mit geistiger Behinderung die Diagnose Demenz mitgeteilt werden soll, sondern *wie* dies geschehen sollte. Aufgrund der Zunahme von Demenzerkrankungen bei Menschen mit geistiger Behinderung haben immer mehr Personen mit geistiger Behinderung Erfahrungen mit dem Krankheitsbild und ggf. auch Kenntnisse dazu. Diese Erfahrungen können negativ und mit Ängsten verknüpft sein (s. Kap. 5.2). Es ist deshalb wichtig, die Diagnose nicht nur einfach mitzuteilen, sondern zugleich Informationen zum Krankheitsbild zu geben, z. B. mit Hilfe von Unterlagen (s. Kap. 5.2), und herauszufinden, ob und welche Kenntnisse dazu bereits vorhanden und mit welchen Gefühlen diese verknüpft sind. Auch Mitbewohner und Angehörige sollten auf angemessene Art und Weise über die Diagnose informiert werden. So können sie besser mit den Veränderungen im Verhalten und der Persönlichkeit des Demenzkranken umgehen und besser auf seine sich verändernden Bedürfnisse eingehen (Tuffrey-Wijne et al. 2006).

4.4   Zusammenfassung

Die S3-Leitlinie „Demenzen" bezieht sich auf die häufigsten primären Formen der Demenz bei Menschen ohne geistige Behinderung. Sie kann auch zur Diagnosestellung einer Demenz bei Menschen mit geistiger Behinderung eingesetzt werden, wobei einige Aspekte besonders berücksichtigt werden müssen. Bei vielen Menschen mit geistiger Behinderung wird eine Demenzerkrankung aus verschiedenen Gründen spät entdeckt. So fehlen für Menschen mit geistiger Behinderung geeignete Screening-Instrumente und neuropsychologische Testverfahren. Auch objektive Angaben zum früheren Leistungsniveau sind i.d.R. nicht vorhanden, so dass ein Vergleich mit dem aktuellen Leistungsniveau eines Menschen mit geistiger Behinderung nicht möglich ist. Die Durchführung von regelmäßigen Untersuchungen zur Erfassung des aktuellen Leistungsniveaus wird empfohlen, bei Personen mit Down-Syndrom vor dem 40. Lebensjahr, bei anderen Personen mit einer geistigen Behinderung vor dem 50. Lebensjahr. Ein weiterer Grund für das späte Entdecken einer Demenzerkrankung kann darin bestehen, dass die ersten Anzeichen einer Demenzerkrankung nur durch eine intensive und informierte Beobachtung des Verhaltens über einen längeren Zeitraum entdeckt werden können. Bedingung hierfür ist, dass die Bezugspersonen über Kenntnisse zu diesem Krankheitsbild verfügen. Dies ist jedoch oft nicht der Fall. Wurde die Diagnose „Demenz" gestellt, ist oft unklar, ob sie dem Erkrankten mitgeteilt werden soll und wie die weitere Vorgehensweise sein wird.

5 Wie eine Demenzerkrankung erlebt wird

5.1 Das Erleben der Demenzerkrankung durch Demenzkranke mit geistiger Behinderung

Menschen ohne geistige Behinderung, die an einer Demenz erkrankt sind, sind fähig zu verstehen und auszudrücken, was mit ihnen geschieht, entweder auf der praktischen oder auf der emotionalen Ebene. Sie versuchen, ein Gleichgewicht zu finden zwischen dem Erhalt ihrer früheren Selbstwahrnehmung und der Notwendigkeit, eine neue Selbstwahrnehmung aufzubauen. Sie versuchen auch, den Verlust, den sie erleben, zu verarbeiten, sich selbst zu schützen und auf die Demenzerkrankung zu reagieren. Wegen der krankheitsbedingten Veränderungen erleben sie Frustration, Angst oder Verwirrung. Sie erleben die Demenz als ein „Gedächtnisproblem" und sind sich der beschämenden Folgen bewusst. Sie vergleichen unwillkürlich, was sie früher konnten und was sie jetzt noch können. Und sie vergleichen sich mit anderen (Clare 2002; 2003; Gillies 2000).

Auch Menschen mit Down-Syndrom, die an einer Demenz erkrankt sind, zeigen nicht nur in ihrem Verhalten, dass etwas nicht stimmt. Sie berichten über ihr Befinden, obwohl sie deutlich weniger Kenntnisse zu Demenzerkrankungen haben als andere. Dies tun sie, auch wenn ihnen gar nicht mitgeteilt wurde, dass sie an einer Demenz erkrankt sind (Wilkinson et al. 2004).

In Großbritannien wurden Personen mit Down-Syndrom befragt, denen man die Diagnose Demenz nicht mitgeteilt hatte. Diese Befragung ist nicht repräsentativ. Sie gibt jedoch interessante Hinweise zum Erleben von Menschen mit Down-Syndrom im frühen Stadium einer Demenzerkrankung (Lloyd et al. 2007). (Die in Anführungszeichen gesetzten Aussagen der Befragten wurden wieder sinngemäß aus dem Englischen übersetzt.)

Selbstbild von Demenzkranken

Die Befragten äußerten sich in den Gesprächen darüber, wie sie sich selbst wahrnahmen und wie sie sich in der Beziehung zu wichtigen Bezugspersonen sahen. Ihre Rollen und ihre Arbeit waren sehr wichtig für ihr Selbstbild. Dies zeigte sich v.a. bei Rollen im häuslichen Umfeld (Lloyd et al. 2007, 72):

> *„Oh, ich mag das sehr. Ich decke den Tisch, mache ihn sauber, wische den Fußboden. Oh, ich mag das sehr. Es ist toll."*

Eindeutige Rollen innezuhaben und damit zusammenhängende Aufgaben erfolgreich zu erfüllen, fördert das Gefühl der Unabhängigkeit und Nützlichkeit. Deshalb war es für die Befragten nicht einfach, als sie erkennen mussten, dass sie zunehmend Schwierigkeiten bekamen, Aufgaben wie gewohnt korrekt zu erledigen. Einige Befragte erlebten den Verlust von Rollen, die ihnen wichtig waren. Sie konnten beispielsweise nicht mehr als zuverlässige Arbeitskraft ihre Maschine in der Metallabteilung der Werkstatt bedienen oder in der Wäscherei selbständig Aufgaben übernehmen. Eine Strategie, damit umzugehen, war, dass sie die alltäglichen Tätigkeiten zu Hause als „Arbeit" definierten. Die Befragten konnten mit dieser Strategie ihr Selbstwertgefühl stützen und den Statusverlust klein halten (Lloyd et al. 2007, 73):

„Was sind deine Aufgaben?" „Ähm, ich mache das Licht an und aus."

Für diesen Demenzkranken war das An- und Ausschalten des Lichts eine Aufgabe, bei der er sicher war, dass er nichts falsch machen konnte. Eine Teilnehmerin antwortete auf die Frage nach ihren Tätigkeiten mit einer detaillierten Beschreibung von Aufgaben, die sie vor dem Einsetzen der Demenzerkrankung erfüllt hatte und auf die sie sehr stolz war. Unzufriedenheit zeigte sich v.a. bei jenen Befragten, die sich selbst als kompetent und unabhängig wahrnahmen, sich in ihrem Alltag jedoch als von anderen Menschen abhängig erlebten.

Auch wie sie in ihren Beziehungen zu anderen Menschen wirken, war für die Demenzkranken mit Down-Syndrom sehr wichtig. Nicht immer verliefen die Interaktionen reibungslos (Forbat/Wilkinson 2007; Lloyd et al. 2007, 74):

„Es geht mir gut, ich arbeite gerne (ehrenamtlich) *im Coffee Shop. Da ist eine Frau, die mich immer wieder ärgert und sagt, ich würde das falsch machen. Ich weiß nicht, warum sie das sagt. Ich mache nichts falsch." „Ja? Passiert dies oft?" „Ja, und dabei bin nicht ich es, die damit anfängt. Es ist immer nur sie."*

Offensichtlich stellten Personen im Umfeld dieser Frau fest, dass diese nicht mehr in der Lage war, bestimmte Aufgaben zu erfüllen, und wiesen sie darauf hin. Sie nahm jedoch nicht wahr, dass sie bestimmte Aufgaben nicht mehr erfüllen konnte, und fühlte sich ungerechtfertigt kritisiert oder angegriffen.

Den Befragten war es wichtig, dass andere positiv von ihnen dachten. Möglicherweise versuchen Demenzkranke so, ihr brüchiges Selbstwertgefühl zu stützen, und suchen nach Anzeichen, dass andere positiv über sie denken. In allen Gesprächen wurde deutlich, dass zunehmend Unterstützung benötigt wurde, i.d.R. von den Mitarbeitern. Aber auch hier war es den Betroffenen wichtig, kompetent dazustehen und positiv wahrgenommen zu werden (Lloyd et al. 2007, 75):

„Ich brauche keine andere Hilfe. Luise (Mitarbeiterin) muss manchmal für mich mein Bett machen. Aber ich helfe auch."

Erklärungsversuche von Demenzkranken

Obwohl die befragten Personen mit Down-Syndrom nicht wussten, dass sie an einer Demenz erkrankt waren, nahmen sie einen Abbau in ihren Fähigkeiten und Fertigkeiten wahr. Häufig wurde angegeben, Namen zu vergessen (Lloyd et al. 2007, 75):

„Die sagen mir etwas und ich vergesse es, ja. Ja, sie sagen mir Julia, und ich vergesse den Namen Julia. Ich weiß es nicht."

Einige Befragte führten das auf einen Rückgang der Gedächtnisleistung zurück. Andere leugneten irgendwelche Gedächtnisprobleme, wie eine Teilnehmerin, die sich in den Gesprächen nicht an die Namen von Bekannten erinnern konnte. Als sie gefragt wurde, ob sie Schwierigkeiten habe, sich an Namen zu erinnern, verneinte sie dies. Einige berichteten, sie würden sich leicht verirren oder wären etwas verwirrt, wenn sie alltäglichen Routineaufgaben nachgehen sollten. Andere erzählten, sie hätten räumliche Wahrnehmungsschwierigkeiten. Alle Befragten nannten ausdrücklich körperliche Schwäche und körperlichen Abbau als Ursache für Einschränkungen bei der Ausübung von Tätigkeiten (Lloyd et al. 2007, 76):

„Ich gehe nicht mehr oft weg. Lieber höre ich in meinem Zimmer Musik. Abends bin ich müde. Ich bin jeden Nachmittag müde."

Oder:

„Was tust du in der Disco?" „Ich sitze und unterhalte mich. Ich kann wirklich nicht mehr tanzen, ich gerate so schnell außer Atem." „Hast du früher gerne getanzt?" „Oh ja. Aber jetzt ist es zu viel für mich. Ich weiß nicht, warum. Müde. Aber ich mag das Tanzen."

Bis auf einen Befragten nahmen alle die körperlichen Veränderungen hin. Dieser eine befürchtete, dass die Veränderungen mit einer Krankheit zusammenhängen könnten, und wollte einen Arzt aufsuchen. Der Alternsprozess und die Wahrnehmung, älter zu werden, wurden von den Befragten mehrmals thematisiert. Dies zeigte sich auch in anderen Befragungen (Forbat/Wilkinson 2007). Offensichtlich wurden die wahrgenommenen Veränderungen damit in Verbindung gebracht.

Bewältigungsstrategien von Demenzkranken

Keine der befragten Personen konnte angeben, welche Strategien sie einsetzt, um diese Veränderungen und den Abbau zu bewältigen. Allerdings gaben sie Hinweise auf Bewältigungsstrategien, als sie über ihre Schwierigkeiten und Herausforderungen sprachen. Eine häufig angewandte Strategie war die Verniedlichung von Schwierigkeiten, beispielsweise durch die Umschreibung „ein bisschen schwierig". Ein Betroffener wiederholte immer wieder das Wort „Entschuldigung", wenn er sich an etwas nicht erinnern konnte. Eine weitere Strategie war das ausdrückliche Leugnen von Schwierigkeiten, sogar wenn sie in den Gesprächen offensichtlich waren (Lloyd et al. 2007, 78):

> *„Wie geht es dir?" „Das hat keine Bedeutung. Tom, ich heiße Tom."*

Die Wiederholung seines Namens schien Tom in seinem Identitätsgefühl zu bestärken als jemanden, der keine Probleme hat, auch wenn seine Antworten nicht zu den Fragen passten. Eine weitere Strategie war die fehlende Einsicht bezüglich der Qualität der Leistungen. Dabei hatten die Betroffenen die Einstellung, dass es ausreiche, etwas gerne zu tun oder etwas einfach zu tun, damit es erfolgreich getan ist. Strategien waren auch, Routinen beizubehalten, sich an Vertrautem zu orientieren und nach einem festen Zeitschema zu leben. Die Betroffenen versuchten, ihre Tätigkeiten wie gewohnt auszuüben (Lloyd et al. 2007, 79):

> *„Ich mag diese Tätigkeiten. Ich kann mich damit am besten beschäftigen."*

Erst, wenn ihnen dies aufgrund der Demenzerkrankung nicht mehr möglich war, wandten sie sich von diesen Tätigkeiten ab (Lloyd et al. 2007, 79):

> *„Es geht mir gut, ich möchte nur etwas Ruhe. Ich möchte einfach nur in mein Zimmer gehen."*

Weitere Strategien, die bewusst oder unbewusst eingesetzt wurden, um Verwirrung oder die Unfähigkeit, auf eine Frage zu antworten, zu kaschieren, waren Konfabulationen, also das Füllen von Gedächtnislücken mit objektiv falschen Inhalten. Es wurden auch Antworten gegeben, die sich nur auf den letzten Teil einer Frage bezogen. Wurde von den Mitarbeitern nicht erkannt, dass sich die Antwort des Demenzkranken auf den letzten Teil der Frage bezog, wurde sie als irrelevant oder unsinnig bewertet.

Emotionaler Ausdruck von Demenzkranken

Die Befragten waren nur eingeschränkt in der Lage, sich zu ihren Gefühlen hinsichtlich der Veränderungen durch die Demenzerkrankung zu äußern. Bei einigen zeigte sich deutlich, dass sie darunter litten (Lloyd et al. 2007, 81):

> *„Oh, es ist schrecklich. Es ist mein Kopf. (Pause) Ich habe es jetzt vergessen. Es ist schlimm."*

Neben Gefühlen wie Angst wurden auch Frustration und das Gefühl, eingeengt zu sein, geschildert (Lloyd et al. 2007, 81):

„Möchte ich, muss ich. Aber kann nicht. Hilde (Mitarbeiterin), Hilde sagt, du kannst das nicht."

Die Inhalte Selbstbild, Erklärungsversuche, Bewältigungsstrategien und emotionaler Ausdruck beeinflussen sich gegenseitig, und dies nicht nur zu Beginn der Demenzerkrankung, sondern auch im weiteren Krankheitsverlauf: Demenzkranke Menschen mit Down-Syndrom versuchen offensichtlich genau wie andere Demenzkranke, so lange wie möglich eine Fassade aufrechtzuerhalten, die sie weiterhin als kompetenten und unabhängigen Menschen erscheinen lässt. Gleichzeitig bemühen sie sich, mit den durch die Demenzerkrankung verursachten Veränderungen zurechtzukommen.

Ein wichtiges Fazit aus dieser und einer anderen Befragung (Forbat/Wilkinson 2007) lautet, dass Demenzkranke ihre Gefühle ausdrücken und in Entscheidungen zu ihrer aktuellen und zukünftigen Betreuung und Versorgung einbezogen werden sollten. Die Tatsache, dass die durch die Demenzerkrankung verursachten Veränderungen von allen Befragten wahrgenommen wurden, wenn auch in unterschiedlichem Ausmaß, führt zur Frage, wie dies thematisiert werden kann, wenn die Diagnose Demenz gestellt wird. Zurzeit werden nur wenige Personen mit Down-Syndrom über ihre Diagnose informiert. Es wäre wichtig, Menschen mit Down-Syndrom dieses Krankheitsbild näherzubringen, damit sie diese Veränderungen verstehen und auch ihre Situation besser bewältigen können.

Da die Aufrechterhaltung eines positiven Selbstbildes für alle Befragten offensichtlich sehr wichtig war, sollten Demenzkranke angemessenen Tätigkeiten nachgehen können (s. Kap. 7.2.2.2). Zugleich sollten sie dabei unterstützt werden, realistische Strategien zu entwickeln, um mit den durch die Demenz verursachten Veränderungen in ihren Fähigkeiten und Fertigkeiten besser zurechtzukommen (s. Kap. 8.1).

5.2   Das Erleben der Demenzerkrankung durch Mitbewohner

Zurzeit ist erst wenig darüber bekannt, wie Menschen mit geistiger Behinderung eine Demenzerkrankung bei Mitbewohnern wahrnehmen. Untersuchungen in Großbritannien zeigen, dass Mitbewohner sehr wohl wahrnehmen, was mit einem demenzkranken Bewohner geschieht. Sie schildern anschaulich seine Verwirrung, seine Vergesslichkeit und sein Umherirren, also Symptome, die in einem mittleren Stadium der Demenz auftreten. Die Demenzerkrankung wird von Mitbewohnern als ein komplexes Phänomen wahrgenommen: eine Krankheit, die zum Tod führen kann, die den Gesundheitszustand und die Sicherheit des Betroffenen gefährdet, ihn in seiner Mobilität einschränkt und sein Erinnerungsvermögen negativ beeinflusst. Manche Mitbewohner sorgen sich um den demenzkranken Bewohner und versuchen, ihn am Aufstehen zu hindern, um einen Sturz und weitere Verletzungen zu vermeiden, oder ihn vom Weggehen abzuhalten, damit er sich nicht verirre (Forbat/Wilkinson 2007, 9). Auch von emotionaler Zuwendung wird berichtet (Wilkinson et al. 2004, 20):

> *„Ich schreie ihn nicht an, manchmal umarme ich ihn."*

Oder

> *„Ich gebe ihm seinen Dufthund (ein heizbarer, mit Lavendel gefüllter Spielzeughund), der macht ihn froh und hilft ihm."*

Manche Mitbewohner sind erstaunt und verwirrt über das Verhalten des vertrauten kranken Bewohners. Sie können sich sein ungewohntes Verhalten nicht erklären. Das kann zu Konflikten führen, zu Frustrationen und dem Gefühl, nicht verstanden zu werden (Lynggaard/Alexander 2004, 30):

> Peter (Bewohner): *Jack kam heute Nacht wieder in mein Zimmer. Er tut das mit Absicht.*
> Mark (Mitarbeiter): *Nein, Peter. Jack ist krank. Es fällt ihm schwer, sich an Dinge zu erinnern. Deshalb vergisst er manchmal, wo sein Zimmer ist.*
> Peter: *Er ist faul und hat keine Lust nach oben zu gehen. Er ist wie ein Baby.*
> Mark: *Nein, Jack geht es nicht gut. Er ist dement, äh, ich meine, sein Gehirn …*
> Peter: *Und er steht vor dem Fernseher und schreit. Er muss lernen, sich zu benehmen.*

Gesunde Mitbewohner spüren, wenn der Demenzkranke sich unwohl und ängstlich fühlt oder wenn er sich ärgert. Sie merken, dass sie nicht mehr mit ihm so kommunizieren können wie früher. Und sie wissen nicht, warum er sich nun anders verhält und wie sie darauf reagieren sollen. Manche erleben die Demenzerkrankung eines Bewohners als belastend und können aufgrund ihrer kognitiven Einschränkung das Fortschreiten der Demenzerkrankung und ihre Auswirkungen auf die erkrankte Person und ihr Umfeld nur mit Schwierigkeiten nachvollziehen. Dazu kommt, dass die Mitarbeiter nicht immer genug Zeit haben, sowohl auf die Bedürfnisse von demenzkranken Bewohnern als auch auf die Bedürfnisse der Mitbewohner einzugehen. Aus der Sicht einiger Mitbewohner verbringen die Mitarbeiter zu viel Zeit mit dem demenzkranken Bewohner, und sie fühlen sich vernachlässigt. Maßnahmen, mit denen auf die Bedürfnisse von Demenzkranken reagiert wird, können als besondere Privilegien des Demenzkranken missverstanden werden.

So schildert eine Mitbewohnerin, dass eine demenzkranke Bewohnerin ihre Mahlzeiten an einem Extratisch einnehmen dürfe. Sie frage sich, warum nur diese und nicht auch sie selbst. Sie erkennt nicht, dass die demenz-

kranke Bewohnerin etwas abseits von den anderen isst, weil ihr die ruhigere Umgebung guttut (Forbat/Wilkinson 2007, 9).

Einige Mitbewohner erleben umfangreichere Wohnraumanpassungen als unerwünschten Eingriff in ihr Zuhause. Sie befürchten, dass ihr Zuhause komplett abgerissen und durch ein neues Gebäude speziell für Menschen mit einer Demenzerkrankung ersetzt werden wird (Forbat/Wilkinson 2007, 10). Offensichtlich verläuft hier die Kommunikation zwischen Mitarbeitern und Mitbewohnern ungünstig: Die Bewohner wissen nicht, weshalb bestimmte Maßnahmen für den Demenzkranken getroffen werden, und fühlen sich benachteiligt (Forbat/Wilkinson 2007).

Die Kommunikation zwischen Mitbewohnern und Mitarbeitern ist sehr wichtig. Mitbewohner, die mit einem Demenzkranken zusammen wohnen, wissen verhältnismäßig viel über Demenz. Aber nicht immer ist das Wissen korrekt. Falsche Annahmen zu Demenzerkrankungen können Ängste auslösen. So wurde in Gesprächen mit älteren Menschen mit geistiger Behinderung deutlich, dass viele von ihnen eine Demenzerkrankung als eine unvermeidliche Folge des normalen Alternsprozesses betrachteten. Als sie erfuhren, dass dies nicht der Fall sei, waren sie erleichtert (Wilkinson et al. 2003, 29; Lynggaard/Alexander 2004; Forbat/Wilkinson 2007).

Manche Mitbewohner können verstehen, dass ein Bewohner eine Krankheit hat, die ihn verändert, und dass er nichts dafür kann (Wilkinson et al. 2004, 19):

„Er konnte nichts tun, es ist eine Krankheit." (Mitbewohner)

Oder:

„Da kann man nichts machen. Er hatte halt diese Krankheit. Da kannst du nichts tun. Du bekommst sie einfach." (Mitbewohner)

Sie zeigen viel Verständnis und Rücksichtnahme für den Demenzkranken. Das Verständnis bezieht sich auch auf die zusätzliche Zeit, die das Betreuungspersonal für den Demenzkranken aufbringen muss, Zeit, die eigentlich für die Mitbewohner vorgesehen ist (Wilkinson et al. 2004, 19):

„Die anderen Bewohner realisierten, dass, wenn die Betreuer nicht da waren, sie sich um Y. kümmerten, und sie machten Zugeständnisse." (Mitarbeiter)

Sie zeigen v. a. dann Verständnis für den demenzkranken Bewohner, wenn sie über die Diagnose informiert sind und ihnen die Veränderungen im Verhalten des Betroffenen erklärt werden.

Kurs zum Thema Demenz: Um das Verständnis von Menschen mit geistiger Behinderung für demenzkranke Bewohner oder Arbeitskollegen zu erhöhen, wurde für sie in England ein Kurs zum Thema Demenz entwickelt. Er wurde mit vier Personen mit geistiger Behinderung durchgeführt, die in einem Wohnheim mit demenzkranken Bewohnern lebten. Der Kurs sollte nicht nur Wissen vermitteln, sondern auch die Funktion einer Selbsthilfegruppe haben. Zuerst trafen sich die Kursleiter mit den Teilnehmern, um sich kennenzulernen. Sie vereinbarten, sich die kommenden sechs Wochen jeweils eine Stunde lang zu treffen, um über das Thema Demenz zu sprechen. Ab dem zweiten Treffen begann jedes Treffen mit einem Ritual: Die Anwesenden reichten reihum einen Ball weiter und erzählten, was sie vom letzten Treffen noch wussten. Damit sollte auf eine lustige Art und Weise eine Funktion des Gedächtnisses illustriert werden: das Erinnern. Darauf wurde viel Wert gelegt: das Thema Demenz spielerisch und mit Spaß anzugehen. Jedes Treffen endete ebenfalls mit einem Ritual: Auf einem großen Blatt Papier, das an der Wand befestigt war, standen die Zahlen von 1 bis 6. Ein Teilnehmer strich vor den Augen der anderen Teilnehmer eine Zahl durch. Damit sollte die Anzahl der Treffen, die bereits stattgefunden hatten und die Anzahl der verbleibenden Treffen verdeutlicht werden. Zeichnungen und visuelle Symbole, mit denen einige Funktionen des Gedächtnisses, wie z. B. Vergessen und Erinnern, visualisiert werden können, wurden bei jedem Treffen von der Gruppe erstellt und an der Wand befestigt. Mit jedem Treffen wurden es mehr und sie dienten zum Erinnern der Inhalte der bereits erfolgten Treffen.

Die genauen Inhalte und das genaue Vorgehen wurden von Woche zu Woche für jedes Treffen auf der Basis der Rückmeldungen der Teilnehmer neu geplant. Beim ersten Treffen lag der Schwerpunkt auf dem gegenseitigen Kennenlernen und auf den Verhaltensweisen, welche die Teilnehmer beim demenzkranken Bewohner beobachten konnten.

Das zweite und das dritte Treffen thematisierten die Arbeitsweise des Gedächtnisses und wie Fehler in Handlungsabläufen entstehen können. Dazu wurden Übungen durchgeführt. In einer Übung wurde die Handlung, einen Tee zuzubereiten, in fünf Schritte unterteilt. Zuerst wurden die fünf Schritte vom Kursleiter in der richtigen Reihenfolge gezeigt, danach in einer falschen Reihenfolge. Dieser zweite Versuch wurde von den Teilnehmern begeistert kommentiert mit Bemerkungen wie „Er hat vergessen, den Teebeutel in die Tasse zu tun" oder „Schau, er gießt das Wasser auf den Tisch".

Im vierten und im fünften Treffen wurde darauf eingegangen, wie sich das Zusammenleben mit einem Demenzkranken gestaltet. Auch hier wurde mit verschiedenen Übungen und Rollenspielen gearbeitet. Ein Rollenspiel sah so aus, dass ein Kursleiter ein Verhalten zeigte, das die Teilnehmer beim demenzkranken Bewohner als schwierig oder als belastend erlebten. So wiederholte beispielsweise der eine Kursleiter immer wieder die gleiche Frage und der andere Kursleiter zeigte sich zunehmend frustriert und verärgert. Nach dem Rollenspiel wurde mit den Teilnehmern darüber gesprochen, was geschehen war, wie die beiden Personen dies erlebt hatten und wie die gesunde Person anders hätte reagieren können.

Das sechste und letzte Treffen bot nochmals die Möglichkeit, sich anhand von Rollenspielen mit Problemlösestrategien zu befassen. Interessanterweise schlugen die Teilnehmer zunehmend mehr Lösungsvorschläge vor, die den Demenzkranken unterstützten, wie beispielsweise „Du musst ihm zeigen, wo die Toilette ist" oder „Hol jemanden von den Betreuern". Das letzte Treffen endete mit einer ausführlichen Rückmelderunde, in welcher der ganze Kurs bewertet wurde. Die Teilnehmer mochten v. a. die Rollenspiele und dass sie sich über ihre Erfahrungen mit dem demenzkranken Bewohner austauschen konnten. (Dieser Austausch untereinander wurde in der Folge von den Mitarbeitern weitergeführt.)

Einen Monat nach Kursende wurden die Teilnehmer zu ihrem Erleben mit den Demenzkranken befragt. Sie schilderten ihre Strategien und dass sie besser mit den Demenzkranken zurechtkämen. Dies wurde von den gleichfalls befragten Mitarbeitern bestätigt. Ein halbes Jahr nach dem Kurs wurden die Teilnehmer nochmals befragt, mit dem gleichen Ergebnis. Die Mitarbeiter gaben an, dass trotz der Verschlechterung des Zustands der demenzkranken Bewohner eine deutlich entspanntere Atmosphäre im Wohnheim herrsche und die gesunden Bewohner meistens empathisch auf die Demenzkranken reagieren würden (Lynggaard/Alexander 2004).

Broschüre zum Thema Demenz: In Schottland werden Menschen mit geistiger Behinderung mit Hilfe einer Broschüre mit dem Titel „What is dementia?" über das Thema Demenz informiert. Die Broschüre hat A4-Format, ist in einfacher Sprache geschrieben und in großen Druckbuchstaben gedruckt. Große, einfache Abbildungen verdeutlichen den Textinhalt. Die Broschüre beginnt mit der Information, dass es um Demenz geht, eine Krankheit, die manche Menschen bekommen, wenn sie älter werden. Auf der folgenden Seite wird mit Text und Abbildung erklärt, dass Demenz eine Krankheit des Gehirns ist, die viele Dinge beeinflusst, aber v. a. die Art und Weise, wie Menschen sich erinnern und Dinge tun. Dann folgt eine Seite, auf der wieder mit Text und Abbildung dargestellt wird, was das Gehirn tut, wie z. B. „hilft uns bei allem, was wir tun" oder „sagt unserem Körper, wie er gehen soll". Die nächste Seite stellt dar, dass die Demenz das Gehirn schädigt und deshalb das Verhalten eines Menschen sich verändert. Verdeutlicht wird diese Information mit einigen Beispielen aus dem Alltag: „Sie stehen mitten in der Nacht auf, weil sie denken, dass es Morgen ist." Auch auf herausfordernde Verhaltensweisen, wie Schreien, Weinen und mit Gegenständen werfen, wird eingegangen. Als mögliche Gründe für dieses Verhalten werden Emotionen wie Angst und Traurigkeit oder Sprachstörungen, wie das richtige Wort nicht finden können, genannt. Es wird auch dargestellt, wie Demenzkranke immer wieder die gleichen Fragen stellen oder ziellos herumlaufen können, mehr Zeit für ihre alltäglichen Tätigkeiten benötigen und oft weinen, weil sie verängstigt und verwirrt sind.

Nach diesen Informationen zum Krankheitsbild wird erklärt, wie man Demenzkranken helfen kann. Am wichtigsten sei es, dem Demenzkranken zu helfen, ruhig und friedlich zu sein. Dazu werden zwei Abbildungen gezeigt. Auf beiden Abbildungen wird ein Wohnzimmer gezeigt. Auf der ersten Abbildung sitzen zwei Personen im Wohnzimmer. Eine Person schaut ein Buch an, eine andere Person sitzt ruhig im Sessel und blickt lächelnd geradeaus. Auf der zweiten Abbildung ist nur die eine Person zu sehen, die im Sessel sitzt. Auf dieser Abbildung lächelt sie nicht mehr, Fernseher und Radio laufen mit offensichtlich hoher Lautstärke, ein Telefon klingelt, ein Wecker schrillt, ein Hund jault, eine Betreuungsperson schreit in ein Handy und eine andere Betreuungsperson drückt auf eine Hupe. Danach werden Beschäftigungen gezeigt, die ruhig und friedvoll sind, wie beispielsweise Photos anschauen oder Musik hören. Es wird gezeigt, dass manche Demenzkranke gerne Körperkontakt haben und dass es wichtig ist, ruhig und langsam mit ihnen zu sprechen. Der letzte Ratschlag lautet, dass man sich Hilfe holen soll, wenn man sich Sorgen um sich selbst oder um einen anderen Menschen macht. Der Name der Person, bei der man Hilfe suchen würde, kann in die Broschüre eingetragen werden. Am Ende werden einige Adressen aufgelistet, unter denen weitere Informationen erhältlich sind (Kerr/Innes 2001 mit Down's Syndrome Scotland). Diese Broschüre wird von Menschen mit geistiger Behinderung und von Mitarbeitern als hilfreich und nützlich bewertet (Wilkinson et al. 2004; Wilkinson et al. 2003).

Auch wenn die Mitbewohner über das Krankheitsbild informiert sind, kann es immer wieder zu Situationen kommen, in denen sie Schwierigkeiten haben, verständnisvoll zu sein. Mitbewohner reagieren ängstlich, verärgert oder wütend, wenn der Demenzkranke laut wird, schreit, tritt und schlägt. Vor allem bei Unruhe und Lärm in der Nacht kommt es zu Reibereien. Aus dem Schlaf gerissen zu werden, ist für viele Mitbewohner belastend. Auch der Gedanke, dass Angehörige, Freunde oder sie selbst an einer Demenz erkrankten könnten, ist eine Belastung (Wilkinson et al. 2004, 20):

> *„Meine Mutter ist alt. Ich habe Angst, dass sie es bekommt. Ich denke, sie wird es auch bekommen."* (Mitbewohner)

Oder:

> *„Da kann man nichts machen. Man bekommt es einfach. Werde ich es auch bekommen?"* (Mitbewohner)

Die Reaktionen der Mitbewohner auf das Verhalten des Demenzkranken werden offensichtlich von drei Faktoren beeinflusst. Ein Faktor ist die Beziehung zwischen dem erkrankten Bewohner und den Mitbewohnern. Ein weiterer Faktor ist das Wissen der Mitbewohner über die Demenzerkrankung und ihr Verständnis dafür. Der dritte Faktor ist das Ausmaß der Verhaltensveränderungen des Demenzkranken, v. a. bei Unruhe in der Nacht, bei Essensproblemen und bei Gewalt.

Die von den Mitbewohnern geäußerte oder gezeigte Angst und auch andere Reaktionen auf das Verhalten des Demenzkranken sind für die Mitarbeiter manchmal ausschlaggebend für die Entscheidung, den demenzkranken Bewohner in eine andere Einrichtung umziehen zu lassen. Allerdings kann ein Umzug weitere Ängste wecken. Deshalb sollte ein Umzug angemessen vorbereitet werden, indem beispielsweise die Gründe dafür vermittelt werden.

Ein Umzug der Demenzkranken innerhalb der Einrichtung in eine auf sie spezialisierte Umgebung scheint gemäß dieser Erfahrungen die beste Lösung zu sein, gefolgt vom Verbleib der Demenzkranken in ihren gewohnten Räumlichkeiten bei fortlaufender Anpassung der Unterstützung an ihre sich verändernden Bedürfnisse (s. Kap. 6.2). Vor allem kleine Gruppenwohnheime für demenzkranke Menschen mit geistiger Behinderung werden als besonders geeignet eingeschätzt: Sie erinnern den Demenzkranken aufgrund ihres Charakters an ihr Zuhause und ermöglichen eine höhere Lebensqualität der Bewohner im Vergleich zu speziellen Pflegeabteilungen in Langzeiteinrichtungen (Forbat/Wilkinson 2007; Janicki et al. 2005; Chaput 2002).

5.3 Das Erleben der Demenzerkrankung durch Mitarbeiter in Wohnformen

Fragt man die Mitarbeiter nach ihren Erfahrungen in der Betreuung und Begleitung von Demenzkranken mit geistiger Behinderung, berichten sie häufig über Stress und emotionale Erschöpfung. Dies gilt für alle Stadien der Demenz, in denen sich der Demenzkranke befindet. Bereits vor der Diagnose kann die Betreuung eines demenzkranken Bewohners als schwierig und belastend wahrgenommen werden. Die Mitarbeiter können sich aufgrund fehlender Fachkenntnisse zum Krankheitsbild Demenzen die Veränderungen in seinem Verhalten nicht erklären. Steht eine Diagnose fest, kann die Unsicherheit der Mitarbeiter darüber, wie sie reagieren sollten und ob sie das Richtige für den Demenzkranken tun, emotional belastend sein. In einem späteren Stadium der Demenzerkrankung tragen die Unberechenbarkeit und Unvorhersehbarkeit des Verhaltens und der Reaktionen von demenzkranken Menschen zur emotionalen Erschöpfung bei. Mitarbeiter nehmen jedoch viel auf sich, damit der demenzkranke Bewohner in der vertrauten Umgebung bleiben kann (McCarron et al. 2010a; Lloyd et al. 2008).

Das Gefühl, emotional belastet und gestresst zu sein, wirkt sich nicht nur negativ auf den Gesundheitszustand der Mitarbeiter aus, sondern auch auf die Beziehung zu Bewohnern und auf die Qualität der Betreuung. Können solche Gefühle der Überforderung und Belastung verringert oder bereits im Vorfeld verhindert werden, ist dies eine wichtige Voraussetzung für die gute Betreuung und Begleitung von demenzkranken Menschen mit geistiger Behinderung.

5.3.1 Das Rahmenmodell von McCarron und McCallion zur Belastung von Mitarbeitern in Wohnformen

Anhand eines Rahmenmodells wurde von McCarron und McCallion (2005) versucht, die Belastungen und die Bewältigungsmöglichkeiten von Mitarbeitern von demenzkranken Menschen mit geistiger Behinderung zu erarbeiten. Dieses Rahmenmodell basiert auf dem Modell von Pearlin (1999) zur Belastung von pflegenden Angehörigen. Es richtet sich an Fachkräfte in Einrichtungen der Behindertenhilfe, lässt sich aber auch auf die Situation von Angehörigen übertragen, die einen Demenzkranken mit geistiger Behinderung pflegen.

Das Modell von Pearlin (1991) zur Belastung von pflegenden Angehörigen geht von vier Stressoren (Belastungsfaktoren) aus. Diese vier Stressoren sind wichtig bei der Wahrnehmung eines pflegenden Angehörigen, wie stark er durch die Pflege eines an einer Demenz vom Alzheimer-Typ erkrankten Verwandten belastet ist:

1 Variablen des Kontexts,
2 primäre Stressoren,
3 sekundäre rollenbedingte Stressoren sowie
4 sekundäre intrapsychische Stressoren.

Moderierende Variablen beeinflussen diese Stressoren. Bei gleichen Stressoren kann deshalb aufgrund verschiedener moderierender Variablen die Bewertung der Belastung durch die Pflege schwächer oder stärker ausfallen. Und dies mit unterschiedlichen Konsequenzen.

■ *Kontextvariablen* sind Schlüsselcharakteristika der Pflegesituation, Familie und Unterstützungsstrukturen, Dauer der Pflege sowie Merkmale der gepflegten Person, wie beispielsweise Alter, Geschlecht, Persönlichkeit, zusätzliche körperliche und psychische Probleme.
■ *Primäre Stressoren* sind die Pflegebedingungen selbst. Dabei handelt es sich um Gegebenheiten, Erfahrungen und Tätigkeiten, die für die Pflegeperson schwierig und sowohl körperlich wie auch psychisch ermüdend sein können. Diese primären Stressoren werden unterschieden in objektive und in subjektive Indikatoren. Objektive Indikatoren sind konkrete Betreuungsaufgaben, die dafür aufgewandte Zeit, Verhaltensprobleme und der kognitive Zustand des Demenzkranken. Subjektive

Indikatoren äußern sich als wahrgenommene Überbelastung oder Entbehrung. Die primären Stressoren wirken sich auf andere Lebensbereiche aus, wie den Beruf, die Finanzen oder die Freizeit. Diese können wiederum zu sekundären Stressoren werden.

■ *Sekundäre Stressoren* werden unterschieden in Belastungen aufgrund von Rollenerfordernissen, wie beispielsweise familiäre Konflikte, Konflikte zwischen Berufstätigkeit und Pflege oder ökonomische Probleme, sowie in intrapsychische Belastungen oder Gewinne, wie z.b. ein gestärktes Selbstwertgefühl, Kompetenz, aber auch das Gefühl, in der Pflegerolle gefangen zu sein, und Verlust des Selbst. Sekundäre Stressoren können Gefühle der Ausweglosigkeit, der Schuld oder des Versagens hervorrufen.

Je länger die primäre Belastung dauert und je gravierender sie ist, desto eher treten sekundäre Stressoren auf. Dabei ist die subjektive Sicht des pflegenden Angehörigen wichtig: Seine persönliche Einschätzung der gesamten Situation oder einzelner Komponenten ist ausschlaggebend, ob die häusliche Pflege als belastend erlebt wird oder nicht. Auch seine subjektive Einschätzung seiner persönlichen Ressourcen, wie beispielsweise, Energie, Zeit, Finanzen, beeinflusst seine Wahrnehmung der häuslichen Pflegesituation. Fühlt sich der pflegende Angehörige überfordert, erlebt er sich als aggressiv, ängstlich oder traurig, sind dies Hinweise, dass die Pflegeaufgaben belastend sind. Das Modell postuliert, dass für jeden Stressor individuelle Einschätzungen vorgenommen werden, aber auch Einschätzungen bezüglich der gesamten Situation.

■ *Moderierende Variablen* sind Ressourcen in Form von individuellen Bewältigungsstrategien und der verfügbaren sozialen Unterstützung. Sie haben einen entscheidenden Einfluss auf den Pflegeprozess: Sind individuelle und soziale Ressourcen beim pflegenden Angehörigen vorhanden, können diese den Zusammenhang zwischen primären und sekundären Stressoren und langfristigen Konsequenzen der Pflege erklären.

■ Zu den *langfristigen Konsequenzen* der häuslichen Pflege gehören das psychische und physische Wohlbefinden, Gefühle von Kompetenz, Selbstwert und Stolz als Resultat der Bewältigung der häuslichen Pflege, aber auch der Zusammenbruch der häuslichen Pflegesituation, Gefühle der Angst, Depression oder die Gewalt in der häuslichen Pflege (Schacke/Zank 1998; Zarit 1992).

Im Rahmenmodell von McCarron und McCallion werden diese Faktoren aus Pearlins Modell aufgegriffen. Im Folgenden wird dieses vorgestellt und mit Forschungsergebnissen verknüpft.

Kontextvariablen: Als Kontextvariablen werden von McCarron und McCallion (2005) das Alter der pflegenden Betreuungsperson genannt, der Grad der geistigen Behinderung des demenzkranken Bewohners, der Verlauf seines körperlichen und psychischen Gesundheitszustands, die Wohnsituation, die Existenz oder das Fehlen von Angeboten für Demenzkranke und die Dauer der Demenzerkrankung.

Die Belastung des Betreuungspersonals ist offensichtlich höher, wenn es nur *wenige Angebote* gibt, die für demenzkranke Menschen mit geistiger Behinderung geeignet sind. Die *Dauer der Erkrank*ung wirkt sich möglicherweise auch auf das Gefühl der Belastung aus, da bei fortgeschrittener Erkrankung die Betreuung mehr Aufwand erfordert.

Primäre Stressoren sind der kognitive Zustand des Bewohners, sein problematisches Verhalten, Veränderungen seiner Persönlichkeit und sein Unterstützungsbedarf (objektive Indikatoren) sowie die von der Betreuungsperson wahrgenommene Überbelastung (subjektiver Indikator).

Für die Mitarbeiter scheinen sich die *kognitiven Veränderungen* des demenzkranken Bewohners und ihre *Auswirkungen* (Verwirrtheit, Gedächtnisstörungen und erschwerte Kommunikation) als besonders belastend auf ihre Beziehung zum demenzkrankem Bewohner auszuwirken. Auch der Verlust von Fähigkeiten und Fertigkeiten des demenzkranken Bewohners kann belastend sein. Oft handelt es sich um Fähigkeiten und Fertigkeiten, die gemeinsam mit dem Bewohner über Jahre hinweg aufgebaut und entwickelt wurden. Solche Einbußen treten oft auf, bevor die Diagnose Demenz gestellt wird, und können von den Mitarbeitern nicht erklärt werden, da sie kein oder nur wenig Wissen zum Krankheitsbild Demenzen haben. Dies erhöht ihr Risiko für Stress und Burnout. Auch Verhaltensweisen wie Rastlosigkeit, Umherirren, Schlafstörungen oder fehlende Kooperationsbereitschaft können bei den Mitarbeitern Stress hervorrufen, v. a. wenn das Verhalten des Demenzkranken als unberechenbar und unvorhersehbar wahrgenommen wird.

Der sich *verändernde Unterstützungsbedarf* im Verlauf der Demenzerkrankung eines Bewohners, der zuvor verhältnismäßig selbständig war, führt zu einem höheren Zeitaufwand für die Mitarbeiter. Dieser höhere Zeitaufwand bleibt auch bei wechselnden Betreuungs- und Pflegeaufgaben im Verlauf der Erkrankung deutlich höher als bei Bewohnern ohne Demenz. Der erhöhte Zeitaufwand wird von den Mitarbeitern oft negativ bewertet. Dies ist v. a. dann der Fall, wenn der Eindruck entsteht, deshalb die Mitbewohner vernachlässigen zu müssen, oder dies von den Mitbewohnern geäußert wird. Das Gefühl, für den demenzkranken Bewohner verantwortlich zu sein, kann dazu führen, dass die Mitarbeiter Überstunden machen und aus einer offiziellen Nachtbereitschaft eine inoffizielle Nachtwache wird. Diese zusätzliche, oft inoffizielle Arbeitsbelastung wird von Mitarbeitern geleistet, ohne dass der Wunsch nach Unterstützung geäußert wird, aus Sorge, dass die erkrankte Person in eine andere Einrichtung umziehen müsste. Wird schließlich doch die Entscheidung getroffen, den Demenzkranken in eine andere Einrichtung zu verlegen, kann dies bei Mitarbeitern zu einem Gefühl des Versagens führen, was sie zusätzlich emotional belastet. Man nimmt sich vor, den nächsten Bewohner mit einer Demenzerkrankung, egal was es koste, bis zu seinem Tod in der Einrichtung zu betreuen.

Als belastend werden auch die Bedenken bewertet, dass die in einem Wohnheim vorhandenen Rahmenbedingungen nicht geeignet sind für die Betreuung eines demenzkranken Bewohners. Eine Anpassung bezüglich der Unterstützung und der Angebote wird notwendig. Dies wiederum kann zu einer *Überbelastung* des Betreuungspersonals führen. Während alte Angehörige, die ihr nun demenzkrankes erwachsenes Kind mit geistiger Behinderung ihr Leben lang betreut haben, sich offensichtlich gut an die sich verändernde Betreuungssituation anpassen können (s. Kap. 5.4), fällt dies Mitarbeitern in einer Wohnform deutlich schwerer (Lloyd et al. 2008; Forbat/Wilkinson 2007; Wilkinson et al. 2005; McCarron et al. 2002; 2005a, b; Janicki et al. 2002; 2005; Donaldson 2002; Emerson/Bromley 1995).

Sekundäre Stressoren: Beispiele für sekundäre Stressoren im Rahmenmodell von McCarron und McCallion sind Konflikte mit Familienangehörigen des Bewohners und mit anderen Mitarbeitern, Rollenkonflikte aufgrund widersprüchlicher Erwartungen, aber auch Unterstützung durch andere sowie die Erfahrung, die Betreuung des Demenzkranken zu meistern. Die Mitarbeiter sind oft verunsichert durch diagnostische Herausforderungen und auch durch eigene unklare Erwartungen, wie sich die Veränderungen von demenzkranken Bewohnern auswirken werden. Durch ihre Ausbildung ist für sie der Gedanke, dass Menschen mit geistiger Behinderung neue Fähigkeiten und Fertigkeiten erlernen, zentral. Die Demenzerkrankung mit ihren Verlusten in den Fähigkeiten und Fertigkeiten bringt es jedoch mit sich, dass dieser Ansatz des Förderns zunehmend an Bedeutung verliert. In einem frühen bis mittelschweren Stadium liegt der Fokus der Begleitpersonen auf dem Erhalt der Fähigkeiten und Fertigkeiten des Demenzkranken. Bei fortgeschrittener Demenzerkrankung sollte die Begleitung und Unterstützung an der Erhaltung der Kommunikation, der Pflege von sozialen Kontakten und der Vermittlung einer sicheren und Geborgenheit gebenden Umgebung ausgerichtet sein.

Diese Entwicklung führt zu einem Widerspruch zwischen der fachlichen Einstellung von professionellen Begleitpersonen – des Förderns – und der durch die Krankheit veränderten Lebensrealität des Demenzkranken. Durch widersprüchliche und miteinander unvereinbare Erwartungen an die Rolle der Betreuungsperson kann ein *Rollenkonflikt* entstehen: Ich habe die Aufgabe, den Bewohner in seiner Entwicklung zu unterstützen und zu fördern, bei gleichzeitiger Aufgabe, den demenzkranken Bewohner in seinem Abbauprozess zu begleiten. Fühlen sich die Mitarbeiter für die Betreuung von Demenzkranken nicht ausgebildet und nicht vorbereitet, verstärkt sich der Rollenkonflikt. Es kann auch zu *Konflikten mit anderen Bewohnern und Arbeitskollegen* kommen. Widmet sich eine Betreuungsperson intensiv dem Demenzkranken, fühlen sich Mitbewohner ggf. vernachlässigt oder Arbeitskollegen haben den Eindruck, einen Teil der Aufgaben der anderen Betreuungsperson mit übernehmen zu müssen. Positiv kann sich die Erfahrung auswirken, die Betreuung eines demenzkranken Bewohners *gut bewältigen* zu können. Diese Erfahrung stärkt das Selbstwertgefühl, und die Betreuung des Demenzkranken wird möglicherweise als persönlicher Gewinn erlebt. Auch die Erfahrung, bei der Betreuung eines Demenzkranken *nicht alleine gelassen* zu werden, kann das Gefühl der Belastung vermindern (Wilkinson et al. 2004; 2005; Watchman 2005).

Moderierende Variablen sind hier individuelle Bewältigungsstrategien, formelle und informelle soziale Unterstützung sowie die Gestaltung der räumlichen Umgebung. Eine *Bewältigungsstrategie* ist die Art, wie Menschen mit stressvollen Ereignissen umgehen. Eine individuelle Bewältigungsstrategie ist ein wichtiger Mechanismus, durch den erklärt werden kann, weshalb Pflegepersonen Pflegesituationen unterschiedlich bewerten. Bewältigungsstrategien, die beispielsweise Mütter von Erwachsenen mit geistiger Behinderung zeigen, sind Akzeptanz, positive Umdeutung und Wachstum, Hinwendung zum Glauben und Planen. Sich zu informieren, z. B. über das Krankheitsbild Demenzen, und Erfahrungen zu sammeln, kann auch als eine Bewältigungsstrategie betrachtet werden: Aus Studien mit pflegenden Angehörigen von Menschen mit geistiger Behinderung ist bekannt, dass die Teilnahme an Schulungen zur Wissensvermittlung und zum Umgang mit Erkrankten die Wahrnehmung der Belastung durch die Pflege verringern kann. Manche pflegende Angehörige erleben mit zunehmender Pflegeerfahrung weniger Belastung, aber eine stärkere Bereicherung durch die Pflege. Möglicherweise empfinden Bezugspersonen von Bewohnern mit geistiger Behinderung und Demenz umso weniger Belastung, je länger sie bereits Menschen mit geistiger Behinderung betreuen und begleiten. Andererseits kann es besonders belastend sein, wenn man die Veränderungen eines Demenzkranken erlebt, zu dem man bereits lange vor seiner Demenzerkrankung eine gute Beziehung aufgebaut hat.

Informelle soziale Unterstützung durch Freunde und Angehörige reduzieren Belastung und Depression von Angehörigen, die Menschen mit geistiger Behinderung betreuen. *Formelle soziale Unterstützung* in Form von Selbsthilfegruppen hat ebenfalls eine entlastende Wirkung. Auch Mitarbeiter in Wohnformen der Behindertenhilfe können von sozialer Unterstützung profitieren.

Die *räumliche Umgebung* kann als moderierende Variable betrachtet werden, da sie durch die Demenzerkrankung verursachte Einschränkungen kompensieren oder verstärken sowie das Auftreten von Verhaltenssymptomen deutlich reduzieren oder sogar provozieren kann. Eine angemessene räumliche Gestaltung kann deshalb die Belastung von Mitarbeitern und pflegenden Angehörigen deutlich vermindern (McCarron/ McCallion 2005; McCallion/Kolomer 2003; Toseland et al. 2001; Hayden/ Heller 1997) (s. Kap. 7.1).

Langfristige Konsequenzen: In Hinsicht auf die langfristigen Konsequenzen muss betont werden, dass Fachkräfte, die Menschen mit geistiger Behinderung betreuen und begleiten, im Vergleich mit anderen Berufsgruppen ein höheres Risiko haben, einen Burnout zu erleben.

Burnout bezeichnet einen länger dauernden emotionalen Zustand, der typischerweise charakterisiert wird durch die drei Dimensionen emotionale Erschöpfung, verminderte persönliche Leistungsfähigkeit mit Gefühlen der Inkompetenz und des Leistungsverlusts sowie Depersonalisation. *Depersonalisation* ist ein Mechanismus, der dazu dient, mit emotionaler Erschöpfung umzugehen: Die betroffene Person entwickelt eine negative oder gleichgültige Einstellung gegenüber den Menschen, die sie beruflich betreut oder pflegt.

Burnout kann zu einer geringeren Leistungsfähigkeit und Zufriedenheit am Arbeitsplatz führen. Die Fluktuation unter den Mitarbeitern erhöht sich. Die Einstellung zum Bewohner kann dadurch negativ beeinflusst werden. Es finden weniger Interaktionen statt, und die Betroffenen sind weniger in der Lage, den Bewohner angemessen zu unterstützen. Je näher die Mitarbeiter vor einem Burnout stehen, desto schlechter steht es also um ihr eigenes Wohlbefinden und auch um das Wohlbefinden der Bewohner. Fachkräfte, die mit demenzkranken Menschen (ohne geistige Behinderung) arbeiten, und pflegende Angehörige, haben ebenfalls ein höheres Risiko für einen Burnout. Vor diesem Hintergrund wird deutlich, dass die Belastung von Mitarbeitern und Angehörigen, die sich um einen demenzkranken Menschen mit geistiger Behinderung kümmern, nicht unterschätzt werden darf. Das Rahmenmodell von McCarron und McCallion kann wichtige Hinweise zum Risiko für Burnout sowie für präventive Maßnahmen geben (Chao et al. 2011; Skirrow/Hatton 2007; Rose/Rose 2005; Innstrand et al. 2002; Mitchell/Hastings 2001; Drake/Yamada 1996; Yamada/Drake 1995; Lawson/O'Brien 1994; Razza 1993; Caton et al. 1988; Maslach/Jackson 1986).

5.3.2 Fachwissen als moderierende Variable

Viele Mitarbeiter in Wohnformen für Menschen mit geistiger Behinderung schildern fehlendes Fachwissen und mangelnde Erfahrungen mit dem Krankheitsbild Demenz bei geistiger Behinderung. Sie fühlen sich unsicher bei der Betreuung und Unterstützung eines Demenzkranken. Dies wird auch im Rahmenmodell von McCarron und McCallion deutlich. Oft bringen die Mitarbeiter ungewohnte Verhaltensweisen von Personen mit Down-Syndrom zu Beginn einer Demenzerkrankung nicht mit diesem Krankheitsbild in Verbindung. Sie schätzen erste Symptome einer Demenzerkrankung falsch und als „normal" für das Alter der betroffenen Bewohner ein. Nicht selten öffnet ein Vorfall die Augen (Deb et al. 2007, 732):

> *„Hans ging zum Küchenschrank, um sich eine Tasse zu holen. Aber es war nicht der richtige Küchenschrank, in dem waren keine Tassen. Und da merkte ich, dass da etwas nicht stimmt."*

Es kann auch vorkommen, dass eine Vergesslichkeit, wie sie im höheren Lebensalter auftreten kann, aber keinen Krankheitswert hat (s. Kap. 4.2), von ungeschulten Mitarbeitern als Demenzerkrankung missverstanden wird. Sie erkennen zudem nicht, wie ihr eigenes Verhalten das Verhalten des Demenzkranken beeinflusst und damit auch die Situation der Mitbewohner. Haben sie keine oder erst wenige Erfahrungen mit dem Thema Demenz, *reagieren* sie in schwierigen Situationen, statt solche Situationen *vorauszusehen* und, falls notwendig, zu entschärfen (Bemerkung zur Autorin):

> *„Wir haben immer das Gefühl, der Situation ein Stück weit hinterherzuhinken. Und wenn wir glauben, dass wir nun aufgeholt haben, dass wir eine Lösung gefunden haben, passiert etwas, was uns zwingt, uns wieder neu einzustellen."*

Mitarbeiter in Einrichtungen der Behindertenhilfe sehen die Notwendigkeit, sich zu Themen wie Älterwerden mit geistiger Behinderung, Demenzerkrankungen oder Sterbebegleitung weiterzubilden (s. Kap. 9.4). Sie wünschen sich an der Praxis orientierte Schulungen mit Fallbeispielen und mit Informationsmaterial zum Lesen. Gemeinsame Weiterbildungen mit Mitarbeitern aus anderen Einrichtungen werden gewünscht, um so den Austausch von Erfahrungen und Ideen zu ermöglichen. Allerdings gibt es deutliche Unterschiede im Umfang und in der Qualität von Schulungen für die Mitarbeiter. Manche Schulungen sind lückenhaft. Es werden beispielsweise keine Informationen über die Bedeutung der Gestaltung der räumlichen Umwelt oder über die Kommunikation mit Demenzkranken vermittelt. Oder hirnorganische Veränderungen werden zwar thematisiert, aber nicht ihre Auswirkungen auf das Verhalten der betroffen

Person. Einige Schulungen dauern lediglich einen halben Tag und sind damit viel zu kurz (Fahey-McCarthy et al. 2009; Wilkinson et al. 2004; Whitehouse et al. 2000). Folgende Themen könnten Inhalte einer Schulung für Mitarbeiter sein:

- Lebenserwartung von Menschen mit geistiger Behinderung;
- Alternsprozesse bei Menschen mit geistiger Behinderung;
- Demenzerkrankungen: Formen, Ursachen, Symptome, Stadien, Diagnosekriterien, differenzielle Diagnostik, Abgrenzung zu anderen Erkrankungen;
- pharmakologische Interventionsmöglichkeiten;
- Entwicklung von für Demenzkranke geeigneten räumlichen, organisatorischen und psychosozialen Umwelten;
- Begleiterkrankungen bei fortgeschrittener Demenzerkrankung und Pflege;
- Kooperation mit Anbietern von Diensten außerhalb der Einrichtung;
- Vermittlung von Informationen zum Thema Demenz an Mitbewohner und ggf. an Angehörige und Demenzkranke;
- Sterbebegleitung, Tod und Trauer sowie Vermeidung von Burnout.

Ein Schulungsangebot für pflegende Angehörige von Demenzkranken mit geistiger Behinderung könnte grundsätzlich die gleichen Aspekte thematisieren, wenn auch mit anderer Schwerpunktsetzung. Größere Bedeutung haben hier entlastende Angebote durch ambulante Pflegedienste und Angehörigengruppen. Dagegen dürfte die Vermittlung von Informationen zum Krankheitsbild für Mitbewohner und zu ihrer Begleitung in der Trauer, zu pharmakologischen Interventionsmöglichkeiten und zur differenziellen Diagnostik vernachlässigt werden.

Erfahrungen in der Pflege und Betreuung von Demenzkranken ohne geistige Behinderung zeigen, dass das ganze Betreuungsteam (bzw. bei pflegenden Angehörigen die gesamte Familie) geschult werden sollte. Eine Teamqualifizierung ist erfolgreicher als eine Einzelqualifizierung. Die Schulung von ganzen Teams ist auch deshalb wichtig, weil alle Beteiligten, von der Raumpflegerin bis zur Einrichtungsleiterin, Kenntnisse zum Krankheitsbild und zum Umgang mit demenzkranken Menschen haben sollten. Nur so können sich alle an einer gemeinsamen Linie orientieren und eine gute Betreuung des Demenzkranken erreichen. Eine einmalige Schulung reicht nicht aus: Schulungen müssen immer wieder stattfinden, damit nachhaltige Veränderungen in der Praxis erreicht werden. Für Veränderungen in der Praxis ist zudem ein umfassendes Motivations- und Implementierungsmanagement notwendig, um Mitarbeiter zu motivieren, sich auf Neues einzulassen, sie in akuten Situationen zu begleiten, sie bei der Umsetzung des Gelernten in den Betreuungsalltag und bei der Entwicklung von individuellen Lösungen zu unterstützen. Das eigene Handeln zu reflektieren und die Möglichkeit zur Supervision sind ebenfalls wichtig (BMG 2006).

Geschulte Fachkräfte zeigen mehr Selbstvertrauen sowie eine höhere Qualität im Umgang mit und in der Unterstützung von demenzkranken Bewohnern. Die Bereitschaft, Unterstützung von Logopäden und anderen Fachleuten in Anspruch zu nehmen, ist nach Schulungen höher: Der Zusammenhang zwischen Verhaltensweisen des Demenzkranken und den Empfehlungen des Logopäden kann dann nachvollzogen werden. Schulungen sollten bereits vor dem Auftreten einer Demenzerkrankung bei einem Bewohner erfolgt sein. Nur so können die Mitarbeiter sehr frühe Anzeichen dieses Krankheitsbildes erkennen und in der Lage sein, damit umzugehen. Es besteht jedoch die Gefahr, dass in den Einrichtungen die Verantwortlichen auf Leitungsebene die Tragweite einer Demenzerkrankung in den Reihen der Bewohner nicht erkennen. In der Regel nehmen sie an solchen Schulungen nicht teil. Planungsverantwortliche sollten Demenzkranke und ihre Bedürfnisse bei der Planung von Angeboten berücksichtigen und bereits *vor* der Demenzerkrankung eines Bewohners entsprechende Maßnahmen als Teil der Gesundheitsvorsorge planen. Sie sollten die physische und emotionale Belastung der Mitarbeiter kennen, ihnen Unterstützung leisten und flexibel auf die sich verändernden Anforderungen in der Betreuung von Demenzkranken reagieren. Supervision, kürzere Schichten, geteilte Verantwortung sowie die Bereitstellung einer Nachtwache bereits in einem frühen Stadium der Erkrankung können sich präventiv auswirken oder die wahrgenommene Belastung verringern.

5.4 Das Erleben der Demenzerkrankung durch pflegende Angehörige

Erkrankt eine Person, die nicht geistig behindert ist, an einer Demenz, wird sie i. d. R. von Angehörigen zu Hause gepflegt, meist von der Ehefrau oder einer (Schwieger-)Tochter. In der jahrelangen Pflege fühlen sich viele pflegende Angehörige isoliert. Sie erleben körperliche Anstrengungen und Belastungen sowie Rollenkonflikte und machen sich Sorgen wegen ihrer finanziellen Situation. Vor allem mit den psychischen Symptomen und Verhaltenssymptomen des Demenzkranken zurechtzukommen fällt vielen pflegenden Angehörigen schwer. Die Angehörigen gehen oft an die Grenze ihrer Belastbarkeit. In der Folge erkranken sie oft selbst, beispielsweise an einer Herz-Kreislauf-Erkrankung, haben eine höhere Depressionsrate im Vergleich zu nichtpflegenden Gleichaltrigen und nehmen mehr Psychopharmaka ein. Viele pflegende Angehörige nehmen aus Scham oder aus finanziellen Gründen Unterstützungsangebote nicht wahr (Schneekloth 2006a).

Erste Ergebnisse zur Situation von älteren Personen, die sich um ihren Angehörigen mit Down-Syndrom und einer beginnenden oder mittelschweren Demenz kümmern, zeigen interessanterweise ein anderes Bild. Sie unterhalten seit vielen Jahren eine „Pflegebeziehung" zur Person mit Down-Syndrom. Sie haben sich schon vor längerer Zeit entschieden, für ihren Angehörigen mit Down-Syndrom zu sorgen. Wenn sie mit einer beginnenden Demenzerkrankung konfrontiert werden, ändert dies oft wenig an ihrem Engagement. Sie betreuen ihn weiterhin zu Hause, nehmen die notwendigen Anpassungen vor und holen sich auch Unterstützung von anderen. Viele Angehörige zeigen keine oder kaum Anzeichen für eine Überbelastung, wie beispielsweise Burnout oder durch die Pflege verursachte körperliche Erkrankungen. Sie machen sich allerdings Sorgen um die Zukunft und über die alltägliche Belastung. Dies sind Themen, die sie bereits während der gesamten Betreuung ihres Angehörigen mit Down-Syndrom beschäftigen. Sie sind fähig, sich an die Situation und die sich verändernden Bedürfnisse ihres kranken Angehörigen anzupassen. Offensichtlich erfahren sie Gewinne aus der Pflegebeziehung. Allerdings gibt es auch Angehörige von demenzkranken Menschen mit geistiger Behinderung, welche die Pflege als Belastung wahrnehmen (Janicki et al. 2010).

Ähnliche Ergebnisse zeigt eine Befragung von Pflegefamilien für Menschen mit geistiger Behinderung. Diese Personen mit geistiger Behinderung leben bereits seit langer Zeit in diesen Pflegefamilien, sind nun aber an einer Demenz erkrankt. Die Bezugspersonen in den Pflegefamilien äußern ihre Bereitschaft, den Demenzkranken mit geistiger Behinderung so lange wie möglich zu betreuen. Allerdings ist die Wahrscheinlichkeit hoch, dass die dort Betreuten umziehen werden. Viele Pflegefamilien leben abgeschieden in einer ländlichen Gegend, verfügen über wenig Ressourcen, die bei einer intensiveren Betreuung und Pflege notwendig werden würden, und sind (noch) keine Zielgruppe für Schulungen zum Thema Demenz bei geistiger Behinderung.

Interessanterweise zeigten die Bezugspersonen in den Pflegefamilien trotz geringerer Ressourcen und einer Rund-um-die-Uhr-Betreuung keine höhere Belastung durch die Betreuung des Demenzkranken als die professionellen Mitarbeiter in Wohneinrichtungen. Dieses Ergebnis könnte darauf zurückgeführt werden, dass die Bezugspersonen in den Pflegefamilien älter waren und mehr Erfahrungen mit geistiger Behinderung und Demenzerkrankungen hatten. Solche Erfahrungen können vor dem Gefühl der Belastung schützen. Eine andere Erklärung für dieses Ergebnis könnte sein, dass die in Pflegefamilien lebenden Personen mit geistiger Behinderung einen geringeren Grad der geistigen Behinderung und seltener eine zusätzliche körperliche Behinderung aufwiesen als die Personen, die von professionellen Mitarbeitern in Wohneinrichtungen betreut wurden. Eine weitere Erklärung könnte in der geringen Anzahl an befragten Personen liegen (McCallion et al. 2005).

Wenn Angehörige die Pflege des Demenzkranken doch als Belastung erleben sollten, dann hängt dies v. a. mit dessen Verlust von Fähigkeiten und Fertigkeiten sowie mit einer Zunahme von herausfordernden Verhaltensweisen zusammen. Diese gehen mit einem zunehmenden emotionalen und sozialen Stress einher und führen schließlich zur Überbelastung (McCallion/Kolomer 2003).

Eine Befragung in Schottland ergab, dass Geschwister die Betreuung des älter werdenden Menschen mit Down-Syndrom oft dann übernahmen, wenn die Eltern sich dafür nicht mehr in der Lage sahen oder verstorben waren. Viele Geschwister kannten die enge Verbindung zwischen Down-Syndrom und Demenz nicht. Die Veränderungen, die sie bei einer beginnenden Demenzerkrankung ihres Geschwisters mit Down-Syndrom beobachteten, brachten sie deshalb nicht mit dieser Krankheit in Verbindung. Erst als Fachkräfte, die mit der Familie arbeiteten, diese Veränderungen ansprachen, teilten sie ihre Beobachtungen mit.

Für die Geschwister von Demenzkranken mit Down-Syndrom war die Betreuungssituation sehr schwierig, geprägt von Frustration und Isolation. Sie wussten nur wenig über das Krankheitsbild und waren auf die dadurch notwendige Art der Betreuung und Pflege nicht oder nur schlecht vorbereitet. Außerdem übernahmen viele die Betreuung ihres Geschwisters in einer Phase, in der sie gleichzeitig Kinder großzogen und berufstätig waren oder die Eltern pflegten. Zudem kam es zu Konflikten zwischen Familienmitgliedern, wenn die Familie sich hinsichtlich der Betreuung des Angehörigen mit Down-Syndrom nicht einig war. Die betreuenden Geschwister zögerten oft, sich mit Fachkräften über die Demenzerkrankung auszutauschen, da sie befürchteten, für inkompetent gehalten zu werden. Während Schwestern sich aktiv Informationen über die Demenzerkrankung beschafften, beschränkten sich Brüder auf die Informationen, die sie unmittelbar erhielten. Allerdings wurden ihnen solche Informationen nicht automatisch mitgeteilt.

Die Schottische Down-Syndrom-Vereinigung (Down's Syndrome Scotland) empfiehlt Geschwistern, die Diagnose Demenz ausführlich mit ihrem demenzkranken Bruder oder ihrer demenzkranken Schwester und auch mit anderen Personen, die ihm oder ihr nahestehen, zu besprechen. Sie sollten sich außerdem aktiv an der Planung der zukünftigen Belange ihres Geschwisters beteiligen und die Kommunikation zu Fachkräften und Leistungserbringern verstärken und aufrechterhalten. Die Kommunikation sollte in beide Richtungen stattfinden. Die Schottische Down-Syndrom-Vereinigung betont auch, dass die Geschwister deutlich äußern sollen, wenn sie und ihr demenzkrankes Geschwister Unterstützung benötigen, und regt Erinnerungsarbeit an. Die betreuenden Geschwister sollten sich zudem über die späteren Stadien der Demenzerkrankung informieren und mit dem Demenzkranken über seine Wünsche für die Zukunft sprechen (Watchman 2003c).

Die Angehörigen von demenzkranken Bewohnern in Einrichtungen der Behindertenhilfe, so eine Befragung, sorgten sich, dass die Demenzkranken die Einrichtung verlassen müssten. Sie waren den Mitarbeitern dankbar und waren sich sicher, dass diese alles tun würden, um die erkrankten Bewohner in der Einrichtung weiterhin zu betreuen. Die Angehörigen waren beteiligt und betroffen, zeigten sich jedoch schlecht informiert über das Krankheitsbild Demenz, den Verlauf der Erkrankung und die Symptome. Sie kannten auch nicht das höhere Risiko von Personen mit Down-Syndrom, an einer Demenz zu erkranken. Einerseits zeigten die Angehörigen den Wunsch, mehr über das Krankheitsbild zu erfahren. Andererseits zögerten sie, mit den Mitarbeitern über den Verlauf der Erkrankung zu sprechen.

Die Angehörigen, die Kontakt zum demenzkranken Bewohner pflegen, sollten über den Verlauf der Erkrankung beim erkrankten Bewohner gut informiert werden, damit sie v. a. in einem späten Stadium der Demenzerkrankung Entscheidungen für die weitere Versorgung und Betreuung ihres demenzkranken Angehörigen treffen können (s. Kap. 9.4; Wilkinson et al. 2004).

5.5 Zusammenfassung

Demenzkranke Menschen mit geistiger Behinderung merken wie andere Demenzkranke, dass sich ihre Situation verändert hat. Wie andere Demenzkranke versuchen manche von ihnen offensichtlich auch, so lange wie möglich eine Fassade aufrechtzuerhalten, damit sie so kompetent wie möglich wirken. Sie sollten deshalb so lange wie möglich Rollen und Aufgaben haben, die ihnen Erfolgserlebnisse vermitteln. Trotz der Erkrankung können sie ihre Gefühle ausdrücken und sollten, soweit dies möglich ist, über ihre Krankheit informiert und in Entscheidungen zu ihrer aktuellen und zukünftigen Betreuung und Versorgung einbezogen werden.

Manche Menschen mit geistiger Behinderung, v. a. Mitbewohner eines demenzkranken Bewohners, nehmen die Demenzerkrankung als ein komplexes Phänomen wahr. Sie sorgen sich um den Demenzkranken und versuchen, ihm zu helfen. Die Demenzerkrankung kann von ihnen als Belastung wahrgenommen werden und Ängste wecken. Die Vermittlung von Informationen zum Krankheitsbild führt zu mehr Verständnis vonseiten der Mitbewohner und Arbeitskollegen und ermöglicht ihnen, Ängste anzusprechen.

Die Mitarbeiter in Wohnformen, in denen demenzkranke Menschen mit geistiger Behinderung leben, berichten häufig über Stress und emotionale Erschöpfung. Aufgrund fehlender Fachkenntnisse können sie das veränderte Verhalten eines demenzkranken Bewohners nicht verstehen. Sie sind unsicher, wie sie sich verhalten sollen, und erleben die Unberechenbarkeit und Unvorhersehbarkeit des Verhaltens und der Reaktionen von demenzkranken Menschen als Belastung. Zur Belastung trägt bei, dass sie zusätzlichen Arbeitsaufwand auf sich nehmen, um den demenzkranken Bewohner in der vertrauten Umgebung behalten zu können. Ein Rahmenmodell zur Belastung von Mitarbeitern in Wohnformen zeigt auf, dass neben weiteren Faktoren Schulungen die wahrgenommene Belastung verringern können.

Ältere Personen, die sich um ihren Angehörigen mit Down-Syndrom und einer beginnenden oder mittelschweren Demenz kümmern, unterhalten seit vielen Jahren eine „Pflegebeziehung" zu ihm. Wenn sie mit einer beginnenden Demenzerkrankung konfrontiert werden, ändert dies oft wenig an ihrem Engagement. Viele zeigen keine oder kaum Anzeichen für eine Überbelastung. Allerdings gibt es auch Angehörige von demenzkranken Menschen mit geistiger Behinderung, welche die Pflege als Belastung wahrnehmen. Dies sind oft Geschwister, die nur wenig über das Krankheitsbild Demenz wissen und schlecht darauf vorbereitet sind.

6 Lebensort und Lebensqualität von demenzkranken Menschen mit geistiger Behinderung

Menschen mit geistiger Behinderung, die in *stationären* Wohnformen leben, werden mit unterschiedlicher Intensität betreut und begleitet. In vollstationären Wohnformen werden Angebote für Arbeit bzw. Beschäftigung und Freizeit sowie medizinische, therapeutische und sozialpädagogische Fachdienste vorgehalten. In teilstationären Wohnformen werden in erster Linie Angebote gemacht, die sich nur auf das Wohnen beziehen. Gruppengegliederte Wohnheime bestehen aus ungefähr drei bis sechs Gruppen mit jeweils sechs bis zwölf Bewohnern. Daran sind manchmal Außenwohngruppen mit verhältnismäßig selbständigen Bewohnern angeschlossen. Ambulant betreute Wohngemeinschaften sind organisatorisch selbständige Gruppen. Sie bestehen oft aus drei bis sechs Bewohnern, die, nachdem sie sich eingewöhnt haben, nur nachmittags bis abends oder noch weniger betreut werden. Eine ähnlich hohe Selbständigkeit wird von Personen mit geistiger Behinderung erwartet, die alleine oder mit einem Partner leben. Diese gruppengegliederten Wohnheime, eigenständigen Wohngruppen und Außenwohngruppen werden auch als gemeindenahe Wohnformen bezeichnet, da sie sich am Normalisierungsprinzip und damit an der Integration ihrer Bewohner in die Gemeinde orientieren

Menschen mit geistiger Behinderung, die in einer *ambulanten* Wohnform leben, sind Mieter oder Untermieter der Wohnung, in der sie leben. Sind sie Untermieter, dann ist eine Einrichtung oder ein Verein der Hauptmieter. Da die Bewohner in einer ambulanten Wohnform nur stundenweise psychosoziale Betreuung und Unterstützung bei der Gestaltung ihres Alltags erhalten, müssen sie verhältnismäßig selbständig und kompetent in lebenspraktischen Tätigkeiten sein. Deutlich weniger Menschen mit geistiger Behinderung leben in einer ambulanten Wohnform als in einer stationären Wohnform (Bundschuh/Dworschak 2003).

In den letzten Jahren haben sich diese Wohnformen mit dem Älterwerden der Bewohner auseinandergesetzt. Viele passten ihre Angebote an die sich wandelnden Bedürfnisse dieser Personengruppe an. Zu Anpassungen an die Bedürfnisse von demenzkranken Bewohnern ist wenig bekannt. Auch die Werkstätten für behinderte Menschen (WfbM), die Tagesförderstätten und die Seniorentagesstätten werden sich in den nächsten Jahren mit dem Thema Demenzen stärker befassen müssen. Dies trifft auch für viele Familien zu, da schätzungsweise die Hälfte aller Menschen mit geistiger Behinderung bei ihren Angehörigen leben (Seifert 1998).

6.1 Demenzkranke Menschen mit geistiger Behinderung bei Angehörigen

Es liegen verhältnismäßig viele Informationen vor zur Situation von Menschen, die einen Angehörigen mit geistiger Behinderung zu Hause pflegen. Dahingegen ist zur Situation von Angehörigen, die ein demenzkrankes Familienmitglied mit geistiger Behinderung pflegen, erst wenig bekannt (s. Kap. 5.4). Auf welche Unterstützung diese pflegenden Angehörigen in Deutschland zurückgreifen können, ist offensichtlich noch nicht systematisch erfasst worden.

Aus Großbritannien liegen allerdings Erfahrungen vor, die sich sehr wahrscheinlich auch auf die Situation in Deutschland übertragen lassen. Diese Erfahrungen zeigen, dass viele alte Eltern so lange wie möglich die Hauptpflegeperson ihres behinderten Kindes sein wollen. Ihr demenzkranker Angehöriger bleibt bei ihnen, solange sie die Betreuung und Pflege leisten können. Allerdings handelt es sich beim Verbleib des Demenzkranken in der gewohnten häuslichen Umgebung weniger um ein „aging in place" als eher um ein „stay at home".

> *„Aging in place"* bedeutet, dass das Älterwerden in einer Umgebung stattfindet, die sich auf die sich verändernden Bedürfnisse im Alternsprozess und ggf. der Demenzerkrankung einstellt. *„Stay at home"* hingegen ist ein Älterwerden in der vertrauten Umgebung, ohne dass sich diese an den Alternsprozess anpasst.

Viele Angehörige kennen den Zusammenhang zwischen Down-Syndrom und dem erhöhten Risiko für eine Demenzerkrankung nicht. Sie sind nicht vorbereitet, wenn die ersten Demenzsymptome auftreten. Schulungen für die pflegenden Angehörigen, Unterstützung in der Betreuung oder die Anpassung der räumlichen Umgebung fehlen oft. Viele pflegende Angehörige sind aufgrund ihres höheren Lebensalters körperlich eingeschränkt. Damit sie die Pflege des Demenzkranken weiterhin leisten können, ist es wichtig, dass er so gesund wie möglich bleibt. Regelmäßige Untersuchungen des Demenzkranken und eine umfassende Gesundheitsvorsorge können dazu beitragen.

In einer Befragung fiel auf, dass viele demenzkranke Teilnehmer mit geistiger Behinderung regelmäßig zu Kurzpflegeaufenthalten (s. Kap. 6.3.2) die häusliche Umgebung verließen. Offensichtlich konnten die pflegenden Angehörigen sich während dieser Kurzpflegeaufenthalte erholen und so den Betreuungs- und Pflegealltag länger meistern.

Wenn die Betreuung des Demenzkranken zu Hause nicht mehr möglich ist, wird neben einem Umzug des Demenzkranken in eine Pflegeeinrichtung auch der Umzug zu einem Bruder oder einer Schwester in Erwägung gezogen (s. Kap. 5.4). Bei diesen Entscheidungen für einen Umzug werden die Demenzkranken jedoch oft nicht einbezogen. Die Eltern und Geschwister können zudem oft nicht einschätzen, ob in der Zukunft ein (weiterer) Umzug notwendig werden wird. Eine frühzeitige Auseinandersetzung mit dem Thema Demenz bei geistiger Behinderung und die Entwicklung von Zukunftsplänen fehlen i. d. R. Es wäre wichtig, Angehörige frühzeitig über das Thema Demenzerkrankungen zu informieren sowie sie bei der Zukunftsplanung und der Umsetzung dieser Pläne zu unterstützen (Watchman 2003a; 2008; Hatzidimitriadou/Milne 2005).

6.2 Demenzkranke Menschen mit geistiger Behinderung in Wohnformen der Behindertenhilfe

In Großbritannien haben sich wie auch in Deutschland in den letzten Jahren die Anbieter von Wohnformen für Menschen mit geistiger Behinderung auf das Älterwerden ihrer Bewohner eingestellt, aber nicht auf Demenzerkrankungen. Statt auf diese Herausforderung aktiv zuzugehen und frühzeitig Konzepte zu entwickeln, wird in den Wohnformen erst dann reagiert, wenn die Diagnose Demenz gestellt oder ein Verdacht geäußert wird. Es kann vermutet werden, dass die Situation in Deutschland ähnlich ist. Es ist schwierig vorauszusehen, wie eine Demenzerkrankung sich im Einzelfall entwickeln und wie lange sie dauern wird. Im Verlauf der Erkrankung stellt sich deshalb oft die Frage, ob ein Umzug des demenzkranken Bewohners nicht die bessere Lösung für ihn und sein Umfeld wäre (Fahey-McCarthy et al. 2009; Watchman 2003a, b).

Frau F. und die Frage nach einem Umzug aufgrund einer Demenzerkrankung

Frau F. ist eine 65-jährige Frau mit geistiger Behinderung. Als sie jünger war, lebte sie in einer eigenen Wohnung. Damals erhielt sie wöchentlich fünf Stunden Unterstützung. Sie konnte sich verbal verhältnismäßig gut ausdrücken und mit den öffentlichen Verkehrsmitteln selbständig zu ihrer Arbeitsstelle in einem Restaurant gelangen. Dort arbeitete sie 25 Jahre lang. Als Frau F. in Rente ging, begann sie, täglich eine Tagesstätte in der Nähe ihrer Wohnung zu besuchen. Den Weg dorthin legte sie zu Fuß zurück.

Ihr 75-jähriger Bruder lebt ungefähr 80 km weit entfernt. Sein Sohn kümmert sich um seine Tante, da es seinem Vater zunehmend schwerfällt, mit dem Auto lange Strecken zu fahren. Sie besuchen Frau F. jeden Monat einmal, und ihr Bruder telefoniert mit ihr jede Woche.

Vor zwei Jahren begann Frau F. sich zu verändern. Ihr fiel es schwer, von der Tagesstätte den Nachhauseweg zu finden. In der Tagesstätte bekam sie Wutausbrüche, und die Qualität ihrer künstlerischen Arbeiten veränderte sich. Schließlich wurde bei ihr eine Demenzerkrankung diagnostiziert. Sie

zog deshalb in eine Wohngruppe. Sie schien den Umzug gut bewältigt zu haben. Allerdings sind in der letzten Zeit die Mitarbeiter in der Wohngruppe über das Verhalten von Frau F. besorgt: Frau F. zeigt zunehmend ein paranoides Verhalten und stöbert in den Zimmern ihrer Mitbewohner. Dies führt zu Streit mit den Mitbewohnern. Frau F. benötigt auch immer mehr Unterstützung in ihren täglichen Aktivitäten, wie beim Waschen, Ankleiden, Essen und Trinken. Die Freizeitgestaltung ist schwierig, da sich Frau F. weigert, in den kleinen Bus ein- und daraus auszusteigen. Eine Betreuungsperson muss sich bei Freizeitaktivitäten nun ausschließlich um Frau F. kümmern. Zusätzliche Mitarbeiter können jedoch nicht bereitgestellt werden. Obwohl die Mitarbeiter zum Thema Demenzerkrankung geschult wurden, fordern fast alle von ihnen und alle Mitbewohner, dass Frau F. in eine andere, zwölf Kilometer entfernte Einrichtung mit einem höheren Personalschlüssel umzieht (Forbat /Service 2005, 424f).

Die Auseinandersetzung mit der Frage nach der richtigen Wohnform für einen Demenzkranken mit geistiger Behinderung und damit mit dem Thema Demenzerkrankungen an und für sich sollte idealerweise vor dem Erkrankungsbeginn eines Bewohners stattfinden. Bei einer frühzeitigen Planung und Erstellung von Konzepten für demenzkranke Bewohner können potenzielle Versorgungslücken, z. B. personeller Art, entdeckt, Ideen zur Anpassung des Wohnangebots an die Bedürfnisse von Demenzkranken entwickelt und bereits erste Maßnahmen in die Wege geleitet werden. Dabei stellt sich die Frage, wie Leistungen der Eingliederungshilfe von Leistungen der Pflegeversicherung abgegrenzt werden können.

Aus heilpädagogischer Sicht ist es nicht zu bestreiten, dass Menschen mit Behinderungen ihr Leben lang Eingliederungshilfe benötigen, damit ihre soziale Teilhabe auch bei einem zusätzlichen Pflegebedarf aufgrund einer Demenzerkrankung möglich ist. Deshalb sollen Einrichtungen der Eingliederungshilfe bei der Entwicklung ihrer Konzepte für Demenzkranke mit geistiger Behinderung deutlich machen, dass auch für Demenzkranke mit geistiger Behinderung (weiterhin) spezifische Leistungen der Eingliederungshilfe notwendig sind (Schäper 2009, 219).

Menschen mit geistiger Behinderung sind nicht in erster Linie unterstützungs- und pflegebedürftig mit einem zusätzlichen Bedarf an ergänzenden Angeboten zur Förderung ihrer Teilhabe. Es ist *umgekehrt*: Im Mittelpunkt steht der Mensch, der allerdings bestimmte Bedürfnisse hat. Zu diesen Bedürfnissen kann eine gute Unterstützung und Pflege gehören, die aufgrund einer Demenzerkrankung erforderlich wird. Und diese Unterstützung und Pflege soll an seinem Lebensort erfolgen, in einer adäquaten Wohnform, in der die pädagogischen Mitarbeiter entsprechend qualifiziert sind, Pflegefachkräfte einbezogen und qualifiziert werden können sowie die angemessenen Rahmenbedingungen geschaffen wurden (Klauß 2008, 15f; s. Kap. 9.1).

Bei der Planung und Bereitstellung von Angeboten für Demenzkranke ist ein multidisziplinärer Ansatz notwendig. Wichtig ist der Austausch mit Fachleuten, die über Kenntnisse und Erfahrungen mit dem Thema Demenzen verfügen, wie beispielsweise Pflegefachkräfte, Beschäftigungstherapeuten, Ergotherapeuten oder Logopäden. Auch Architekten, die sich auf die Gestaltung einer dementengerechten Umgebung oder auf den Bau dementengerechter Häuser spezialisiert haben, können in die Planung einbezogen werden. Die Mitarbeiter können geschult, den Bewohnern und Angehörigen können Informationen zum Krankheitsbild und zum Altersprozess angemessen vermittelt werden. Außerdem kann überlegt werden, wie und wann einem Bewohner, der an einer Demenz erkrankt ist, die Diagnose mitgeteilt wird.

Durch dieses Vorgehen kann schon zu einem frühen Zeitpunkt deutlich werden, ob das Verbleiben von demenzkranken Bewohnern in der vertrauten Wohnform überhaupt umsetzbar ist oder nicht. Wird im Verlauf des Planungsprozesses festgestellt, dass weder in der vertrauten Umgebung des Demenzkranken noch im Rahmen eines anderen Angebots des gleichen Trägers seine dauerhafte Versorgung geleistet werden kann, sollte ein alternativer Lebensort gesucht werden. Die Beteiligung von Bewohnern, von Angehörigen und von Demenzkranken in einer frühen Phase der Demenz bei diesem Planungs- und Entscheidungsprozess ist wichtig (Watchman 2003a; 2008).

Im englischen Sprachraum dominieren zurzeit drei Wohn- und Betreuungsansätze für demenzkranke Bewohner. Dabei handelt es sich um „aging in place", „in place progression" und „referral out":

- Beim *„aging in place"* bleiben die Demenzkranken in den Räumlichkeiten wohnen, in denen sie bisher gewohnt haben. Sie erhalten zusätzlich jene Unterstützung, die sie aufgrund ihrer Demenzerkrankung benötigen. Die räumliche Umgebung wird fortlaufend an ihre sich verändernden Bedürfnisse angepasst.
- Bei der *„in place progression"* bleiben die Demenzkranken in der Einrichtung, in der sie auch vor der Erkrankung gelebt haben. Sie ziehen jedoch innerhalb der Einrichtung bzw. innerhalb der Häuser des gleichen Trägers um. Ihr Wechsel ist meist ein kleiner Schritt, wie beispielsweise in ein benachbartes Gebäude. Die neue Umgebung hat sich bereits auf die sich verändernden Bedürfnisse durch den Altersprozess spezialisiert, vielleicht sogar auf die Demenzerkrankung in ihrem gesamten Verlauf. Dort arbeitet geschultes Betreuungspersonal, und der Wohnraum wurde angemessen gestaltet. Zurzeit gibt es kaum spezialisierte Wohnmöglichkeiten für demenzkranke Menschen mit geistiger Behinderung.
- Beim *„referral out"* ziehen die Demenzkranken in eine Pflegeeinrichtung für Demenzkranke oder in eine ähnliche Einrichtung eines ande-

ren Anbieters um. Das Pflegepersonal ist spezialisiert auf die Unterstützung und Pflege von alten Menschen. Allerdings hat es oft keine Erfahrungen und keine Ausbildung für den Umgang mit Menschen mit geistiger Behinderung (Janicki et al. 2010; Wilkinson et al. 2004; 2005).

In Deutschland wird in einigen Bundesländern darüber diskutiert, in bereits bestehende Einrichtungen der Eingliederungshilfe Pflegeabteilungen mit Versorgungsvertrag gemäß SGB XI einzufügen oder „Fachpflegeheime" für Menschen mit einer Behinderung und einem erhöhten Bedarf an Pflege zu gründen (Schäper 2009, 219). Bei der Suche nach und bei der Entwicklung von Modellen und Konzepten in der Behindertenhilfe, die für demenzkranke Menschen mit geistiger Behinderung geeignet sind, können der Austausch mit Fachleuten sowie Modelle und Konzepte aus der Altenhilfe zur Versorgung von demenzkranken Menschen von Nutzen sein.

In Deutschland ist eine breite Palette von unterstützenden und entlastenden Angeboten vorhanden, die nach SGB XI anerkannt werden. Viele dieser Angebote zielen auf die Entlastung von pflegenden Angehörigen in der häuslichen Pflege ab. Elementare Voraussetzungen für die Nutzung solcher Angebote sind dabei: Menschen mit geistiger Behinderung müssen die gleichen Zugangsmöglichkeiten zu Unterstützungs- und Serviceangeboten haben wie Demenzkranke ohne geistige Behinderung. Diese Angebote müssen auf demenzkranke Menschen mit geistiger Behinderung angepasst werden, und die Personen, die in Angeboten der Altenhilfe tätig sind, müssen Kenntnisse und Erfahrungen im Umgang mit Menschen mit geistiger Behinderung haben.

6.3 Angebote für Menschen mit einer Demenzerkrankung vonseiten der Altenhilfe

Aufgrund der Zunahme der Anzahl Menschen, die von einer Demenzerkrankung betroffen sind, wurden vielfältige Angebote für ihre Versorgung entwickelt (Landeshauptstadt Düsseldorf 2010).

6.3.1 Ambulante Angebote der Altenhilfe

Zu den ambulanten Angeboten der Altenhilfe, die für Menschen mit einer Demenzerkrankung entwickelt wurden, gehören vielfältige *niedrigschwellige Hilfe- und Betreuungsangebote*. In diesen Angeboten nach § 45b SGB XI sind ehrenamtliche Helfer unter Anleitung einer Fachkraft für Menschen mit einer Demenzerkrankung und für deren Angehörige tätig. Die Leistungen von anerkannten Angeboten können mit der Pflegekasse abgerechnet werden. Beispiele für solche niedrigschwellige Hilfe- und Betreuungsangebote sind Betreuungsgruppen, Kleingruppen, Einzelbetreuung und Helferkreise.

Betreuungsgruppen für Demenzkranke werden zur Entlastung von pflegenden Angehörigen durch Wohlfahrtsverbände und durch Alzheimer Gesellschaften angeboten. An einem Tag oder an zwei Tagen pro Woche werden Menschen mit einer Demenz in Gruppen außerhalb ihres häuslichen Bereichs von geschulten Helfern beschäftigt und betreut. Die Gruppe besteht aus mindestens vier Personen mit einem Pflegebedarf und mindestens drei Mitarbeitern. Mindestens eine Betreuungsperson soll sich um höchstens drei Pflegebedürftige kümmern. Zum Beschäftigungsprogramm gehören Aktivierungsangebote, die den Bedürfnissen von Demenzkranken entsprechen. Eine Fachkraft begleitet die Betreuung und Beschäftigung.

Die Betreuung einer *Kleingruppe*, die meistens aus zwei oder drei demenzkranken Personen besteht, findet stundenweise durch einen oder mehrere Helfer statt. Die Betreuung kann auch bei einem Demenzkranken zu Hause stattfinden, wenn die Räumlichkeiten angemessen sind. Vor allem für den ländlichen Bereich ist die Betreuung von Kleingruppen vorgesehen.

Die *Einzelbetreuung* eines Demenzkranken in seiner häuslichen Umgebung durch einzelne Helfer ist ein weiteres niedrigschwelliges Angebot. Die Betreuung kann einen ganzen Tag oder eine ganze Nacht stattfinden, bei Bedarf auch länger.

Bei *Helferkreisen* übernehmen freiwillige Helfer die soziale Betreuung von Demenzkranken, die von Angehörigen gepflegt werden oder alleine leben, für einige Stunden in der Woche im häuslichen Bereich. Vorteile dieses Angebots sind die leichte Zugänglichkeit und die geringen Kosten. Auch die Qualität ist gesichert, da die Helfer fachlich begleitet und regelmäßig geschult werden.

Selbsthilfegruppen und Angehörigengruppen ermöglichen pflegenden Angehörigen, sich mit anderen Menschen auszutauschen, die in einer ähnlichen Situation sind. Sie können über ihre Ängste und Sorgen sprechen, aber sich auch gegenseitig Tipps und konkrete Unterstützung geben. In solchen Gruppen werden gegenseitig Wertschätzung und Anerkennung geäußert. Emotionale Entlastung wird möglich, da Gefühle wie Wut, Trauer und Enttäuschung gezeigt werden. Diese Gruppen werden oft von einer Fachkraft geleitet und begleitet. Es gibt Gruppen, die sich für jedes Treffen einen thematischen Schwerpunkt aussuchen. Bei anderen Gruppen ergeben sich Schwerpunkte im Verlaufe des Treffens.

In *ambulant betreuten Haus- oder Wohngemeinschaften* lebt eine kleine Gruppe von Demenzkranken gemeinsam in einer Wohnung oder in einem Haus. Jeder Demenzkranke verfügt über einen eigenen Wohn- und Schlafbereich. In einer Küche mit angeschlossenem Gemeinschaftsraum, manchmal mit mehreren Gemeinschaftsräumen findet das tägliche Leben statt. Für die Führung des Haushalts und für die Unterstützung des Gruppenlebens sind Mitarbeiter im Hause, je nach Bedarf stundenweise oder rund um die Uhr. Ambulante Dienste werden für zusätzliche individuelle Hilfe- und Pflegeleistungen beauftragt. Diese Betreuungsform, die i.d.R. zur ambulanten Versorgung gehört, unterliegt nicht dem Heimrecht.

Personen, die an einer Demenz erkrankt sind, werden durch die sozial- und gesundheitspflegerischen Dienste der *ambulanten Pflegedienste und Sozialstationen* unterstützt, damit sie weiterhin zu Hause leben können. Zu diesen Diensten gehören Hilfen im Haushalt sowie die Grundpflege, also Körperpflege und Hilfe beim Essen. Diese Hilfen können als „Hauspflege" bezeichnet werden. Die Kosten dafür werden in erster Linie von den Pflegekassen getragen. Die Behandlungspflege oder häusliche Krankenpflege umfasst Tätigkeiten wie die Versorgung von Wunden oder die Gabe von Medikamenten und Injektionen. Für die Behandlungspflege ist eine ärztliche Verordnung erforderlich und wird von examinierten Pflegefachkräften geleistet. Auch hier trägt die Pflegekasse die Kosten. Zu einigen Leistungen ist eine Zuzahlung erforderlich.

6.3.2   Teilstationäre Angebote der Altenhilfe

Auch teilstationäre Angebote sollen nicht nur dem Demenzkranken nutzen, sondern gleichzeitig die pflegenden Angehörigen entlasten. Zu diesen teilstationären Angeboten gehören Tagespflegeeinrichtungen, die Nachtpflege in Einrichtungen und die Kurzzeitpflege.

Gerontopsychiatrische Tagespflegeeinrichtungen entsprechen einer nach SGB XI zugelassenen Pflegeeinrichtung während des Tages. Die Tagespflege macht therapeutische und pflegerische Angebote zur Aktivierung und Rehabilitation. Sie bindet Demenzkranke sozial ein und bietet ihnen einen strukturierten Tagesablauf, was Demenzkranke als wohltuend erleben. Viele Tagesstätten arbeiten nach den Prinzipien der Milieutherapie (s. Kap. 7). Die Demenzkranken besuchen die Tagespflege an mindestens zwei Tagen die Woche und werden von einem Fahrdienst von zu Hause abgeholt und wieder hingebracht. Wie oft ein Demenzkranker die Tagespflege besucht, wird individuell mit ihm und seinen Angehörigen vereinbart. Die Kosten liegen zwischen 45,- und 90,- Euro pro Tag und können durch Leistungen der Pflegeversicherung, des Sozialamtes oder durch Eigenbeteiligung getragen werden. Eine *Tagesklinik* ermöglicht Demenzkranken, tagsüber ärztliche, psychologische und pflegerische Behandlungen wahrzunehmen. Neben Einzel-, Gruppen- und Familiengesprächen werden Ergo- und Bewegungstherapie, Gedächtnistraining sowie gemeinschaftliche Freizeitaktivitäten angeboten.

Demenzkranke Menschen, die eine Umkehr des Tag-Nacht-Rhythmus zeigen oder Schlafstörungen haben, können die *Nachtpflege in Einrichtungen* besuchen. Vom späten Nachmittag bis zum nächsten Morgen halten sie sich in der Nachtpflege auf. Bis zu sieben Nächte in der Woche werden sie dort versorgt, behandelt und betreut. Den Tag verbringen sie in ihrer gewohnten häuslichen Umgebung.

Bei der *Kurzzeitpflege* handelt es sich um ein stationäres Pflege- und Betreuungsangebot, das vorübergehend während eines bestimmten Zeitraums wahrgenommen wird. Kurzzeitpflege kann in dafür ausgewiesenen Plätzen in Pflegeheimen stattfinden oder in speziellen Kurzzeitpflegeeinrichtungen. Für bis zu acht Wochen im Jahr kann bei der Pflegekasse ein Zuschuss für die Kosten beantragt werden, sofern der Demenzkranke in eine Pflegestufe eingestuft wurde.

6.3.3   Stationäre Angebote der Altenhilfe

Stationäre Haus- oder Wohngemeinschaften unterliegen zwar dem Heimrecht, ähneln aber den ambulant betreuten Haus- oder Wohngemeinschaften. Auch hier findet der Wohnalltag in einer Küche mit angeschlossenem Gemeinschaftsraum statt, und eine hauswirtschaftliche Präsenzkraft unterstützt das Gruppenleben. Bei Bedarf werden Pflegekräfte hinzugezogen.

Altenheime (oder *Altenwohn- und Pflegeheime*) bieten rund um die Uhr eine umfassende Pflege, Versorgung und Betreuung auch für Demenzkranke an. Mittlerweile ist bekannt, dass das Zusammenleben von demenzkranken Altenpflegeheimbewohnern mit Altenpflegeheimbewohnern ohne Demenzerkrankung nicht frei von Konflikten ist. Konflikte belasten alle Beteiligten. Es gibt deshalb Einrichtungen, die sich auf besondere Angebote für Demenzkranke spezialisiert haben. Sie halten Wohngruppen und Wohnbereiche nur für Demenzkranke vor, haben angemessene Pflegekonzepte entwickelt und umgesetzt sowie ihr Personal entsprechend geschult und Räumlichkeiten dementengerecht gestaltet.

Das Krankenheim Sonnweid in der Nähe von Zürich sieht in seinem Konzept möglichst homogene Gruppen von Demenzkranken vor. Für die Demenzkranken, die in der Gruppe leben können, wurden Wohngemeinschaften mit Schwerpunkt auf gemeinschaftlich genutzten Räumen geschaffen. Für Demenzkranke, die sich nicht so gut in eine Gemeinschaft integrieren lassen, wurde versucht, einen optimalen Bewegungsraum zu gestalten. Für Personen, deren Demenzerkrankung bereits so weit fortgeschritten ist, dass sie einen sehr hohen Pflegebedarf haben, ist eine Pflegeoase vorgesehen, also ein durch Einbauten unterteilter großer Raum für bis zu acht Personen. Das Pflegepersonal ist in der Pflegeoase stets anwesend (Heeg/Bäuerle 2008).

6.3.4 Weitere Angebote

Mit Unterstützung von *Wohnberatungsstellen* können Wohnräume so umgestaltet werden, dass ein Demenzkranker sich besser zurechtfindet (s. Kap. 7.1). Oft kann mit nur kleinen Veränderungen viel erreicht werden und der Demenzkranke länger in seiner Wohnung bleiben. Wohnberatungsstellen leisten auch Unterstützung bei der konkreten Umsetzung solcher Veränderungen. Sie stehen in Kontakt zu Architekten und Handwerkern, geben Informationen zu Fördermitteln und helfen bei der Antragstellung.

Mit *Hospiz* wird ein Konzept der ganzheitlichen Begleitung bei Sterben und Trauer bezeichnet (s. Kap. 9.4) und nicht unbedingt eine konkrete Pflegeeinrichtung. Hospize haben sich darauf spezialisiert, sterbende Menschen gemäß der Richtlinien der Palliativpflege umfassend zu versorgen. Sie können in ambulanter, teilstationärer oder stationärer Form tätig sein. Die Unterstützung wird mit Hilfe eines interdisziplinären Teams geleistet und mit Freiwilligen. Der Kranke und seine Angehörigen stehen im Kern des Angebots.

6.3.5 Zur Finanzierung dieser Angebote

Das Pflegeleistungsergänzungsgesetz seit 2002 ermöglicht, dass Menschen, die einen Pflegebedarf und zusätzlich eine psychische Erkrankung, Behinderung oder Demenzerkrankung haben, bis zu 460,– Euro jährlich für Leistungen in Anspruch nehmen, die außerhalb des engen Leistungskatalogs des § 37 Abs. 3 SGB XI liegen. Mit dem Inkrafttreten des Pflege-Weiterentwicklungsgesetzes wurde der Höchstsatz von 460,– Euro pro Jahr zum 01.07.2008 auf 1.200,– Euro (Grundbetrag) bzw. 2.400,– Euro (erhöhter Betrag) pro Jahr erhöht. Mit der Pflegereform 2008 wurde auch der Höchstbetrag für die Kurzzeitpflege in allen drei Pflegestufen angehoben.

Seit dem 01.07.2008 ist es möglich, für Menschen, deren Pflegebedarf zu gering für die Pflegestufe I ist, die aber dennoch in ihrer Alltagskompetenz erheblich eingeschränkt sind, ein „Betreuungsgeld" in Anspruch zu nehmen.

Menschen mit Behinderungen und Pflegebedürftige haben seit dem 01.01.2008 einen Rechtsanspruch auf ein persönliches Budget anstelle von Sachleistungen. Für Menschen, die an einer Demenz erkrankt sind, ist v. a. das persönliche Budget nach § 17 SGB IX, das trägerübergreifende persönliche Budget (§ 17 SGB IX, mehrere Leistungserbringer) und das Pflegebudget (§ 8 SGB XI) von Bedeutung (Schäper 2009).

6.4 Verbleib des demenzkranken Bewohners an seinem Lebensort

6.4.1 Verbleib in der voll- oder teilstationären Wohnform

In Deutschland sind die rechtlichen Voraussetzungen andere als im englischen Sprachraum, wo bereits Erfahrungen mit demenzkranken Menschen mit geistiger Behinderung vorliegen. Dies bezieht sich v. a. auf die Möglichkeiten eines demenzkranken Menschen mit geistiger Behinderung, bei zunehmendem Pflege- und Betreuungsbedarf in einer Einrichtung der Eingliederungshilfe zu bleiben. Die Erfahrungen aus England und den USA können nichtsdestotrotz hilfreich sein bei der Entwicklung von Konzepten in der deutschen Behindertenhilfe.

Studien in England und den USA haben gezeigt, dass der Verbleib eines demenzkranken Bewohners am vertrauten Lebensort einen hohen finanziellen, organisatorischen und personellen Aufwand erfordert. Dieser Aufwand wird notwendig durch:

- die Anpassung der Räumlichkeiten an die Bedürfnisse des Demenzkranken,
- die Zunahme der medizinischen und pflegerischen Versorgung bei Fortschreiten der Erkrankung,
- die Gestaltung eines überschaubaren Tagesablaufs mit geeigneten Beschäftigungsangeboten,
- die regelmäßige Schulung von Mitarbeitern und die Anwerbung von neuen Mitarbeitern, die für die Betreuung von Demenzkranken ausgebildet sind und entsprechende Erfahrungen mitbringen,
- die Vermittlung von Informationen zum Krankheitsbild und zum Umgang mit einem demenzkranken Bewohner für die Mitbewohner sowie die Begleitung von Angehörigen,
- die Schaffung von administrativen Voraussetzungen für die Bereitstellung, die Vergabe und den Einsatz von finanziellen Mitteln und anderen Ressourcen, mit denen beispielsweise bei zunehmendem Pflegebedarf Dienstleistungen für den Demenzkranken, die nicht innerhalb der Einrichtung erbracht werden können, eingekauft werden können,
- den regelmäßigen Austausch von Informationen zwischen den Mitarbeitern im Wohnbereich, in der WfbM, in der Tagesförderstätte oder in der Tagesstruktur zum Alltagsgeschehen, zur Verfassung und zum Gesundheitszustand des Demenzkranken, um beim Fortschreiten der Erkrankung seine sich verändernden Bedürfnisse oder eine eventuelle Überforderung rechtzeitig erkennen und die Angebote für ihn regelmäßig auf ihre Angemessenheit überprüfen und ggf. verändern zu können (Janicki et al. 2005; McCallion et al. 2005; Wilkinson et al. 2005; McCarron et al. 2002).

Der Autorin sind keine deutschen Untersuchungen bekannt, in denen die Situation von demenzkranken Personen in der WfbM, in der Tagesförderstätte oder in der Seniorentagesstätte dargestellt werden. Die folgenden Erläuterungen basieren auf Gesprächen der Autorin mit Mitarbeitern in den genannten Bereichen.

Für die *WfbM* stellt eine Demenzerkrankung eine besondere Herausforderung dar. Zu Beginn der Demenzerkrankung eines Beschäftigten fallen Gruppenleitern, Mitarbeitern des Sozialen Dienstes oder den Arbeitskollegen Veränderungen im Verhalten des Demenzkranken auf. Dabei kann es sich um eine zunehmende örtliche Desorientierung oder eine starke Müdigkeit handeln. Zu Beginn der Erkrankung kann der Betroffene in seiner angestammten Arbeitsgruppe noch mithalten, wenn seine Aufgaben fortlaufend an seine sich verändernde Leistungsfähigkeit angepasst werden. Allerdings stößt man dabei unter Umständen schnell an Grenzen. Handelt es sich um einen Arbeitsbereich, in dem eine hohe Lautstärke herrscht, kann dies beim Demenzkranken zur Reizüberflutung führen. Eine Reduzierung der Lautstärke ist in einer Werkstatthalle aber i.d.R. nicht möglich. Ist der Demenzkranke in der Schreinerei oder der Metallverarbeitung tätig, ist er aufgrund seiner zunehmenden Einbußen in der kognitiven Leistungsfähigkeit und Orientierung stark gefährdet, einen Arbeitsunfall zu erleiden. Der Wechsel in eine andere Gruppe, wie in eine Entlastungsgruppe, kann notwendig werden. In einer Entlastungsgruppe werden auch Aufträge der WfbM erfüllt, doch mit vermindertem oder ohne Leistungsdruck. Bei fortgeschrittener Demenz überfordert auch der Besuch der Entlastungsgruppe den Demenzkranken, die Gruppenleiter und Arbeitskollegen.

Fehlen alternative Angebote für den Demenzkranken, fällt es den Verantwortlichen in der WfbM schwer, den richtigen Zeitpunkt für die Beendigung des Beschäftigungsverhältnisses zu finden. Sie sehen sich weiterhin in der Verantwortung für den Beschäftigten. Nicht selten macht ein Schlüsselerlebnis deutlich, dass auch die WfbM nicht mehr der richtige Ort für den Demenzkranken ist.

Frau G. und die Angst vor dem Werkstattbus

In einer WfbM zeigte Frau G., eine demenzkranke Beschäftigte, starke Ängste beim Aussteigen aus dem Bus morgens und beim Einsteigen am Nachmittag. Überredungsversuche vonseiten ihrer Mitbeschäftigten und Bezugspersonen nahmen viel Zeit in Anspruch und zeigten keinen Erfolg. Ihre Ängste waren so stark, dass sie sich trotz ihres angegriffenen Gesundheitszustands immer wieder auf den Boden warf und laut schrie, um das Einsteigen in den Werkstattbus zu verhindern. Diese Ängste dominierten den Tag von Frau G. in der WfbM sehr stark, und es wurde deutlich, dass eine alternative Tagesstruktur ohne Bustransport gefunden werden musste.

Ist der WfbM eine *Tagesförderstätte* angegliedert, in der Menschen mit einer schweren Behinderung beschäftigt werden, wechseln manche demenzkranke Beschäftigte dorthin. Die Praxis, demenzkranke Nutzer in einer Gruppe mit Nutzern mit schwerer geistiger Behinderung, die nicht demenzkrank sind, zu betreuen, kann sich jedoch je nach Zusammensetzung der Fördergruppe und ihrer personellen Besetzung als ungünstig erweisen: Plötzlich hat ein Gruppenleiter statt einer mehr oder weniger homogenen Fördergruppe a) eine Teilgruppe mit Schwerstmehrfachbehinderten und b) eine Teilgruppe mit Demenzkranken. Beide Teilgruppen unterscheiden sich in ihren Bedürfnissen und Kompetenzen stark voneinander. Diesem breiten Spektrum an Fähigkeiten und Fertigkeiten, an Bedürfnissen und Wünschen als Einzelkämpfer oder mit Unterstützung nur einer anderen (Fach-)Kraft gerecht zu werden, ist kaum möglich. Aufgrund der Zunahme von demenzkranken Beschäftigten wird in einigen WfbM und Tagesförderstätten über die Einrichtung einer Gruppe nur für Demenzkranke nachgedacht.

Angebote für ältere und alte Menschen mit geistiger Behinderung in der Seniorentagesstätte o. Ä. sollen dazu beitragen, dass die neuen Lebensumstände nach dem Ausscheiden aus dem Arbeitsleben und die mit dem Älterwerden einhergehenden Herausforderungen bewältigt werden können und dass diesem neuen Lebensabschnitt ein Sinn gegeben wird. Angebote zur Tagesstrukturierung für Senioren sind vielfältig und finden sich oft in räumlicher Nähe zum Wohnbereich. Erkranken Menschen mit geistiger Behinderung an einer Demenz, können sie unter geeigneten Voraussetzungen (Anpassung der Umgebung und der Beschäftigungsangebote, Schulung und zahlenmäßige Verstärkung der Mitarbeiter und andere, s.o.) solche Angebote deutlich länger besuchen. Das ist für sie sehr wichtig.

In den USA wurde im Rahmen eines Projekts versucht, Tagesbetreuungen an die sich verändernden Bedürfnisse von Demenzkranken anzupassen. Die Mitarbeiter waren bereit, Demenzkranke zu unterstützen und nicht mehr Produktion, Produktivität und das Erlernen neuer Fertigkeiten in den Mittelpunkt zu stellen. Die Anzahl der dort arbeitenden Mitarbeiter, ihre Ausbildung und die Ausstattung der Räumlichkeiten reichten jedoch für eine angemessene Betreuung der Demenzkranken nicht aus. Deshalb wurden die Mitarbeiter zum Thema Demenzerkrankungen geschult. Dabei wurde unter anderem Wert auf eine ressourcenorientierte Sichtweise gelegt und auf die Entwicklung einer breiten Palette von Angeboten und Aufträgen für die Demenzkranken anstelle der immer gleichen Aktivitäten.

Die großen Räume wurden durch Zwischenwände und herabgesenkte Decken verkleinert, so dass sie sich für kleine Gruppen oder eine Einzelbetreuung eigneten. Die Beleuchtung wurde so verändert, dass Schlagschatten verhindert wurden. Geräusche wurden gedämpft, Bodenbeläge mit Mustern sowie blendende Bodenbeläge ausgewechselt, Hinweise zur besseren Orientierung angebracht. Sanitärräume wurden so hergerichtet, dass ein demenzkranker Beschäftigter, der sich eingenässt hatte, dort gewaschen und umgezogen werden konnte. Die Umgebung wurde so gestaltet, dass es für Demenzkranke gefahrlos möglich wurde, sich dort zu bewegen und sich in den Bereichen mit Sitzgelegenheiten aufzuhalten. Es gab einen Garten, eine Küche, einen Snoezelenraum und einen Raum für Erinnerungsarbeit, einen Brennofen für Tonwaren und einen Kosmetiksalon. Bei der Entwicklung der Angebote für die Demenzkranken wurde versucht, an bereits bestehende Fertigkeiten und frühere Erfahrungen anzuknüpfen, möglichst viele Sinne einzubeziehen und den Interessen des Demenzkranken zu entsprechen. Dort angeboten wurden schließlich Erinnerungsarbeit, Abstecher in die Gemeinde, Spaziergänge, einfache sportliche Übungen, Massagen, Snoezelen, Gartenarbeit, Töpfern, Kunst, Musik und Aromatherapie. Man konnte sich pflegen, ausruhen oder sich zurückziehen.

Ein Jahr nach Beginn dieses Programms schilderten die Mitarbeiter, dass diese Veränderungen zu einer ruhigen, gemütlichen und entspannten Atmosphäre geführt hatte, die sich positiv auf die Demenzkranken auswirkte. Die meisten Demenzkranken besuchten immer noch die Tagesbetreuung und waren deutlich aktiver als vorher (McCallion/Nickle 2005).

6.4.2   Verbleib im ambulant betreuten Wohnen

Für demenzkranke Menschen mit geistiger Behinderung, die im ambulant betreuten Wohnen leben, stellt sich bei dem Verdacht einer Demenz schnell die Frage, ob sie weiterhin selbständig wohnen können. Die Erfahrungen, die bislang mit alleinlebenden Menschen mit einer Demenz (ohne geistige Behinderung) gemacht wurden, sind ermutigend. Bestimmte Voraussetzungen müssen jedoch gegeben sein, damit das Leben alleine auch für einen Demenzkranken gelingt.

Die gewohnte häusliche Umgebung gibt dem Demenzkranken nicht nur Sicherheit und Orientierung, sondern weckt auch seine Ressourcen. Er kann seinen Alltag dort besser meistern als in einer fremden Umgebung. Dies kann genutzt werden, um seine individuelle Selbständigkeit so lange wie möglich zu erhalten bzw. den Verlust der Selbständigkeit so weit wie möglich zu verlangsamen. Deshalb ist eine intensive Unterstützung von professionellen, aber auch informellen Hilfen sehr wichtig. Seine Einbindung in nahe gelegene Angebote für Demenzkranke sowie ein funktionierendes Netzwerk von Angehörigen und anderen Bezugspersonen sind weitere Voraussetzungen. Die sozialen Kontakte sollten regelmäßig sein und das Umfeld sollte auf die Bedürfnisse von Demenzkranken sensibilisiert sein. Zu diesem Umfeld gehören nicht nur Angehörige oder Fachkräfte, sondern auch Nachbarn, die Verkäuferin beim Bäcker um die Ecke oder der Busfahrer. Diesen Personen kann früh auffallen, wenn jemand zusätzliche Unterstützung benötigt.

Die Deutsche Alzheimer Gesellschaft hat deshalb Unterlagen zur Schulung solcher Personen erstellt. So können sich Netzwerke entwickeln, und eine stärkere Aufmerksamkeit der Öffentlichkeit für das Thema Demenzen kann erreicht werden. Allerdings, so die Ergebnisse des Projektes „Allein lebende Demenzkranke – Schulung in der Kommune", ist dieses Wohnen alleine mit Demenz zeitlich begrenzt. Vor allem bei Personen mit Down-Syndrom kann eine Demenzerkrankung schnell voranschreiten. Wird die Selbständigkeit so lange wie möglich erhalten, kann in dieser Zeit nach einer Wohnform gesucht oder ein Wohnkonzept entwickelt werden, in welcher oder welchem der Demenzkranke bis zu seinem Tod angemessen betreut und gepflegt werden kann (Deutsche Alzheimer Gesellschaft e.V. 2001; 2010).

Die Entscheidung für den Zeitpunkt einer Veränderung des Lebensortes muss individuell getroffen werden. Ein Umzug in einem frühen Stadium der Erkrankung kann einem Demenzkranken die Eingewöhnung in seine neue Umgebung erleichtern. In einem fortgeschrittenen Stadium kann die Eingewöhnung nicht mehr möglich sein. Allerdings kann es sinnvoll sein, den Demenzkranken so lange wie möglich in der vertrauten Umgebung zu lassen. So kann er seine Ressourcen länger erhalten. Schädlicher Stress, der durch einen frühen Umzug entstehen und die Demenzerkrankung negativ beeinflussen kann, wird vermieden. Bei dieser Entscheidung spielt es natürlich eine Rolle, ob ein anderer Lebensort die Lebensqualität des Demenzkranken verbessert oder nicht. Wie ein Demenzkranker mit geistiger Behinderung unterstützt und betreut werden kann, zeigen die beiden folgenden Beispiele.

6.5 Zwei Modelle zur Betreuung von Demenzkranken mit geistiger Behinderung

6.5.1 Das „Alzheimer-Projekt" in Massachusetts als frühes Modell für die Betreuung von Demenzkranken in teilstationären Wohnformen

Zu Beginn der 90er Jahre entstand in Massachusetts, USA, das sog. „Alzheimer-Projekt". Ein 50-jähriger Mann mit Down-Syndrom, der in einem Wohnheim lebte, erkrankte damals an einer Demenz. Es wurden daraufhin Gelder bereitgestellt, um seine Betreuung und Versorgung in der vertrauten Umgebung zu gewährleisten. Das „Alzheimer-Projekt" war entstanden. Während der folgenden 18 Monate wurde er in seinem Zuhause betreut und gepflegt. Als sich sein Gesundheitszustand so sehr verändert hatte, dass er während 24 Stunden intensiv gepflegt werden musste, wurde er in ein Altenpflegeheim verlegt. Sechs Wochen später starb er. Als er starb, waren weitere Bewohner in verschiedenen Wohnheimen des gleichen Trägers von einer Demenzerkrankung betroffen. Oft war nur ein Bewohner erkrankt, seine zwischen drei und sieben Mitbewohner nicht. Das „Alzheimer-Projekt" wurde deshalb erweitert und die darin gemachten Erfahrungen kamen den demenzkranken Bewohnern anderer Wohnheime zugute.

Das Ziel des „Alzheimer-Projekts" war, ein therapeutisches Umfeld zu schaffen, in dem eine gemeindenahe Betreuung und Versorgung von in Wohnheimen lebenden demenzkranken Menschen mit geistiger Behinderung möglich wird. Zuerst wurde die Demenzerkrankung von Spezialisten diagnostiziert. Dann fanden alle drei Monate in den Wohnheimen Treffen statt, in denen das Betreuungspersonal Informationen zum Krankheitsbild Demenzen erhielt sowie Hinweise zum Umgang mit Demenzkranken. Zudem wurden konkrete Aspekte der Pflegeplanung für den demenzkranken Bewohner thematisiert. Dazu gehörten die Verbesserung der Kommunikation, der Erhalt der körperlichen Gesundheit, Aktivierungs- und Beschäftigungsmöglichkeiten, die Anpassung des Wohnraums sowie die Schaffung eines sicheren Umfelds. Ein Treffen dauerte zwischen einer Stunde und drei Stunden. Eine Woche bis drei Wochen nach dem Treffen erhielten die Mitarbeiter einen aktualisierten Pflegeplan für den demenzkranken Bewohner. Dort konnte das, was beim letzten Treffen besprochen worden war, nachgelesen werden. So wurde versucht, den sich verändernden Bedürfnissen des demenzkranken Bewohners gerecht zu werden.

Neben der angemessenen Betreuung im Wohnbereich war ein weiterer Schwerpunkt des „Alzheimer-Projekts" die Tagesgestaltung des Demenzkranken. Nahm dieser an einer Tagesstruktur teil, die seinen Bedürfnissen nicht entsprach, dann empfahl das „Alzheimer-Projekt" einen raschen Wechsel zu einem tagesstrukturierenden Angebot, das für Demenzkranke besser geeignet war. Besonderes Gewicht wurde darauf gelegt, dass Demenzkranke in einer sicheren Umgebung körperlich aktiv sein und auch an Angeboten für Biographiearbeit teilnehmen konnten. Die angebotenen Beschäftigungen sollten den Demenzkranken Erfolgserlebnisse ermöglichen. Medizinische und pflegerische Versorgung mussten im Rahmen einer solchen Tagesstruktur ebenfalls gewährleistet sein, da viele Demenzkranke weitere Erkrankungen entwickeln (s. Kap. 2.3).

Ein weiteres Ziel des „Alzheimer-Projekts" war die Planung der Versorgung von Demenzkranken in einem späten Stadium der Krankheit. Man wollte nicht auf die Krankheit reagieren, sondern ihr stets voraus sein und vorausschauend Maßnahmen planen. Damit erhoffte man sich, auch die Belastung der Mitarbeiter verringern zu können. Zur Entlastung der Mitarbeiter wurde im März 1995 eine Selbsthilfegruppe gegründet. Diese Gruppe traf sich einmal im Monat.

Im Rahmen des „Alzheimer-Projekts" wurde auch angestrebt, die Kenntnisse von Fachleuten zu verbessern, die in verschiedenen Feldern mit Menschen mit geistiger Behinderung oder mit alten Menschen arbeiten.

Koordiniert wurden diese Maßnahmen anhand der *Case Management Methode.* Die Aufgabe von Case Managern besteht darin, eine Person, die einen konkreten Unterstützungsbedarf hat, zu beraten und ihre Bedürfnisse herauszuarbeiten. Diese Person soll am gesamten Case-Management-Prozess beteiligt werden, soweit dies möglich ist. Sie wird also miteinbezogen, wenn der Case Manager den konkreten Unterstützungsbedarf einschätzt, verschiedene Unterstützungsmaßnahmen, wie beispielweise medizinische und soziale Dienstleistungen, organisiert, koordiniert, kontrolliert und auswertet. Der Case Manager hat letztlich die Verantwortung für den gesamten Unterstützungsprozess.

Das Fazit des „Alzheimer-Projekts" war, dass dank dieses Projekts viele Bewohner bis zu ihrem Tode in ihrem Zuhause wohnen bleiben konnten oder erst spät in eine Pflegeeinrichtung umziehen mussten (Antonangeli 1995).

6.5.2 Die ambulant betreute Wohngemeinschaft für Demenzkranke mit geistiger Behinderung in Hamburg

In Hamburg wurde vom Elternverein „Leben mit Behinderung" eine ambulant betreute Wohngemeinschaft für demenzkranke Menschen mit geistiger Behinderung gegründet. Eine ambulant betreute Wohngemeinschaft für Demenzkranke unterliegt nicht dem Heimrecht, weil es sich sozialrechtlich um einen eigenen Haushalt handelt (s. Kap. 6.3.1). Die Bewohner der Wohngemeinschaft bestimmen mit Unterstützung von Angehörigen und Berufsbetreuern, wer die Pflege und die Betreuung bereitstellt und wie diese strukturiert werden sollen. Diese Autonomie und Selbständigkeit sowie die strukturelle Unabhängigkeit und geteilte Verantwortlichkeit sind Voraussetzungen für eine ambulant betreute Wohngemeinschaft. Weitere Voraussetzungen sind die Trennung von Mietvertrag, Betreuungsvertrag und Pflegevertrag sowie eine Gemeinschaft von Auftraggebern. Empfohlen wird v. a. für die Anfangsphase die Beratung und Begleitung durch eine neutrale Instanz.

Die ersten Planungen für diese ambulant betreute Wohngemeinschaft für Demenzkranke mit geistiger Behinderung begannen im Jahr 2007. Im November 2008 fragte der Elternverein bei der Alzheimer Gesellschaft Hamburg an, ob sie bereit wäre, dieses Projekt extern zu begleiten. Im Januar 2009 begann diese Begleitung gemeinsam mit einer Mitarbeiterin vom Elternverein in Form eines monatlichen Treffens. Im darauffolgenden hal-

ben Jahr wurden verschiedene Dinge geklärt, wie beispielsweise die anstehenden Aufgaben, der Zeitplan oder das Gruppenverständnis. Die Aufgaben, die von der Auftraggebergemeinschaft, also von den Angehörigen und rechtlichen Betreuern der zukünftigen demenzkranken Bewohner, selbstorganisiert übernommen wurden, waren vielfältig. Es wurden Regelungen erarbeitet, wie z.B. zur Kommunikationsstruktur, zur Entscheidungsfindung und zum Treffen von Vereinbarungen untereinander. Auch eine Geschäftsordnung sowie Leitlinien der Wohngemeinschaftskonzeption wurden erstellt. Es wurden Entscheidungen getroffen hinsichtlich der Verwaltung und der Ausstattung der Räumlichkeiten. Ein Sprecher der Auftraggebergemeinschaft musste gewählt, ein Haushaltskonto eröffnet und geführt werden.

Von August bis Oktober 2009 fanden die Ausschreibungen für die Dienstleister statt. Die Angehörigen und rechtlichen Betreuer suchten in Absprache mit den Bewohnern einen Assistenzdienst der Eingliederungshilfe und einen Pflegedienst aus zur Erbringung der individuell benötigten Hilfen. Angehörige und Berufsbetreuer müssen das Wahlrecht der Bewohner, was den Anbieter der Pflege betrifft, gewährleisten. Die Dienstleister sind Gast in der Wohngemeinschaft. Sie müssen sich untereinander hinsichtlich der Zuständigkeiten, der Steuerung des Betreuungsteams sowie der verfügbaren Leistungsansprüche zur Finanzierung der Betreuung abstimmen. Die Auftraggebergemeinschaft musste mit den Dienstleistern unter anderem Vereinbarungen bezüglich der Kommunikation, des Umgangs mit Konflikten, der Besetzung frei gewordener Plätze in der Wohngemeinschaft und der Werbung treffen.

Im Dezember 2009 und im Januar 2010 zogen die ersten Bewohner in die Wohngemeinschaft ein. Der Einzug wurde von Angehörigen und rechtlichen Betreuern in Abstimmung mit den Dienstleistern vorbereitet. Die Wohngemeinschaft hatte das erste halbe Jahr einen stationären Status. Seit August 2010 ist sie eine ambulant betreute Wohngemeinschaft. Nachdem die Bewohner eingezogen waren, mussten weitere Aspekte besprochen und geplant werden, wie beispielsweise die Alltagsgestaltung und die Freizeitaktivitäten, Wünsche von Bewohnern und Angehörigen sowie die Vorschläge der Angehörigen und Dienstleister zur Verbesserung des Wohlbefindens und der Lebensqualität der Bewohner.

Die acht Bewohner dieser ambulanten Wohngemeinschaft haben alle ein Down-Syndrom und befinden sich in unterschiedlichen Stadien der Demenzerkrankung. Die Wohngemeinschaft wurde neu zusammengestellt. Der Elternverein hatte dazu eine Wohnung einer bereits bestehenden Wohngemeinschaft umgebaut. Jeder Bewohner hat einen eigenen Mietvertrag und jeder verfügt über ein eigenes Zimmer. Gemeinsam genutzt werden die große Wohnküche und das Wohnzimmer. Bei der Planung des Umbaus der Wohnung und des Umfeldes wurde der erhöhte Bewegungsdrang von demenzkranken Personen beachtet. Deshalb gibt es eine Verbindung der Balkone zu einem Umlauf, einen Garten mit Freisitz und aus Gründen der Si-

cherheit einen Weglaufmelder. Außerdem können die Bewohner in einem Treffpunkt, der sich im Erdgeschoss des Gebäudes befindet, soziale Kontakte pflegen und an einer breiten Palette von Angeboten und Veranstaltungen teilnehmen.

Die Organisation des Lebens in der eigenen Wohnung erfordert viel Unterstützung. Bei fünf Bewohnern engagieren sich rechtliche Betreuer, bei drei Bewohnern sind es Eltern oder Geschwister. Unterstützt und begleitet werden die demenzkranken Bewohner auch durch sog. Wohnpaten, also Freunde dieser ambulant betreuten Wohngemeinschaft. Für diese Personen ergeben sich unterschiedliche persönliche Bindungen zu den Bewohnern und verschiedene Zeitbudgets. Die Berufsbetreuer haben nur wenig Zeit, in der sie sich einbringen können, aber einen fachlichen Vorsprung gegenüber den Angehörigen. Sie kennen sich aus in der Zusammenarbeit mit Dienstleistern und vertreten unter Umständen gleich mehrere Bewohner. Ihr persönliches Engagement und ihre Einstellung gegenüber dem Projekt beeinflusst die Selbstorganisation stark. Die Angehörigen verfügen über mehr Zeit. Sie treffen sich einmal monatlich. An diesen Treffen nehmen auch Vertreter des Vermieters, also des Elternvereins, und der Dienstleister teil.

Die Erfahrungen mit dieser ambulant betreuten Wohngemeinschaft zeigen, dass der Wechsel von Wohn-Pflege-Angeboten von einem stationären in einen ambulanten Status eine fundierte Begleiterstruktur erfordert. Dank dieses Aufwands und der anspruchsvollen Organisation wird für die demenzkranken Bewohner viel Selbstbestimmung möglich, wobei sie gleichzeitig sicher versorgt sind.

Die Kosten für die Bewohner setzen sich zusammen aus Kosten für den Wohnraum, also die Miete, die Nebenkosten und den Betreuungszuschlag. Weitere Kosten fallen an für die Lebensmittel, den Haushalt und die persönlichen Bedürfnisse. Außerdem muss mit Kosten für Rücklagen gerechnet werden, damit Anschaffungen gemacht werden können und die Instandhaltung möglich ist. Finanziert werden die ambulanten Dienste durch die Beiträge der Mieter, die in einen gemeinsamen Topf gelangen, mit Unterstützung der Leistungen von Eingliederungshilfe und Pflegeversicherung. Jeder Bewohner hat eine Pflegestufe und erhält Pflegesachleistungen nach dem SGB XI. Auf der Grundlage der Leistungsvereinbarung „Ambulante Assistenz für Menschen mit Demenz" in Hamburg nimmt jeder Bewohner sowohl Teilhabeleistungen wie auch Hilfe zur Pflege nach SGB XII in Anspruch, zudem Pflegeleistungsergänzung nach SGB XI und die sog. Betreuungspauschale für Senioren nach dem SGB XII (Hoffmann 2010; Wieking 2010; BMFSFJ 2004).

6.6 Umzug eines demenzkranken Bewohners in eine Pflegeeinrichtung

In den USA haben Menschen mit Down-Syndrom im Vergleich zu Personen mit einer anderen geistigen Behinderung ein höheres Risiko umzuziehen. Sie sterben deutlich häufiger als andere Menschen mit geistiger Behinderung in einem Pflegeheim. Zurückgeführt werden kann dies offensichtlich auf ihr höheres Risiko, an einer Demenz zu erkranken. In Schottland findet für einen Bewohner mit geistiger Behinderung ein Umzug oder ein kurzer Aufenthalt außerhalb seines vertrauten Wohnumfeldes selten in einem frühen Stadium seiner Demenzerkrankung statt. Allerdings scheinen Betroffene, die in einer verhältnismäßig selbständigen Wohnsituation leben, wie im ambulant betreuten Wohnen, ein höheres Risiko zu haben, früh in eine Pflegeeinrichtung umzuziehen oder aufgrund gesundheitlicher Komplikationen, wie z. B. einer Lungenentzündung, sich für eine gewisse Zeit in einem Krankenhaus aufzuhalten. An der Entscheidung für einen Umzug werden die Mitarbeiter i.d.R. beteiligt, die Angehörigen des demenzkranken Bewohners jedoch oft nicht (Patti et al. 2010; Watchman 2008; Janicki et al. 2005).

6.6.1 Aufenthalt im Akutkrankenhaus

Für Menschen mit geistiger oder mehrfacher Behinderung ist der Aufenthalt in einem Krankenhaus eine oft schwierige Erfahrung. Sie sind eine individuelle und verlässliche Unterstützung durch vertraute Personen in einer vertrauten Umgebung gewohnt. Im Krankenhaus jedoch ist man nicht auf die besonderen Bedürfnisse von Menschen mit geistiger Behinderung eingestellt, erst recht nicht bei einer zusätzlichen Demenzerkrankung. Die dazu notwendigen zeitlichen und finanziellen Ressourcen fehlen, die Kommunikation ist schwierig, die Fachlichkeit und die Erfahrungen des pflegerischen und medizinischen Personals reichen nicht aus, und die Informationen über den Patienten sind oft unvollständig. Aufgrund ihrer negativen Erfahrungen mit Krankenhausaufenthalten ihrer Bewohner entscheiden sich Einrichtungen der Behindertenhilfe zunehmend, diese auch im Krankenhaus so weit wie möglich zu begleiten. Allerdings führen Zeitdruck und hohe Arbeitsbelastung aufgrund knapper personeller Ressourcen zu weiteren Belastungen der Mitarbeiter (Paulus 2010; Schmidt 2010).

Die Verlegung eines demenzkranken Bewohners in ein Akutkrankenhaus erfolgt i.d.R. aufgrund einer akuten Erkrankung, wie beispielsweise einer Harnwegsinfektion oder einer Lungenentzündung, nach einem Sturz oder nach einem epileptischen Anfall. Den Mitarbeitern wird oft erst dann bewusst, welche manchmal enorme zusätzliche Betreuungsleistung von ihnen mit der Betreuung des demenzkranken Bewohners erbracht wird. Dies kann die Rückkehr des Demenzkranken aus dem Akutkrankenhaus erschweren (Wilkinson et al. 2004).

6.6.2 Umzug in ein Altenpflegeheim

Während ambulante und teilstationäre Wohnformen sich früh nicht mehr in der Lage sehen können, einen Bewohner mit Demenz weiter zu betreuen, trifft dies für stationäre Wohneinrichtungen oft erst bei fortgeschrittener Demenzerkrankung zu. Gründe für einen Umzug in eine Pflegeeinrichtung wie ein Altenpflegeheim sind vielfältig. Dazu zählen:

- geringe personelle und finanzielle Ressourcen für eine Langzeitbetreuung,
- ein zu hoher Pflegeaufwand,
- eine Belastung und Überforderung der Mitarbeiter und Mitbewohner,
- ungenügende Berücksichtigung von Demenzsymptomen,
- ungeeignetes Betreuungspersonal,
- fehlende Fachkenntnisse der Mitarbeiter zum Krankheitsbild Demenz und zum Umgang mit einem Demenzkranken,
- der Einfluss der Demenzerkrankung auf Mitbewohner,
- die sich verändernden Bedürfnisse des demenzkranken Bewohners sowie
- das Fehlen der Nutzung von Dienstleistungen, die sich auf das Thema Demenz spezialisiert haben (Forbat/Wilkinson 2007; Janicki et al. 2002; 2005; McCallion et al. 2005).

In stationären Wohnformen löst nicht selten eine Krise die Entscheidung für einen Umzug aus. Eine Krise erhöht die Gefahr, dass der demenzkranke Bewohner in eine für ihn ungeeignete Pflegeeinrichtung umzieht. Solche Einrichtungen sind i.d.R. nicht auf die Bedürfnisse von Menschen mit geistiger Behinderung ausgerichtet. Auch wenn die Fachkenntnisse des Pflegepersonals zum Krankheitsbild Demenz und ihre Erfahrungen mit Demenzkranken positiv bewertet werden, fehlen dort das Wissen über Menschen mit geistiger Behinderung und die Erfahrungen mit diesem Personenkreis. Die Lebenssituation von jüngeren, nicht-demenzkranken Menschen mit Behinderung, die in einem Altenpflegeheim leben, ist geprägt durch einen von der Einrichtung vorgegebenen Rahmen mit viel Gleichförmigkeit und wenig Möglichkeiten zur Freizeitgestaltung. Die dauerhafte Unterbringung von Menschen mit Behinderung in stationären Einrichtungen der Altenhilfe, so ein Fazit aus Studien, ist nicht angemessen, solange Eingliederungsleistungen dort nicht abgerufen werden können. In diesen Einrichtungen ist zudem eine hohe Fluktuation von

Mitarbeitern zu beobachten bei gleichzeitiger verhältnismäßig kurzer Verweildauer der dort lebenden, deutlich älteren Menschen. Diese häufigen Wechsel in Personal und Bewohnerschaft kommen dem Bedürfnis von Menschen mit geistiger Behinderung nach Kontinuität und Stabilität nicht entgegen. Die Verlegung eines demenzkranken Bewohners in ein Altenpflegeheim ist für ihn und die Mitarbeiter oft keine zufriedenstellende Lösung. Von den Mitarbeitern kann dies als persönliches Versagen wahrgenommen werden. Dies ist v. a. dann der Fall, wenn sie den demenzkranken Bewohner mit viel Engagement und großem Aufwand betreut haben (Neumann/Klewer 2008; Schneekloth 2006b; Drolshagen 2006; Drolshagen/Rohrmann 2003; Wilkinson et al. 2005; Haley/Perkins 2004).

Sollte ein Umzug eines demenzkranken Bewohners unumgänglich werden, sollte er gut geplant und vorbereitet werden. Nicht nur die Mitarbeiter und die Mitbewohner sollten in die Entscheidung einbezogen werden, sondern auch der betroffene Bewohner, soweit es möglich ist, und seine Angehörigen. Die Beteiligung des Bewohners ist in einem frühen Stadium seiner Erkrankung am ehesten möglich, bei fortgeschrittener Erkrankung oft nicht mehr. So werden Entscheidungen über den Kopf der Person, um die es geht, hinweg getroffen. Es wird empfohlen, bereits bei beginnender Demenzerkrankung die Möglichkeit eines späteren Umzugs in Betracht zu ziehen und Pläne zu machen. Daran kann der Demenzkranke beteiligt werden. Der Umzug sollte erst dann stattfinden, wenn das Personal im Altenpflegeheim angemessen geschult wurde zum Umgang mit demenzkranken Menschen mit geistiger Behinderung. Bei der Wahl der Einrichtung sollte nicht nur darauf geachtet werden, dass die räumlichen und personellen Bedingungen eine angemessene Pflege ermöglichen. Auch der Kontakt zum Demenzkranken durch die Mitarbeiter und Mitbewohner sollte aufrechterhalten werden können (Watchman 2008; Wilkinson et al. 2004; Haley/Perkins 2004).

6.7 Lebensqualität von Menschen mit einer Demenzerkrankung

Menschen, die an einer Demenz erkrankt sind, sind mit Fortschreiten der Erkrankung immer weniger in der Lage, sich verbal darüber zu äußern, ob die Unterstützung, die sie von anderen erhalten, ihren Bedürfnissen und Wünschen entspricht (s. Kap. 7.3.2). Anhand des Konzepts der Lebensqualität bei Demenz kann versucht werden, die Situation von Demenzkranken zu erfassen und die Betreuung und Pflege, die sie erhalten, einzuschätzen und zu bewerten.

H.I.L.DE: In einer bekannten theoretischen Konzeption umfasst die Lebensqualität von demenzkranken Menschen insgesamt vier Dimensionen.

Bei zweien dieser Dimensionen handelt es sich um die subjektiv erlebten Umweltbedingungen und um die objektiv bestehende Umwelt. Diese beiden Dimensionen können als erlebte Lebensqualität zusammengefasst werden. Eine weitere Dimension ist die Verhaltenskompetenz. Diese umfasst die vorhandenen Funktionen und Fähigkeiten, welche ein selbständiges und selbstverantwortliches Leben ermöglichen. Die vierte Dimension ist das seelische Wohlbefinden im Sinne emotionaler Befindlichkeit. Zur konkreten Erfassung der Lebensqualität von demenzkranken Menschen in Altenpflegeeinrichtungen durch das *Heidelberger Instrument zur Erfassung von Lebensqualität bei Demenz (H.I.L.DE.)* wurden diese vier Dimensionen um weitere Dimensionen auf acht ergänzt (Lawton et al. 1996; Becker et al. 2005):

- die „räumliche Umwelt", in der die Besonderheiten der räumlichen Umwelt erfasst werden,
- die „soziale Umwelt" mit der Art und Struktur der sozialen Kontakte,
- die „Betreuungsqualität" mit Merkmalen der infrastrukturellen Umwelt, wie beispielsweise die Versorgung durch Pflege und Ärzte, Qualifikation und Alltagsgestaltung,
- die „Verhaltenskompetenz", welche verbale und nonverbale Fähigkeiten sowie die Aktivitäten des täglichen Lebens (ADL) und die instrumentellen Aktivitäten des täglichen Lebens (IADL) umfasst,
- der „medizinisch-funktionale Status", in dem es um den medizinischen Status, den Allgemeinzustand und den Ernährungszustand geht,
- der „kognitive Status",
- Psychopathologie und Verhaltensauffälligkeiten sowie
- subjektives Erleben und emotionale Befindlichkeit, wobei das subjektive Erleben der räumlichen Umwelt unterschieden wird vom subjektiven Erleben der sozialen Umwelt.

Mit dieser Ergänzung wird verdeutlicht, dass die jeweils bestehenden individuellen Lebensbedingungen eines Demenzkranken darüber entscheiden, ob und wie er seine Fähigkeiten und Fertigkeiten nutzen kann. Diese Dimensionen der Lebensqualität von demenzkranken Menschen weisen darauf hin, dass eine Demenzerkrankung nicht auf kognitive Verluste eingeschränkt werden sollte. Die gesamten Ressourcen von demenzkranken Menschen müssen berücksichtigt werden, möchte man die individuelle Lebenswelt und Erlebenswelt demenzkranker Menschen verstehen. Nur so ist es möglich, Maßnahmen zu entwickeln, die die Lebensqualität von Demenzkranken erhalten und fördern (Becker et al. 2006).

Für Menschen mit geistiger Behinderung, die an einer Demenz erkrankt sind, werden folgende Indikatoren für Lebensqualität vorgeschlagen. Sie lassen sich den oben genannten acht Dimensionen zuordnen (McCallion/ McCarron 2007, 58):

- Erhaltung der Gesundheit ohne Schmerzen,
- psychosoziales Wohlbefinden,
- Unterstützung zur Erhaltung der Fertigkeiten und Fähigkeiten,
- Abwesenheit von Verhaltensproblemen bzw. Unterstützung bei vorliegenden Verhaltensproblemen,
- Freizeitaktivitäten und gesellschaftliche Teilhabe,
- Einbindung von Familie und Freunden,
- auf die Demenzerkrankung ausgerichtete Betreuung und Gestaltung von Angeboten,
- unterstützende Umwelten sowie
- Entlastung der Mitarbeiter.

Mit dem *Heidelberger Instrument zur Erfassung von Lebensqualität bei Demenz (H.I.L.DE.)* werden die acht Dimensionen anhand medizinischer Untersuchungen, Interviews mit Bewohnern, Pflegekräften und Angehörigen, ökopsychologischen Einschätzungen der räumlichen Umwelt und der Analyse von Pflegedokumenten erfasst. Ob dieses Instrument auch zur Erfassung der Lebensqualität von demenzkranken Menschen mit geistiger Behinderung geeignet ist, müsste erprobt werden. Zurzeit fehlen noch Mittel und Wege, Indikatoren der Lebensqualität bei Menschen mit geistiger Behinderung und Demenz messen zu können. Grundsätzlich kann davon ausgegangen werden, dass diese Dimensionen eine Basis für die Entwicklung von Betreuungs- und Pflegekonzepten für demenzkranke Menschen mit geistiger Behinderung in Wohnformen der Behindertenhilfe und auch für bei ihren Angehörigen lebende Betroffene darstellen.

Die Bedeutung der Lebensqualität von Demenzkranken mit geistiger Behinderung wird auch in den *„Edinburgh Principles"* hervorgehoben. Die „Edinburgh Principles" wurden von der *Edinburgh Working Group on Dementia Care Practices (EWGDCP)* im Jahre 2001 veröffentlicht. Auf der Basis dieser Prinzipien sollen international anwendbare Arbeitsrichtlinien entwickelt werden, damit demenzkranke Menschen mit geistiger Behinderung in ihrem vertrauten Gemeinwesen verbleiben können. Die Autoren fordern, dass Regierungen, Organisationen und Anbieter diese Prinzipien übernehmen und ihre Umsetzung fördern (Wilkinson/ Janicki 2001). Die „Edinburgh Principles" lauten:

- Für demenzkranke Menschen mit geistiger Behinderung soll die bestmögliche Lebensqualität gefördert werden und, sofern möglich, sollen Dienstleistungen und Formen der Unterstützung auf einem personenzentrierten Ansatz gründen.
- Die individuellen Stärken, Fähigkeiten, Fertigkeiten und Wünsche sollen vorrangig berücksichtigt werden bei Entscheidungen für und durch die demenzkranke Person mit geistiger Behinderung.

- Demenzkranke Personen mit geistiger Behinderung, ihre Familie und andere Bezugspersonen sollen in allen Phasen der Begutachtung und der Planung von Dienst- und Versorgungsleistungen beteiligt werden.
- Für demenzkranke Menschen mit geistiger Behinderung sollen angemessene Dienstleistungen zur Diagnose, Beurteilung und Intervention zur Verfügung stehen, die ein gesundes Altern von Menschen mit geistiger Behinderung und Demenz unterstützen.
- Unterstützungsmaßnahmen sollen geplant und bereitgestellt werden, welche den Verbleib am Lebensort und im Gemeinwesen des demenzkranken Menschen mit geistiger Behinderung optimieren.
- Es soll sichergestellt werden, dass demenzkranke Menschen mit geistiger Behinderung den gleichen Zugang zu Dienstleistungen und Unterstützungsangeboten haben, die auch anderen Demenzkranken zustehen.
- Eine strategische Planung soll allgemein, kooperativ und vorausschauend sein sowie quer durch relevante politische Gruppen, Versorgergruppen und Interessengruppen hindurch die aktuellen und zukünftigen Bedürfnisse von demenzkranken Menschen mit geistiger Behinderung berücksichtigen.

Formen der Assistenz: Die Unterstützung des Demenzkranken mit geistiger Behinderung in Form des personenzentrierten Ansatzes wird auch von anderen Fachleuten gefordert. Theunissen beispielsweise betont, dass der demenzkranke Mensch mit geistiger Behinderung nicht heilpädagogisch gefördert, betreut, versorgt oder laut Pflegeversicherung statisch gepflegt werden soll. Er fordert eine Form der Hilfe und Unterstützung, die sich auf den Demenzkranken zentriert. Hilfen und Unterstützung sollen vom Demenzkranken und von seinem Erleben ausgehend entwickelt werden, gemeinsam *mit ihm* im Dialog und in Kooperation und *für ihn* persönlich und vorausschauend (Theunissen 2007). Theunissen leitet sieben zentrale Formen einer solchen **Assistenz** für demenzkranke Menschen mit geistiger Behinderung ab:

- Die *dialogische Assistenz* bemüht sich, mit dem Demenzkranken mit geistiger Behinderung in Beziehung zu treten, und ermöglicht ihm, sich angenommen zu fühlen und seine Bedürfnisse nach sozialer Kommunikation, Zuwendung, Anerkennung, Geborgenheit, emotionalem Halt, Verbundenheit oder Mitmenschlichkeit zu erfüllen. Eine gute Qualität der Beziehung zum Demenzkranken mit geistiger Behinderung wirkt sich positiv auf sein Wohlbefinden aus (s. Kap. 7.3.1).
- Die *lebenspraktische Assistenz* bezieht sich auf die Unterstützung bei Aktivitäten des alltäglichen Lebens, wie beispielsweise bei der Körperpflege, beim Ankleiden oder Essen. Sie stülpt dem Demenzkranken mit geistiger Behinderung die Unterstützung nicht einfach über, sondern

orientiert sich an der Selbstbestimmung und der Aktivierung seiner Ressourcen (s. Kap. 7.2.2).

■ Die *advokatorische Assistenz* hat die Aufgabe, für den Demenzkranken mit geistiger Behinderung Fürsprache und Partei zu ergreifen, falls er nicht (mehr) in der Lage sein sollte, seine Interessen wahrzunehmen, also zu entscheiden, zu handeln und seine Zukunft zu planen (s. Kap. 9.4).

■ Die *sozialintegrierende Assistenz* soll den Demenzkranken mit geistiger Behinderung dabei unterstützen, sich als Teil einer Gemeinschaft zu erleben und sich aktiv darin einzubringen (s. Kap. 7.1.4).

■ Die *facilitatorische Assistenz* zielt darauf ab, zum physisch-psychischen Wohlbefinden des Demenzkranken mit geistiger Behinderung sowie zur Aktivierung seiner Sinne und vertrauter Bewegungsabläufe beizutragen: Er wird unterstützt bei der Ausübung von Aktivitäten, Handlungen und Tätigkeiten, die an seinen Ressourcen und Stärken anknüpfen (s. Kap. 7.1.4, 7.2.2).

■ Die *intervenierende Assistenz* wird in Situationen notwendig, in denen der Demenzkranke mit geistiger Behinderung sich selbst gefährdet, um ihn zu schützen, ohne ihn in seiner Würde zu verletzen (s. Kap. 7.1.1, 7.3.1).

■ Die *validierende Assistenz* schließlich akzeptiert die emotionalen Äußerungen des Demenzkranken mit geistiger Behinderung, wertschätzt und bestätigt sie, so dass er sich angenommen fühlen kann (s. Kap. 7.3.3).

Demenzkranke Menschen mit geistiger Behinderung benötigen Bezugspersonen, die sich nicht lediglich als „Ausführungsgehilfen" (Theunissen 2007, 147) verstehen, sondern bereit sind, mehrere Funktionen für den Demenzkranken zu erfüllen. Dazu gehört, diese verschiedenen Assistenzformen miteinander zu verknüpfen. Die psychosoziale Umwelt (s. Kap. 7.3) reicht jedoch alleine nicht aus, um die Lebensqualität des Demenzkranken zu fördern. Auch seine räumliche und organisatorische Umwelt (s. Kap. 7.1 und 7.2) müssen an seine Situation und an seine sich im Krankheitsverlauf verändernden Bedürfnisse angepasst werden. Dies ist das Ziel der Milieutherapie, die im folgenden Kapitel vorgestellt wird.

6.8　Zusammenfassung

Viele Menschen mit geistiger Behinderung leben bei ihren Angehörigen. Erst wenig ist darüber bekannt, wie sich die Betreuungs- und Pflegesituation für Angehörige gestaltet, wenn ihr bei ihnen lebender Verwandter mit geistiger Behinderung eine Demenzerkrankung entwickelt. Auch zur Situation von demenzkranken Bewohnern in Wohnformen der Behindertenhilfe in Deutschland ist wenig bekannt. Aus dem englischen Sprachraum wird von drei Wohn- und Betreuungsansätzen für demenzkranke Bewohner berichtet: Ein demenzkranker Bewohner bleibt in seiner Wohngruppe, er zieht innerhalb der Einrichtung um in eine für seine sich verändernden Bedürfnisse angepasste Wohnumgebung oder er zieht in eine Pflegeeinrichtung um. Jeder dieser Wohn- und Betreuungsansätze hat seine Vorteile und Nachteile. Eine Vorbereitung der Mitarbeiter in Wohnformen, in der WfbM, der Tagesförderstätte und in anderen Bereichen der Behindertenhilfe auf Demenzerkrankungen bei Menschen mit geistiger Behinderung ist wichtig, findet aber oft nicht statt.

Angebote der Altenhilfe für demenzkranke Menschen sind vielfältig. Sie können unter Umständen auch von Demenzkranken mit geistiger Behinderung in Anspruch genommen werden oder wichtige Impulse für die Entwicklung von Angeboten für Demenzkranke in Einrichtungen der Behindertenhilfe geben. Dies lässt sich am Beispiel des „Alzheimer-Projekts" in Massachusetts und am Beispiel der ambulant betreuten Wohngemeinschaft für Demenzkranke mit geistiger Behinderung in Hamburg zeigen. Angebote und Interventionen, die für demenzkranke Menschen mit geistiger Behinderung und deren soziales Umfeld entwickelt werden, müssen sich an ihrer Lebensqualität orientieren.

7 Milieutherapie – Gestaltung der baulichen, organisatorischen und psychosozialen Umwelt für Demenzkranke

Im Verlaufe des Älterwerdens gewinnen Umweltfaktoren zunehmend an Bedeutung, da die Hör-, Seh- und Tastfähigkeit sowie die Mobilität zurückgehen und die sensomotorischen und kognitiven Fähigkeiten sich verändern. Tritt beim älteren Menschen zusätzlich eine Demenzerkrankung auf, ist er noch stärker auf seine Umwelt angewiesen. Er ist dann zunehmend nicht mehr in der Lage, sich daran anzupassen. Ein Mensch, der in seinen Kompetenzen eingeschränkt ist, benötigt eine Umwelt, die ihn in erster Linie schützt und Risiken vorbeugt. Seine räumliche und psychosoziale Umwelt soll ihn aber auch ein Stück weit anregen und fordern, so dass seine körperliche und geistige Autonomie und damit auch seine Kompetenzen erhalten bleiben. Ein überaus kompetenter älterer Mensch benötigt hingegen eine stärkere Anregung und Forderung durch seine Umwelt und ein geringeres Maß an Schutz und Sicherheit. Je nach Kompetenzgrad eines älteren Menschen muss also seine Umwelt eher vorbeugen und schützen bzw. stärker anregen und fordern. Erst ein Gleichgewicht zwischen schützenden und fordernden Umweltbedingungen ermöglicht ein erfolgreiches Altern (Galliker/Klein 1998).

Günstige Umweltbedingungen beeinflussen also das Verhalten und Erleben eines Demenzkranken positiv, kompensieren seine verminderte Umweltkompetenz ein Stück weit und erhöhen seine Lebensqualität. Sind die Umweltbedingungen ungünstig, kann dies zu einer stärkeren Abhängigkeit von anderen Personen führen sowie zum Auftreten zusätzlicher Symptome, wie beispielsweise Angst, Unruhe oder Aggressivität. Demenzkranke Menschen benötigen deshalb eine besondere Gestaltung ihrer räumlichen Umwelt, ihrer organisatorischen Umwelt sowie ihrer psychosozialen Umwelt. Je nach Wohn- und Betreuungsform können diese drei Umwelten sehr unterschiedlich sein. Dennoch müssen sie aufeinander ausgerichtet sein und sich gegenseitig stützen und ergänzen (Heeg/Bäuerle 2008; Torrington/Tregenza 2007).

Die angemessene Gestaltung der Umwelt für Demenzkranke ist das Ziel der Milieutherapie. Der Begriff Milieutherapie wird vielfältig verwendet.

In diesem Buch wird der Begriff *Milieutherapie* in jenem Sinne verwendet, dass es bei Milieutherapie um die bewusste Gestaltung der räumlichen, organisatorischen und psychosozialen Umwelt von Demenzkranken geht. Milieutherapie umfasst alle nichtmedikamentösen, zum Teil therapeutischen Möglichkeiten, die während der Erkrankung die Kommunikation erhalten, die Eigenständigkeit kontinuierlich unterstützen und problematisches Verhalten beheben sollen, um so eine Verbesserung des Alltags von Demenzkranken und ihrer Lebensqualität zu erreichen.

Bislang gibt es kaum Studien, in denen diese Aspekte in Hinblick auf Demenzkranke mit geistiger Behinderung untersucht wurden (Courtenay et al. 2010).

7.1 Aspekte der räumlichen Umwelt

7.1.1 Erhöhung der Sicherheit

In den letzten Jahren wurden zahlreiche technische Hilfen für Demenzkranke entwickelt. Diese technischen Hilfen haben nicht das Ziel, dass Demenzkranke dadurch weniger Betreuung und Zuwendung erhalten oder in ihrer Bewegungsfreiheit eingeschränkt werden. Diese Hilfen zielen darauf ab, die Sicherheit für den Demenzkranken zu erhöhen, damit er so lange wie möglich in seinem Zuhause wohnen bleiben und in seinem vertrauten Umfeld aktiv bleiben kann. Seine Angehörigen und anderen Bezugspersonen sollen zudem entlastet werden (Heeg/Bäuerle 2008; Deutsche Alzheimer Gesellschaft e.V., o.J.).

Damit Demenzkranke den Wohnbereich, das Gebäude oder den Garten nicht unbemerkt verlassen können und sich draußen verirren oder einen Unfall erleiden, sollte der Eingangsbereich gesichert werden. Durch die Sicherung sollten andere Personen nicht behindert werden, und das Betreuungspersonal sollte zudem kaum Falschmeldungen erhalten. Eine Möglichkeit der Sicherung ist, dass der Demenzkranke einen Funksender bei sich trägt. Der Funksender sendet ein Signal, wenn der Demenzkranke einen bestimmten Bereich verlässt. Eine andere Möglichkeit ist, im Schuh des demenzkranken Bewohners einen Chip unterzubringen. Beim Überschreiten der Fußmatte wird ein Alarm ausgelöst. Der Alarm sollte unauffällig sein, damit der Demenzkranke nicht erschrickt.

Da viele Demenzkranke nachts aufstehen, umherirren und Mitbewohner wecken, ist es wichtig zu erfahren, dass ein Demenzkranker das Bett verlässt. Dazu kann am Bett eine Infrarotschranke installiert werden oder eine Sensormatte, die reagiert, wenn sie betreten wird. Es gibt auch Sensormatten, die auf Druckentlastung reagieren und nicht nur ins Bett, sondern auch in den Sessel gelegt werden können (Heeg/Bäuerle 2008; Deutsche Alzheimer Gesellschaft e.V., o.J.).

Die Räumlichkeiten sollten nicht nur sicher, sondern auch barrierefrei gestaltet sein. Dazu gehört ein gefahrloser, barrierefreier Zugang zu einem beschützten Garten oder anderen Freibereich. Die Umgebung des Demenzkranken sollte auf Stolperfallen hin untersucht werden. Lose Kabel oder Teppiche können Stürze verursachen. Sie sollten deshalb fixiert oder entfernt werden. Auch Schwellen und Stufen erhöhen das Sturzrisiko und sollten durch Rampen ausgeglichen oder an den Boden angeglichen werden. In einem späten Stadium der Erkrankung realisieren Demenzkranke nicht mehr, dass sie beim Aufstehen Unterstützung benötigen, stehen alleine aus ihrem Bett auf und stürzen. Um die Folgen eines solchen Sturzes abzuschwächen, kann eine Matratze vor das Bett gelegt werden. Um Frakturen von Hüfte und Oberschenkelhals zu vermeiden, können Hüftprotektoren getragen werden. Hüftprotektoren sind Schalen, die in den Slip eingearbeitet sind. Die Kosten dafür werden allerdings von den gesetzlichen Krankenkassen nicht übernommen. Eine weitere Möglichkeit, Stürze aus dem Bett zu verhindern, ist der Einsatz eines Babyphons:

In einem Wohnheim für Menschen mit geistiger Behinderung wurde ein Babyphon im Zimmer eines demenzkranken Bewohners installiert. Wachte er nachts auf, wurde dies gleich gehört, und die Nachtwache konnte bei ihm sein, bevor er das Bett oder das Zimmer verließ (Wilkinson et al. 2004, 29).

Demenzkranke laufen Gefahr, sich beim Händewaschen zu verbrühen, da sie Schwierigkeiten haben, die Temperatur richtig einzuschätzen. Um dies zu vermeiden, kann eine Mischbatterie mit Temperaturbegrenzer eingebaut werden. Es wird auch empfohlen, Steckdosen, die nicht benutzt werden, abzudecken oder mit einer Kindersicherung zu versehen. Medikamente, Reinigungsmittel und potenziell gefährliche Geräte sollten sicher verwahrt werden. In oberen Stockwerken können Fenster so gesichert werden, dass sie zwar ein Stück weit geöffnet werden können, aber nicht so weit, dass man hinausklettern kann. Es können Türschlösser eingebaut werden, die sich von außen öffnen lassen, wenn die Tür von innen verschlossen ist (Powell 2002).

Für alleinlebende oder im ambulant betreuten Wohnen lebende demenzkranke Menschen mit geistiger Behinderung kann ein Hausnotruf sinnvoll sein. Ein Hausnotrufgerät setzt sich zusammen aus einem Basisgerät und einem Funksender. Der Funksender kann als Armband, Kette oder Clip getragen werden. Drückt man den Knopf am Sender, wird ein Notruf ausgelöst. Einige Hausnotrufe können um einen Sturz- oder Falldetektor erweitert werden. Wenn der Demenzkranke stürzt, wird selbständig Alarm ausgelöst. Das Hausnotrufgerät kann so programmiert werden, dass der Notruf an Betreuungspersonen, an Angehörige, an einen Pflegedienst oder an eine Notrufzentrale geht.

Maßnahmen zur Vermeidung von Wasserschäden können bei alleinlebenden Demenzkranken sinnvoll sein. Ein Sensor vor der Badewanne kann Nässe registrieren und einen Alarm auslösen. Es gibt Hausnotrufgeräte, die mit diesem Sensor gekoppelt werden können. Dadurch gelangt der Alarm zu jemandem, der entsprechende Hilfe organisiert. Ein Wasserflussregler kann am Wasserhahn installiert werden, so dass nur dann Wasser läuft, wenn gegen einen Stab gedrückt wird. Nicht jeder Demenzkranke kommt allerdings damit zurecht (Heeg/Bäuerle 2008; Deutsche Alzheimer Gesellschaft e.V., o.J.).

Wenn Demenzkranke regelmäßig alleine weggehen und nicht mehr nach Hause finden, kann über die Anschaffung eines Personenortungssystems nachgedacht werden. Systeme zur Ortung von Personen nutzen ähnlich wie Navigationsgeräte eine satellitengeschützte Positionsbestimmung. Ihre Genauigkeit für die Standortbestimmung liegt je nach System zwischen mehreren hundert bis zu zehn Metern. Demenzkranke können schnell gefunden werden, wenn sie einen Sender bei sich tragen (Heeg/Bäuerle 2008; Deutsche Alzheimer Gesellschaft e.V., o.J.).

Zum Einsatz solcher und anderer technischer Hilfsmittel sowie für Anpassungen im Wohnbereich für demenzkranke Menschen mit geistiger Behinderung ist kaum etwas bekannt. Es hat sich jedoch gezeigt, dass technische Hilfsmittel, wie beispielsweise elektrische Rollstühle und Kommunikationshilfen, sowie räumliche Anpassungen, wie z.B. der Einbau von Rampen, hilfreich sind für ältere Menschen mit geistiger Behinderung. Sie sind selbständiger, mobiler, kommunizieren mehr und nehmen mehr an der Gemeinschaft teil. Dies erhöht ihre Lebensqualität. Und für die Betreuungspersonen erweisen sich die technischen Hilfsmittel als entlastend (Hammel et al. 2002).

7.1.2   Beeinflussung der Wahrnehmung

Licht und Farben

Licht ist ein Faktor in der Umgebungsgestaltung für einen Demenzkranken, der erst seit kurzer Zeit in seiner Bedeutung erkannt wird. Unzureichendes Licht oder falsch eingesetzte Lichtquellen scheinen an der Entstehung der psychischen und Verhaltenssymptome der Demenz, wie beispielsweise Angst, Unruhe, Aggressivität, Schlafstörungen oder Apathie, beteiligt zu sein (s. Kap. 2.1). Angemessenes Licht hingegen kann die Orientierung des Demenzkranken unterstützen, seine Sicherheit erhöhen, seine Kompetenz erhalten und anregend wirken. Unruhe und Ängste nehmen ab, aggressives Verhalten vermindert sich und Depressionen, die vor einer Verstärkung des Lichts beobachtet werden konnten, gehen zurück. Auch agitiertes Verhalten tritt seltener auf. Mit hellerem Licht und stärkeren Kontrasten nimmt die Unruhe bei den Mahlzeiten ab, das Essverhalten und die Kommunikation verbessern sich. Mit Licht, das auf die Bedürfnisse des alten und des demenzkranken Menschen ausgerichtet ist, können also solche Verhaltensweisen beeinflusst und gemildert werden. Die Lebensqualität des demenzkranken Menschen erhöht sich (Brush et al. 2002; Koss/Gilmore 1998; Sloane et al. 1998; Damkowski et al. 1994). Ältere Menschen, v.a. jene mit Höreinbußen oder einer Demenzerkrankung, reagieren stärker auf die Lichtverhältnisse und sind stärker auf gutes Licht angewiesen als jüngere, da beim Älterwerden das Sehvermögen abnimmt. Die Sehfähigkeit lässt aus verschiedenen Gründen nach:

- Die Elastizität der Linse geht zurück, so dass ein scharfes Sehen erst bei ein wenig Abstand zum Objekt möglich ist.
- Die Linse wird zunehmend trübe, so dass nicht nur eine höhere Lichtstärke notwendig wird, damit gleich gut wie früher gesehen werden kann. Auch die Wahrnehmung von Farben im kurzwelligen Bereich ändert sich.
- Die Akkomodationsfähigkeit des Auges, also das Umschalten auf das Sehen in die Nähe oder in die Ferne, fällt schwerer mit der Folge, dass Objekte, die sich schnell auf jemanden zu- oder wegbewegen, nur verschwommen gesehen werden.
- Die Adaptionsfähigkeit des Auges geht zurück, so dass die Umstellung von dunkel zu hell und umgekehrt mehr Zeit benötigt.
- Das Gesichtsfeld engt sich ein, so dass weniger „seitlich liegende" Informationen gesehen werden.
- Aufgrund von Veränderungen von Hornhaut und Glaskörper sowie der Eintrübung der Linse wird einfallendes Licht schnell als unangenehme Blendung erlebt.

Licht ermöglicht, wenn es ausreichend stark und in einer bestimmten Qualität vorhanden ist, gutes Sehen und beeinflusst die Atmosphäre eines Raumes (KDA 2009, 16ff).

Auch biologische Vorgänge im Körper des Menschen hängen eng mit dem Licht zusammen: Eigene Sinneszellen in der Netzhaut des Auges, die sog. Photorezeptoren, messen, wie sich das Licht im Wechsel von Tag und Nacht und je nach Jahreszeit oder Witterung verändert. Diese Informationen gelangen ins Gehirn, wo die vegetative und hormonelle Regulierung und die biologische Anpassung an den Tag-Nacht-Rhythmus stattfindet. So wird beispielsweise Tageslicht benötigt, damit eine Vorstufe von Vitamin D, das für die Knochenbildung wichtig ist, vom Körper produziert werden kann. Die UV-B-Strahlen werden durch die Haut aufgenommen und nicht durch den Lichteinfall ins Auge. Normales Fensterglas hält die UV-B-Strahlen ab, so dass der Aufenthalt im Freien notwendig ist. (Da Personen mit geistiger Behinderung ein höheres Risiko für die Entwicklung einer Osteoporose haben, ist für diese Personen der Kontakt mit Licht im Freien besonders wichtig!)

Bei Dunkelheit wird das Schlafhormon Melatonin produziert. Die Produktion von Melatonin kann auch tagsüber erfolgen, wenn Menschen sich vorwiegend in schlecht belichteten Innenräumen aufhalten: Sie sind tagsüber müde, träge, antriebslos und können sogar depressives Verhalten zeigen. Dieser 24-Stunden-Rhythmus, der immer wieder in Abhängigkeit vom Licht abläuft, wird circadianer Rhythmus genannt. Da sich das Tageslicht positiv auf den biologischen Rhythmus und das Wohlbefinden von Menschen auswirkt, sollte das Tageslicht in Räumen besser genutzt werden. Bei Neubauten für alte Menschen sollte eine möglichst hohe Ausbeute von Tageslicht angestrebt werden. In bestehenden Bauten können durch Umbau- oder Veränderungsmaßnahmen positive Wirkungen für die Bewohner und die Mitarbeiter erreicht werden: durch geeignete Verglasungsarten und Glasdicken des Fensterglases, durch den Einbau von zusätzlichen Fenstern, auch eines inneliegenden Fensters zur Weiterleitung des Tageslichts in das Innere des Gebäudes bzw. eines Erkerfensters mit einer Belichtung von drei Seiten, oder durch die Auflösung eines Raumes zugunsten von Tageslicht. Licht kann dann wieder als Zeitgeber dienen, der den Tag und die biologische Uhr des Menschen strukturiert, und die Orientierung und Wiedererkennung eines Ortes erleichtert.

Damit die Hormonproduktion oder der Schlaf-wach-Rhythmus störungsfrei aufrechterhalten werden kann, sollte der (alte) Mensch sich mindestens ein bis zwei Stunden täglich im Freien aufhalten oder wenigstens in der Nähe eines Fensters. Andere Empfehlungen gehen von drei bis vier Stunden täglich aus. Dies ist gerade für Demenzkranke sehr wichtig, da viele von ihnen unter Schlafstörungen und Störungen des Tag-Nacht-Rhythmus leiden. Die Lichtintensität sollte ungefähr 2.000 bis 3.000 Lux (Lux = Maß für die Beleuchtungsstärke) entsprechen. Dies bedeutet für Wohnformen, in denen Menschen mit einer Demenz leben, auch diesen Bewohnern den Zugang ins Freie zu ermöglichen und eine Konzeption entwickelt zu haben, wie dieser Freibereich genutzt werden kann (Srikanth et al. 2011; KDA 2009; BMG 2006; Sato et al. 2003).

Ältere und alte Menschen verbringen viel Zeit in Räumen und sind dadurch auf Kunstlicht angewiesen. Künstliches Licht kann die Auswirkungen von Tageslichtmangel reduzieren und ein Stück weit kompensieren. Aufgrund der altersbedingten Veränderungen im Auge benötigen sehr alte Menschen eine fünfmal höhere Lichtstärke, um besser sehen zu können, aber eine zwölfmal höhere Lichtstärke, um den circadianen Rhythmus zu synchronisieren. Zu viel Kunstlicht kann jedoch schaden, wenn seine Spektralverteilung sich deutlich von der Spektralverteilung natürlicher Lichtquellen unterscheidet. Deshalb sollte bei der Beleuchtung nicht nur die Lichtstärke, sondern auch die spektrale Zusammensetzung des Lichts und die Art der Beleuchtung (z. B. kein flimmerndes Licht) berücksichtigt werden (Wunsch, zit. in KDA 2009, 29).

Ein geringerer Anteil an direkter Beleuchtung, kombiniert mit indirekter Beleuchtung, verhindert die Bildung von Schlagschatten, lässt jedoch trotzdem Schattenbildung zu. Das ist wichtig, da durch Schatten die Formen der Umgebung und dadurch auch Hindernisse besser wahrgenommen werden können. Dies verbessert die Orientierung und erhöht die Sicherheit durch eine Verringerung des Sturzrisikos. Dieser Aspekt ist angesichts der hohen Sturz- und Verletzungsgefahr von Demenzkranken sehr wichtig. Zudem wird der Boden auch hell genug beleuchtet. Dies wiederum führt dazu, dass Farbmuster im Bodenbelag und auch Erhöhungen trotz eingeschränkter Tiefenwahrnehmung als solche erkannt werden. Dies ist sehr wichtig, da alte Menschen beim Gehen aufgrund von Gangunsicherheit häufig auf den Boden schauen. Kontraste bei Bodenbelägen können sie verunsichern, da aufgrund der nachlassenden Sehfähigkeit Hell-dunkel-Kontraste oder starke Quantitätskontraste bei Material und Farben als Schwellen und Barrieren wahrgenommen werden. Demenzkranke Menschen gehen dann oft nicht mehr weiter, sie zeigen Angst und Unruhe. Sie nehmen diesen Farbwechsel vermutlich als eine Erhöhung im Fußboden und damit als ein Hindernis wahr. Deshalb sollte zwischen dem Bodenbelag des Flurs und des Zimmers des Bewohners kein starker Helligkeitskontrast vorhanden sein. Dieses Phänomen kann man auch nutzen: In einer Wohneinrichtung für Menschen mit geistiger Behinderung wurde mit Einwilligung der betreffenden Bewohner eine schwarze Matte vor ihre Zimmertür gelegt. Damit wurde verhindert, dass ein demenzkranker Mitbewohner die Zimmer dieser Mitbewohner aufsuchte und in deren persönlichen Sachen stöberte. Gute Erfahrungen wurden in der gleichen Einrichtung damit gemacht, dass das Licht ungefähr eine Stunde vor Sonnenuntergang eingeschaltet wurde.

Nachtlichter, die in der Toilette oder auch in anderen Zimmern angebracht werden, tragen dazu bei, dass Demenzkranke sich sicher fühlen und sich besser orientieren können, wenn sie nachts unterwegs sind. Die Nachtlichter können mit Bewegungsmeldern ausgestattet werden (KDA 2009; Antonangeli 1995, 15).

Neben Licht spielen Farben ebenfalls eine wichtige, oft unterschätzte Rolle in der Gestaltung der Umgebung für demenzkranke Menschen. Benachbarte Farben des Farbenkreises stellen durch ihre Ähnlichkeiten eher Harmonien dar. Komplementärfarben, die sich auf dem Farbkreis gegenüberliegen, bilden aufgrund ihrer Unterschiede dahingegen starke Kontraste. Ältere Menschen können warme und hell leuchtende Farben gut unterscheiden, aber Kontraste von kalten Pastellfarben kaum. Ein weißer Teller auf einem weißen Tischtuch kann aufgrund des geringen Kontrastes vom älteren Menschen mit einer Demenz nicht wahrgenommen werden. Die Kompetenz, selbständig zu essen, kann so verloren gehen (KDA 2009).

Deutliche Kontraste können als positiv, anregend und die Orientierung erleichternd, aber auch als störend (s. o.) empfunden werden. So kann die helle Farbe eines Fußbodens auf einen Demenzkranken als eine Fläche wirken, auf der er sich sicher bewegen kann. Also folgt er diesem hellen, hindernisfreien Weg. Oder die Tür zum Zimmer des Bewohners wird in seiner Lieblingsfarbe so gestrichen, dass sie sich deutlich von den Wänden und von anderen Türen abhebt und zum Öffnen auffordert.

Die Betreuerin eines demenzkranken Bewohners mit geistiger Behinderung hatte festgestellt, dass dieser sich im Bad nicht hinsetzen wollte. Sie vermutete, dass er den Sitz nicht sehen konnte. Sie legte ein buntes Badetuch auf den Sitz, und der Bewohner hatte keine Schwierigkeiten mehr, sich zu setzen (Wilkinson et al. 2004, 29).

Farben und Kontraste können auch eingesetzt werden, um Objekte, die der Demenzkranke meiden soll, zu maskieren. So kann die Ausgangstür in der gleichen Farbe gestrichen werden wie die Wände. Vorhänge, welche die gleiche Farbe wie die Wände haben, werden vor die Tür gehängt. Das Ausgangsschild über der Tür bleibt aber hängen. Besucher finden ohne Probleme anhand des Schildes den Ausgang, während der Demenzkranke das Schild oft nicht wahrnimmt. Dies verringert die Gefahr, dass er die Räumlichkeiten unbemerkt verlässt.

Farben können in Wohnbereichen von Demenzkranken sowohl großflächig, meist zurückhaltend pastellig gestaltet, als auch nuanciert eingesetzt werden. Vor allem beim großflächigen Einsatz von Farben sollte man sich ihrer individuellen Wirkungen bewusst sein. Blau wirkt beruhigend und die Konzentration fördernd und, so die Empfehlung, kann sich in Aufenthaltsräumen oder Bewohnerzimmern positiv auf nervöse, leicht erregbare oder aggressive Menschen auswirken. Da die Farbe Blau vom alten Menschen am schlechtesten gesehen und mit bestimmten Assoziationen verknüpft wird, muss ihr Einsatz bei älteren Menschen gut überlegt sein. Blau als Farbe für einen Bodenbelag ist ungünstig, da der Boden wie eine Wasserfläche oder spiegelndes Eis wirken kann.

In einem Wohnheim für Menschen mit geistiger Behinderung beobachteten die Mitarbeiter, dass ein demenzkranker Bewohner nur sehr zögernd auf dem Boden des Badezimmers voranging. Der Boden sah aus wie Wasser. Er wurde ausgetauscht gegen einen anderen Boden, und der demenzkranke Bewohner konnte auf dem neuen Boden besser gehen (Wilkinson et al. 2005, 396).

Da die Farbe Blau nur wenig Verbindung mit Nahrungsmitteln hat, sollte diese Farbe im Essbereich nicht überwiegen. Sie kann den Appetit hemmen. Hier sollten Orange und Grün zu finden sein, da diese Farben den Appetit anregen. Orange ist auch eine gute Farbe für Flurbereiche und Sitznischen. Sie kann sich kommunikationsfördernd und anregend auswirken. Grün wirkt beruhigend, entspannend und erfrischend. Gelb wird mit Kommunikation, Wissensverwertung und Kreativität verknüpft und passt überall, also im unmittelbaren persönlichen Bereich, in Wohnzimmern und Wohnküchen sowie in Aufenthaltsräumen. Rot kann sich auf Menschen mit einer Demenzerkrankung psychisch und physisch stimulierend und aktivierend auswirken. Es wird empfohlen, die Farbe Rot in

Aufenthalts- und Eingangsbereichen einzusetzen, also dort, wo man sich nur kurzfristig aufhält (KDA 2009).

Viele Demenzkranke weigern sich, einen gläsernen Aufzug zu benutzen. Diese auf den ersten Blick unverständliche Reaktion lässt sich damit erklären, dass sie die Glasscheiben nicht erkennen können. Der gläserne Aufzug wird als eine Plattform wahrgenommen, die nach oben oder nach unten schwebt. Ein bis zum Boden verglastes Fenster im Erdgeschoss wirkt wie ein freier Zugang nach draußen, so dass Demenzkranke in die Scheibe laufen.

Reduzierung von Reizen

Ein Demenzkranker benötigt eine Atmosphäre ohne Hektik und Lärm. Vor allem beim Essen ist eine ruhige und entspannte Atmosphäre sehr wichtig. Schnelles Gehen, Türen schlagen, Rufen nach Mitbewohnern oder ununterbrochen ertönende Musik oder Fernsehsendungen können zu aggressivem Verhalten führen.

Deshalb lässt eine Betreuerin einen demenzkranken Bewohner mit geistiger Behinderung morgens länger schlafen, um ihm erst dann und in aller Ruhe beim Aufstehen zu helfen, wenn die Mitbewohner auf dem Weg zur WfbM sind. Sie achtet darauf, dass sein Tagesablauf ihn nicht überfordert, dass er ausruhen kann, wenn er das Bedürfnis hat, und dass er ohne Zeitdruck alles in seinem eigenen Rhythmus erledigen kann (Wilkinson et al. 2004, 29).

Eine Reduzierung der akustischen Reize, wie beispielsweise durch schallschluckende Verkleidungen an Decke und Wänden in großen Räumen und Fluren, kommt den Bedürfnissen des Demenzkranken entgegen (Zeisel et al. 2003).

Räumliche Enge kann vom Demenzkranken als stressreich erlebt werden und ebenfalls zu aggressivem Verhalten führen. Möbelstücke, die nicht genutzt werden, sollten deshalb besser entfernt werden.

Gläserne Ausgangstüren oder Ausgangstüren mit einem Glasfenster fordern mit dem Blick nach draußen zum Verlassen des Wohnbereichs auf. Bewohner, die dies versuchen und daran gehindert werden, sind verärgert und werden vielleicht sogar aggressiv. Bei unauffällig gestalteten Türen hingegen treten bei den demenzkranken Bewohnern seltener Depressionen auf. Dies ist wahrscheinlich darauf zurückzuführen, dass diese Personen, die seltener am Verlassen des Wohnbereichs (oder am Öffnen von Türen und Schränken) gehindert werden, weniger frustriert sind und sich selbstbestimmter erleben (Zeisel et al. 2003).

Lebhafte Muster können den Demenzkranken verwirren. Wenn er Gegenstände zerstört oder immer wieder entfernt, kann dies ein Hinweis darauf sein, dass seine Wahrnehmung diesen Gegenstand nicht erträgt.

Spiegel können ihn verwirren oder aggressive Reaktionen hervorrufen, da der Spiegel nicht als Spiegel und das eigene Spiegelbild nicht als Spiegelbild erkannt werden.

7.1.3 Erleichterte Orientierung

Einbußen in der Orientierung können kompensiert werden durch eine übersichtliche und einfach zu erkennende Struktur des Wohngebäudes mit eindeutigen Wegen. Besteht ein Gebäude aus mehreren Stockwerken, kann jedes Stockwerk mit einer bestimmten kräftigen Farbe oder mit Symbolen gekennzeichnet werden. Die Orientierung wird erleichtert, wenn im Eingangsbereich jeder Etage ein markantes Möbelstück platziert wird: Der Demenzkranke weiß nicht, in welchem Stockwerk er sich befindet, aber der rote Sessel ist irgendwie vertraut und ansprechend. Im Wohnbereich selber sollte nicht nach einer bestimmten Farbe oder einem bestimmten Symbol differenziert werden, da es hier um die Orientierung innerhalb des eigenen Wohnbereichs geht. Dominiert eine einzelne Farbe im eigenen Wohnbereich, besteht die Gefahr, dass ganze Bewohnergruppen überwiegend einer bestimmten Farbe ausgesetzt werden, die ihren Bedürfnissen oder ihrem Geschmack nicht entspricht. Dies kann sich negativer auswirken als das Fehlen von bunten Farben. Zur besseren Orientierung wäre der Einsatz einer bestimmten Hauptfarbe durch einen höheren Flächenanteil dieser Farbe und nicht durch eine höhere Intensität möglich.

Wichtige Orte sollen hervorgehoben werden, wie beispielsweise durch eine leuchtende Farbe. Hat die Toilettentür eine Farbe, die sie deutlich von der Wand und von anderen Türen abhebt, dann ist die Wahrscheinlichkeit höher, dass die Toilette bei Bedarf vom Demenzkranken gefunden wird, als wenn die Toilettentür genauso aussieht wie die Türen links und rechts davon. Gute Erfahrungen hat ein Wohnheim für Menschen mit geistiger Behinderung gemacht, als die Toilettentür mit roter Farbe gestrichen wurde. Ein Toilettensitz, der dunkler ist als die Toilettenschüssel, ermöglicht eine bessere Orientierung als eine Toilettenschüssel und ein Toilettensitz in der gleichen Farbe. Auch Hinweise aus der Biographie des Demenzkranken können eingesetzt werden, wie beispielsweise ein Photo des Demenzkranken von früher an seiner Zimmertür. Unbewusst Orientierung geben können ein Handlauf, der den Demenzkranken zu bestimmten Räumlichkeiten und Stellen führt, und die Lichtführung, wie z. B. besonders hell erleuchtete Toiletteneingänge. Allerdings muss darauf geachtet werden, dass der Einsatz von Farben beim Demenzkranken nicht zu einer Reizüberflutung führt (Wilkinson et al. 2005).

Die Orientierung kann auch dadurch verbessert werden, dass Dinge sichtbarer gemacht werden. Offene Regale und Schränke, deren Türen durch Glastüren ersetzt wurden, lassen den Demenzkranken den Inhalt sehen und ggf. darauf reagieren. Wenn die Türen zu Räumen wie der Küche oder dem Badezimmer entfernt werden, kann leichter wahrgenommen werden, um welchen Raum es sich handelt. Auch ein Bereich im Zimmer des Demenzkranken mit persönlichen Photos und Erinnerungsstücken kann die Orientierung stützen (Powell 2002).

Viele Menschen mit geistiger Behinderung sind es gewohnt, sich anhand von Piktogrammen zu orientieren. Bei einer Demenzerkrankung können diese Piktogramme ebenfalls eingesetzt werden. Mit früher verwendeten und damit seit langem vertrauten Piktogrammen wird sich der Demenzkranke länger orientieren können.

Neben der Unterstützung der Orientierung durch räumliche Aspekte gibt es auch andere Möglichkeiten:

Die Nachtwache in einem Wohnheim für Menschen mit geistiger Behinderung ist nachts im Schlafanzug und Morgenmantel unterwegs. Schlafanzug und Morgenmantel dienen dem demenzkranken Bewohner zur Orientierung. Er merkt, dass Schlafenszeit ist und geht wieder ins Bett zurück (Wilkinson et al. 2004, 29).

7.1.4 Förderung von Bewegung und Beschäftigung

Die Lebensqualität von Menschen hängt eng mit Aktivitäten zusammen. Dies gilt auch für Menschen, die aufgrund ihrer Demenzerkrankung nicht nur mit dem Verlust der Selbständigkeit und mit psychischen Folgen konfrontiert werden. Folgen der Demenzerkrankung sind auch motorische Defizite, eine geringe körperliche Aktivität, ein erhöhtes Sturzrisiko und kognitive Schädigungen. Deshalb haben Aktivitäten, die auf therapeutischen Ansätzen basieren, für Demenzkranke möglicherweise eine größere Bedeutung als das räumliche und das psychosoziale Umfeld (Perrin 1997).

Die Förderung von Bewegung im Alltag ist ein erster Schritt, um den Abbau von Fähigkeiten und Fertigkeiten zu verlangsamen. Durch Bewegung können Fähigkeiten und Fertigkeiten erhalten oder sogar verbessert werden. Deshalb sollten die räumlichen Bedingungen so gestaltet sein, dass Bewegung und Beschäftigung im Alltag von Demenzkranken ihren festen Platz haben. Barrierefreiheit ist nicht nur aus Gründen der Sicherheit notwendig (s. Kap. 7.1.1), sondern auch wegen der eingeschränkten Mobilität vieler Demenzkranker in einem späteren Stadium. Die Entfernung von Türschwellen und der Bau von Rampen ermöglichen auch im Rollstuhl mehr Mobilität. Ein demenzkranker Bewohner sollte nicht durch das Ende von Fluren und Wegen irritiert und in seiner Bewegung behindert werden. Werden an Flurenden oder in Sackgassen Sitzmöglichkeiten gestellt, kann sich der Demenzkranke setzen oder neu orientieren. Hat er einen Sitzplatz am Fenster, sollte das Fenster einen interessanten Ausblick haben. Sitzgelegenheiten sollten solide Armlehnen haben, damit Demenzkranke sich darauf stützen können, um das selbständige Aufstehen und Hinsetzen zu erleichtern (Powell 2002).

Einen Demenzkranken angemessen zu beschäftigen kann vielleicht am besten erreicht werden mit Objekten und Szenarien, die für ihn interessant sind, weil sie mit seiner Biographie zu tun haben. Wird einer Bewohnerin mit Demenz ein Angebot gemacht, das sie an ihre Arbeit in der WfbM erinnert, wird sie dies möglicherweise bereitwillig und im Rahmen ihrer Möglichkeiten kompetent tun. Wird ihr jedoch etwas vorgeschlagen, das ihr aus ihrer Biographie nicht vertraut ist, wird sie mit diesem Vorschlag wenig anfangen können. Viele Beschäftigungen können in einem Gemeinschaftsraum oder in einem Extra-Raum, der für die Mitarbeiter gut einsehbar ist, angeboten werden. Es wird empfohlen, dass die Beschäftigungsräume möglichst nicht noch anderen Zwecken zur Verfügung stehen. Ist der gleiche Raum vormittags Beschäftigungsraum und abends Wohnzimmer der Wohngruppe, verwirrt dies den demenzkranken Bewohner. Beschäftigungsräume sollten so gestaltet sein, dass ihr Nutzungszweck offensichtlich ist und sie die Sinne aktivieren durch Musik, Gerüche, haptisch interessante Materialien und natürlich auch Licht. Die Möblierung, also z. B. eine Werkbank, ein Korb mit Wäsche oder mit Wolle, sollte anregend sein wie auch die anderen Utensilien im Raum. Allerdings sollte die hohe Verletzungsgefahr für Demenzkranke berücksichtigt werden. Zu wenig anregende Umgebungen können repetitive Verhaltensweisen auslösen, wie beispielsweise das Zerrupfen von Papier (Heeg/Bäuerle 2008; Jozsvai 2005).

Ein Wohnumfeld, das nach milieutherapeutischen Aspekten ausgerichtet ist, sollte einem Demenzkranken neben Beschäftigung auch vielfältige Bewegungsmöglichkeiten und den Zugang nach draußen bieten. Abwechslungsreiche und sichere Wege können im Haus und auch im Garten angelegt werden. Ist kein Garten vorhanden, so kann auch aus einem entsprechend gestalteten Balkon ein Freibereich für einen Demenzkranken werden (Marquardt 2007). Der Balkon kann durch wandhohe Elemente, wie beispielsweise Holzlamellen, und ungiftige Pflanzen und Kräuter zu einem geschützten „Garten"-Sitz im Freien gestaltet werden (Heeg/Bäuerle 2008).

Ein Freibereich, der vom Demenzkranken regelmäßig und nach Möglichkeit selbständig aufgesucht werden kann, verringert agitiertes und umherirrendes Verhalten. Allerdings ist der selbständige Zugang in einen Garten vielen Demenzkranken nicht möglich. Sie wohnen nicht im Erdgeschoss, ein Aufenthalt im Freibereich alleine wird von den Betreuungspersonen als zu gefährlich eingeschätzt, oder der Ausgang ist für den Demenzkranken nicht zu erkennen. In diesem Falle dient der Garten vorwiegend für begleitete Spaziergänge oder Gruppenaktivitäten. Befindet sich allerdings eine Sitzmöglichkeit im Sichtbereich der Betreuungspersonen oder sind die baulichen Gegebenheiten derart, dass der Garten vom Wohnbereich aus gut im Blick behalten und die Sicherheit des Demenzkranken gewährleistet werden kann, dann werden Demenzkranke ermutigt, sich dort aufzuhalten. Nicht nur Personen mit einer mittelschweren Demenzerkrankung suchen einen solchen Sitzplatz selbständig auf, sondern auch Personen in einem späten Stadium der Demenz. Für demenzkranke Menschen ist es wichtig, dass sie auch im Garten den Kontakt zu anderen Personen, die sich im Wohnbereich befinden, visuell oder akustisch aufrechterhalten können. Zwischen den Wohnräumen und dem Garten sollte eine Terrasse oder eine andere Zwischenzone liegen, die sich zwar schon im Freien befindet, aber noch eng mit dem Wohnbereich verbunden ist und auf gleicher Ebene liegt. Die Terrasse kann als Freisitz zu einem Aufenthaltsbereich gestaltet werden mit einer Überdachung oder Markise. Dadurch wird die Intensität des Tageslichts verringert und der Demenzkranke hat beim Verlassen der Wohnräume genügend Zeit, seine Augen an das Tageslicht zu adaptieren. Die Möbel sollten nicht weiß sein, da sie blenden können (Heeg/Bäuerle 2008; Marquardt 2007; Namazi/ Johnson 1992).

Für die Gestaltung des Gartens gibt es verschiedene Empfehlungen. Die Wege sollten zu körperlicher Bewegung auffordern; ein kleiner Teich kann zum Beobachten der Fische einladen; das Grün und die Blüten der Pflanzen, Beerensträucher und Nutzpflanzen regen die visuelle, olfaktorische bzw. gustatorische Wahrnehmung an. Der Demenzkranke kann mit Unterstützung ein Hochbeet pflegen oder Streicheltiere, die im Garten gehalten werden, versorgen. Der Kontakt mit Tieren wirkt sich offensichtlich positiv auf die Lebensqualität von Demenzkranken aus. Die Wege im Garten sollten eben und ggf. als Rundweg ohne Anfang und Ende angelegt worden sein. Zwischen der Bepflanzung und den Wegen sollte wegen der Stolpergefahr kein Gefälle liegen. Aufgrund des eingeschränkten Sehvermögens älterer Menschen sollten sich die Wege deutlich vom übrigen Boden und vom Grün der Pflanzen abheben sowie mit einem nichtblendenden Belag ausgestattet sein. Zum Ausruhen sollten mehrere Sitzmöglichkeiten im Garten verteilt sein. Aus Sicherheitsgründen sollten keine giftigen Pflanzen im Garten wachsen, Stolperfallen beseitigt und Teiche gesichert werden, so dass niemand hineinstürzen und ertrinken kann. Ein mit Büschen oder Pflanzen verkleideter Zaun oder eine solche Mauer mit einer Mindesthöhe von 1,20 m um den Garten wird empfohlen, damit kein Demenzkranker das Gelände verlassen kann (Heeg/Bäuerle 2008; Chalfont/Rodiek 2005).

In Surrey, England, wurden alle Wohnheime und unterstützten Wohnformen für Menschen mit geistiger Behinderung auf ihre Eignung für demenzkranke Menschen mit geistiger Behinderung untersucht. Insgesamt wurden 259 Häuser bewertet. Es zeigte sich, dass 252 dieser Häuser (97%)

sich nach kleinen Änderungen für Demenzkranke in einem frühen Stadium eigneten. Beispiele für solche kleinere Maßnahmen waren das Anbringen von Hinweisen und von Handläufen, Veränderungen der Farbe des Teppichs und der Verzicht auf Teppichmuster, der Einsatz von geeigneten Farben im Badezimmer, die Verwendung von vertrauten Gegenständen im Haus sowie die Umgestaltung des Hauses für eine bestmögliche Sicherheit für herumirrende Bewohner. Keines dieser Häuser war vollkommen demenzfreundlich. Vier Häuser (2%) erforderten Veränderungen in einem größeren Umfang. Nur drei (1%) Häuser waren gänzlich ungeeignet, v. a. wegen der ungenügenden Sicherheit für Demenzkranke.

Für demenzkranke Bewohner in einem mittleren oder späten Stadium kamen lediglich 157 Häuser (61%) in Frage. Diese Häuser wiesen mindestens ein Zimmer auf, das nach kleineren Veränderungen für Demenzkranke geeignet war. Allerdings befanden sich diese Zimmer in 59 Häusern im Erdgeschoss. Ein Aufzug in andere Stockwerke fehlte, oder die anderen Zimmer und Gemeinschaftsräume waren so klein, dass das Passieren mit einem Rollstuhl nicht möglich war. Zu den kleinen Veränderungen gehörten das Anbringen von Hinweisen und Handläufen, der Einsatz von anderen Farben, das Auswechseln der Möbel und Teppiche, die Anschaffung von Pflegebett und Pflegebadewanne und die Sicherung des Gartens. 37 Häuser (14%) hatten mindestens ein Zimmer, das nach größeren Veränderungen passen würde, wobei auch hier in 24 Häusern (9%) der demenzkranke Bewohner an das Erdgeschoss gebunden wäre. Zu den größeren Veränderungen gehörten die Schaffung von Barrierefreiheit durch Rampen, verbreiterte Türen und ein barrierefreier Zugang nach draußen sowie die Umwandlung von Badezimmern in Nasszellen. Insgesamt 65 Häuser (25%) waren ungeeignet für Demenzkranke in einem mittleren oder späten Stadium (Mahendiran/Dodd 2009).

Ob die Situation in Deutschland ähnlich ist, kann nur vermutet werden, da entsprechende Studien noch fehlen.

7.2   Aspekte der organisatorischen Umwelt

7.2.1   Organisatorische Strukturierung des Tages und der Nacht

Neben der Gestaltung von Räumlichkeiten wird in der Milieutherapie auch die organisatorische Umwelt ins Auge gefasst. Dabei geht es um die Schaffung einer Struktur für den Tag, die dem Demenzkranken Sicherheit und Orientierung bietet. Die Milieutherapie geht davon aus, dass eine Alltagsorientierung in Form eines gewohnten Tagesrhythmus und Jahresrhythmus für Demenzkranke das Richtige ist. Der Tag soll in überschaubare Abschnitte eingeteilt werden. Essenszeiten und Ruhezeiten charakterisieren diese Abschnitte.

Zur besseren Orientierung können der Tagesablauf und die verschiedenen Aktivitäten auf einem großen Übersichtsplan dargestellt werden. Mit Ritualen können bestimmte Abschnitte des Tages angekündigt werden: eine aufmunternde Marschmusik für den Toilettengang, ein Gebet zu Beginn des Mittagessens, meditative Musik während der Ruhephase nach dem Mittagessen. Die Strukturierung des Tages führt auch zu einer Strukturierung der Nacht. Aus der Wohnküche kann das Nachtcafe werden, wo der Demenzkranke auch nachts etwas trinken und essen kann, wo er Musik hören kann und er nicht alleine ist. Milieutherapie bedeutet auch, den veränderten Tag-Nacht-Rhythmus eines Demenzkranken zu berücksichtigen. Möchte ein Demenzkranker lange aufbleiben oder sich sogar erst gegen Morgen schlafen legen, so ist das möglich (Powell 2002).

In Wohnheimen für Menschen mit geistiger Behinderung wurde die Erfahrung gemacht, dass demenzkranke Bewohner oft in der Nacht aufwachten und desorientiert eine Zimmertür nach der anderen öffneten. Sie weckten ihre Mitbewohner, lärmten, schrien und machten das Licht an. Diese Störungen in der Nacht wurden als sehr belastend beschrieben. Die Bereitstellung einer Nachtwache wurde von diesen Einrichtungen als Wendepunkt in der Betreuung von Demenzkranken bewertet: Für den Demenzkranken, der in der Nacht volle Aufmerksamkeit und Zuwendung erfuhr, und für die Mitbewohner, die nicht geweckt und gestört wurden (Wilkinson et al. 2004, 26), sowie für die Mitarbeiter:

„Wenn es Nacht ist, dann ist es sehr ruhig. Da bin nur ich, es gibt keine Ablenkungen. Niemand sitzt da und redet die ganze Zeit, niemand verwirrt ihn. Der Fernseher läuft nicht. Das tut ihm manchmal gut." (Nachtwache)

Die Anwesenheit einer Nachtwache, die sich sofort nach dem Aufwachen des Demenzkranken um ihn kümmern kann, wirkt sich nicht nur entlastend aus. Sie entscheidet auch oft darüber, ob der Bewohner in der Einrichtung bleiben wird oder nicht. Da die Nachtwachen eine so wichtige Rolle in der Betreuung eines demenzkranken Bewohners spielen, ist es wichtig, dass auch sie an Schulungen zum Thema Demenz teilnehmen. Ihre Bedeutung wurde jedoch oft nicht erkannt oder unterschätzt, und sie werden nicht immer zu solchen Schulungen eingeladen.

Ein starrer Dienstplan verhindert die Anpassung an die Bedürfnisse von Demenzkranken. Auch wenn klare Strukturen dem Demenzkranken die Orientierung erleichtern, sollten seine Betreuungspersonen sehr flexibel sein. Neben einer Flexibilisierung oder Umstrukturierung von Arbeitszeiten und Arbeitsdiensten sowie der Einführung einer Dauernachtwache müssen weitere Entscheidungen hinsichtlich des Betreuungsteams getroffen werden. Soll aus einem rein pädagogischen Betreuungsteam ein multidisziplinäres Team werden, in dem auch Pflegefachkräfte und Fachleute aus anderen Disziplinen tätig sind? Oder wird man mit der Zusammenarbeit mit einem ambulanten Pflegedienst den sich wandelnden Bedürfnissen von Demenzkranken eher gerecht? Hier muss jede Wohnform oder Einrichtung ihren eigenen Weg finden.

7.2.2   Inhaltliche Strukturierung des Tages

Neben der organisatorischen Strukturierung des Tages ist auch eine inhaltliche Strukturierung wichtig. Auch hier zeigt sich, dass die Betreuungspersonen flexibel auf den Demenzkranken eingehen können müssen. Ein wichtiger Fixpunkt des Tages sind die Mahlzeiten.

Essen und Trinken

Die Ernährung spielt beim alten Menschen eine wichtige Rolle bei der Erhaltung oder Wiederherstellung der Gesundheit und Selbständigkeit. Je weiter eine Demenzerkrankung voranschreitet, umso mehr Bedeutung kommt dem Ess- und Trinkverhalten zu. Hunger- und Durstgefühl nehmen im höheren Lebensalter jedoch ab. Viele Menschen, die an einer Demenz erkrankt sind, sind schlecht ernährt und leiden an einem Flüssigkeitsmangel. Dies bedeutet, sie essen zu wenig, zu viel oder unausgewogen. Folgen von Mangelernährung können Austrocknung (Dehydration), Desorientierung, Verstopfung, Blutarmut, Funktionsstörungen von Muskeln und Knochen (Vitamin-D-Mangel!), Müdigkeit und Apathie sowie Depression sein. Bei Menschen, die mangelernährt sind, heilen Wunden schlechter, treten Infektionen häufiger auf und zeigen sich Atembeschwerden. Die Lebensqualität ist bei Mangelernährung deutlich eingeschränkt (Crawley 2002; Finch et al. 1998).

Für Mangelernährung bei Demenz kann es verschiedene Ursachen geben. Menschen, die an einer Demenz erkrankt sind, haben oft wenig Appetit. Diese Appetitlosigkeit kann darauf zurückgeführt werden, dass sie sich weniger bewegen oder sich altersbedingt ihr Geschmacks- und Geruchssinn verändert haben. Speisen werden anders, oft ungewohnt, wahrgenommen. Liegt eine Depression vor oder die Wahnvorstellung, vergiftet zu werden, wird ein Demenzkranker nicht essen wollen. Durch die zeitliche Desorientierung kann er nicht mehr einschätzen, wann es Zeit zum Essen ist. Die Vorfreude darauf, v. a. wenn bestimmte Geräusche als Kochgeräusche erkannt werden, fördert normalerweise den Appetit. Eine andere Ursache für Mangelernährung kann sein, dass ein Demenzkranker seine Selbständigkeit beim Essen verliert, weil er nicht mehr weiß, wie er das Besteck benutzen soll, oder Schwierigkeiten hat, das Essen richtig wahrzunehmen (s. Kap. 7.1.2). Ein weiterer Grund kann sein, dass er nicht mehr zielgerichtet den Mund öffnen, die Zunge bewegen oder kauen kann. Vielleicht fällt es ihm auch schwer zu schlucken oder er hat Angst, sich zu verschlucken und zu ersticken (s. Kap. 9.3). Vielleicht werden Nahrungsmittel angeboten, die dem Demenzkranken fremd sind oder so zubereitet wurden, wie er sie nicht kennt oder mag. Auch Medikamente, die der Demenzkranke einnimmt, können seinen Appetit beeinflussen. Ist der Geschmack der Medikamente im Mund unangenehm, wird dem Demenzkranken das Essen möglicherweise nicht schmecken. Medikamente können Schläfrigkeit verursachen, was sich auch auf den Appetit auswirken kann. Da ältere Menschen mit geistiger Behinderung zu den Personengruppen gehören, die besonders viele gesundheitliche Risiken in sich vereinen, ist ihr Risiko für eine Mangelernährung im Zusammenhang mit Medikamenten nicht zu unterschätzen. Eine Wunde im Mund, wie beispielsweise der anhand von weißen Flecken auf der Zunge und den Wangeninnenseiten erkennbare Mundsoor, oder ein sehr trockener Mund können ebenfalls dazu führen, dass der Demenzkranke nicht isst (Haveman et al. 2010; Torr et al. 2010; Crawley 2002).

Auch Flüssigkeitsmangel kann sich gravierend auf die Lebensqualität von Demenzkranken auswirken. Ungefähr anderthalb Liter Flüssigkeit sollten täglich aufgenommen werden, um Kopfschmerzen und Konzentrationsproblemen, Verstopfung (Obstipation), Blaseninfektionen, Schläfrigkeit und damit Stürzen vorzubeugen und die Ausscheidung von Wirkstoffen der eingenommenen Medikamente zu unterstützen (Crawley 2002).

Um das Ess- und Trinkverhalten eines Demenzkranken positiv zu beeinflussen, ist es wichtig, möglichst viele Informationen über seine Essgewohnheiten zu sammeln und diese schriftlich für andere Betreuungspersonen festzuhalten. Vielleicht ist er es gewohnt, vor dem Schlafengehen etwas zu essen oder gleich nach dem Aufstehen etwas zu trinken. Vielleicht hat er früher zu den Mahlzeiten immer ein bestimmtes Getränk zu sich genommen oder jeden Sonntagnachmittag Mürbekuchen gegessen. Möglicherweise war seine Hauptmahlzeit nicht das Mittag-, sondern das Abendessen. Der Einfluss kultureller und religiöser Aspekte auf die Essgewohnheiten sollte auch berücksichtigt werden: Fisch am Freitag, Weißwürste in Bayern oder der Verzicht auf Schweinefleisch können sehr wichtig sein.

Viele Demenzkranke mögen süße Speisen und Getränke. Statt süßer Kekse sollten aber nährstoffreiche und gesunde süße Nahrungsmittel angeboten werden (Mehrkornbrot mit Honig, gesüßte Milchgetränke oder Obst). Tragen Medikamente zu einer Mangelernährung bei, könnte die Medikamenteneinnahme vielleicht vor oder nach den Mahlzeiten stattfinden oder könnten andere Medikamente eingesetzt werden. Einbußen im Geruchs- und Geschmackssinn können manchmal durch stärkeres Würzen der Speisen und einiger Getränke mit Gewürzen und Kräutern (nicht mit Salz !) ein Stück weit kompensiert werden. Eine gute Mundhygiene ist wichtig, um Wunden im Mund vorzubeugen oder diese zu erkennen (Crawley 2002).

Demenzkranke benötigen für ihre Mahlzeiten unterschiedlich viel Zeit. Dies muss im organisatorischen Ablauf berücksichtigt werden. Eine ruhige Umgebung ohne eingeschalteten Fernseher oder laufendes Radio, eine freundliche und entspannte Atmosphäre im Esszimmer sind sehr wichtig, damit Demenzkranke sich wohlfühlen und sich auf ihr Essen und Trinken konzentrieren können, ohne abgelenkt zu werden.

Demenzkranke sollen beim Essen unterstützt, aber nicht gefüttert werden. Dies kostet Zeit, ist aber eine Möglichkeit, den Demenzkranken körperlich, sensorisch, emotional und sozial anzuregen: Nur eine Person unterstützt den Demenzkranken während einer Mahlzeit, befindet sich dabei auf seiner Augenhöhe oder etwas darunter, achtet auf die richtige Sitzposition, gibt genügend Zeit für jeden Bissen, hält Augenkontakt, wendet sich nur ihm zu und gibt verbale und nonverbale Hinweise, wie beispielsweise das Besteck oder das Essen direkt in die Hand des Demenzkranken zu legen. Der Demenzkranke kann auch zum Essen oder Trinken angeregt werden, wenn eine Betreuungsperson mit ihm isst oder trinkt (Crawley 2002).

Wenn die Demenzerkrankung voranschreitet und die Fähigkeiten zurückgehen, beispielsweise der richtige Umgang mit Besteck, sollte trotzdem versucht werden, den Demenzkranken zum selbständigen Essen zu ermutigen. Er sollte jederzeit essen können, wenn er es möchte. Zwischenmahlzeiten sollten auch in der Nacht vorgehalten werden. Gute Erfahrungen macht man mit Fingerfood. Fingerfood bedeutet, dass das Essen mit den Fingern gegessen wird, also auch Essen im Vorübergehen, im Stehen, je nach Bedarf und Wunsch. Da das Essen in die Hand genommen wird, wird es direkter wahrgenommen und erhöht die Aufmerksamkeit. Dies kann einen Demenzkranken dazu anregen, etwas mehr zu essen. Ein weiterer Vorteil von Fingerfood ist, dass es auch von Demenzkranken gut gegessen werden kann, die wegen innerer Unruhe nur kurze Zeit an einem Platz bleiben (Crawley 2002).

Nahrungsergänzungsmittel können kurzfristig eingesetzt sinnvoll sein, sind aber langfristig nicht zu befürworten.

Beschäftigungs- und Aktivierungsangebote

Beschäftigungsangebote für Demenzkranke wirken sich positiv auf ihr Wohlbefinden und damit auf ihre Lebensqualität aus. Dies ist v. a. dann der Fall, wenn sie dem Demenzkranken Erfolgserlebnisse ermöglichen. Dabei spielen die Kommunikation und die individuell angemessene Zuwendung eine sehr wichtige Rolle (s. Kap. 7.3.2). Der Demenzkranke erlebt, dass sich jemand Zeit für ihn nimmt, ihn an der Hand hält und ihm Gelegenheit gibt, über ihm persönlich wichtige Dinge zu sprechen. Soziale Zuwendung und emotionale Unterstützung werden auch von Menschen mit einer Demenz wahrgenommen und als wohltuend erlebt. Dies wirkt sich positiv auf ihr Wohlbefinden aus. Positive Erinnerungen können in solchen Situationen gezielt wachgerufen werden und den Demenzkranken in seiner Identität bestärken. Wird Musik gehört, werden Gedichte und Reime miteinander gesprochen oder Photographien von Gärten und Landschaften sowie bestimmte Filme im Fernsehen angeschaut, werden die visuelle und auditive Wahrnehmung angeregt und die Gelegenheit gegeben, über Erinnerungen zu sprechen. Das Gefühl von Gemeinschaft und Zugehörigkeit kann gestärkt werden durch gemeinsames Singen und Spielen von Gesellschaftsspielen. Basteln und Werken ermöglichen es dem Demenzkranken, produktiv und kreativ tätig zu sein (Oppikofer et al. 2009; Bär et al. 2006).

Solche Situationen sind sehr wichtig, da die Fähigkeit von Demenzkranken, Emotionen zu erleben und zu zeigen, deutlich länger erhalten bleibt als ihre Fähigkeit, verbal zu kommunizieren, wie es ihnen geht und welche Wünsche oder Bedürfnisse sie haben. Durch die Gestaltung von positiven Situationen werden bei Demenzkranken positive Emotionen bewusst hervorgerufen. Negative Situationen hingegen, welche negative Emotionen hervorrufen können, sollen gezielt vermieden werden (Bär et al. 2003).

Solche Beschäftigungen finden regelmäßig in Einzel- oder Gruppenaktivitäten statt, die sich wiederholen. Dies gibt den Demenzkranken Sicherheit und ermöglicht ihnen, sich länger im Alltagsgeschehen zu orientieren. Demenzkranke sollen, soweit möglich, am Alltagsgeschehen beteiligt und miteinbezogen werden. Dabei soll an ihre noch vorhandenen Ressourcen angeknüpft werden. Geeignet sind beispielsweise die Zubereitung von Nahrungsmitteln, wie z. B. Kartoffeln oder Äpfel schälen, Obst waschen oder Gemüse klein schneiden. Oder in Anlehnung an frühere berufliche Tätigkeiten können Schrauben geordnet oder Kleinteile zusammenmontiert werden. Von früher vertraute Alltagsgegenstände, wie beispielsweise Handfeger und Kehrschaufel oder ein Lappen, ermöglichen Demenzkranken tätig zu sein. Demenzkranke beschäftigen sich gerne mit dem Hinund Herräumen von Geschirrtüchern, Handtüchern oder Decken, weil dies ihrem Drang zu ordnen, zu stapeln oder zu sortieren entspricht. Tücher falten und ordnen, den Tisch abwischen, kleine Gegenstände sortieren und ordnen oder Bücher mit Photographien von Tieren anschauen sind Beschäftigungen, die von Personen in einem mittleren oder späten Stadium der Demenz gerne wahrgenommen werden. Eine Aktivierung von Bettlägerigen ist mit geeigneten Methoden ebenfalls möglich.

Diese Beschäftigungsangebote sollten nicht nur den jeweiligen individuellen Interessen der Demenzkranken entsprechen, sondern auch an ihre aktuellen Ressourcen angepasst werden, um sie nicht zu über- oder unterfordern. Das Angebot, über persönlich wichtige Dinge zu sprechen, kann von Personen in einem frühen bis mittleren Stadium der Krankheit gerne und gut genutzt werden. Eine Person in einem späteren Stadium der

Krankheit wäre hingegen damit überfordert. Bei fortgeschrittener Demenz könnte aber der Bewohner Zuwendung dadurch erhalten, dass eine Betreuungsperson zu ihm kommt, eine Weile bei ihm bleibt und von Themen erzählt oder mit ihm Bilder zu Themen anschaut, die ihn interessieren. Solche Themen können Familie und Freunde sein, Anliegen und Vorlieben des Demenzkranken, das aktuelle Befinden oder persönlich wichtige Ereignisse, wie ein Geburtstag oder ein Jahrestag (Bär et al. 2006).

Vor allem körperliche Aktivitäten sind für Menschen mit einer Demenzerkrankung sehr wichtig, werden allerdings zu selten systematisch in Form eines Bewegungsprogramms oder als Einzelaktivität angeboten und angeleitet. Menschen mit einer Demenzerkrankung haben ein Recht auf Bewegung, wie in der Charta der pflege- und hilfsbedürftigen Menschen betont wird (Runder Tisch Pflege Arbeitsgruppe IV 2005). Dies gilt vom Demenzkranken mit einem gesteigerten Bewegungsdrang bis hin zum Demenzkranken mit einem völligen Bewegungsmangel.

Bewegung

Regelmäßige körperliche Aktivität beeinflusst nicht nur den Gesundheitszustand von jüngeren, sondern auch von älteren Menschen positiv. Körperlich aktive ältere Menschen sind mit ihrem Leben zufriedener und selbstbewusster. Schon regelmäßiges zügiges Gehen und Wandern im Sinne von Ausdauersport kann Stress, Ärger, Angst und Depressionen reduzieren sowie eine positive Stimmung fördern. Zu diesen Verbesserungen trägt auch der überwiegende Aufenthalt im Freien bei natürlichem Tageslicht bei (s. Kap. 7.1.2). Durch die Bewegung werden der Stoffwechsel und der Kreislauf angeregt. Dadurch wird auch das Gehirngewebe besser mit Sauerstoff versorgt, was wiederum die kognitive Leistungsfähigkeit verbessert. Körperlich aktiv zu sein ermöglicht es, das Gespür für den eigenen Körper zu finden und damit auch das Gespür für körperliches und seelisches Wohlbefinden. Personen, die sich nur wenig bewegen, müssen mit einer Verschlechterung des Herz-Kreislauf-Systems rechnen, mit einer Abnahme der Glukosetoleranz, einem Verlust an Muskelmasse und damit an Muskelkraft, einer Verschlechterung des Triglycerin-Stoffwechsels und des Cholesterinspiegels. Das Risiko für die Entstehung einer Osteoporose ist erhöht, wodurch häufiger Stürze und Frakturen auftreten können. Verluste in der Mobilität, Einbußen in der Kognition und ein funktioneller Abbau scheinen sich gegenseitig zu bedingen und zu interagieren. Diese Erkenntnisse wurden in Studien mit Menschen, die nicht an einer Demenz litten, gewonnen. Es kann jedoch davon ausgegangen werden, dass körperliche Aktivität auch bei Demenzkranken positive Auswirkungen hat. Die Forschung in diesem Bereich ist noch jung, und die Ergebnisse sind aufgrund von methodischen Schwächen, wie z.B. geringen Teilnehmerzahlen oder fehlenden Angaben zum Demenzstadium der

Teilnehmer, nicht immer eindeutig (Huxhold et al. 2009; Schweer 2008; Huonker et al. 2002; Nikolaus 2001).

Zu oft wird davon ausgegangen, dass Menschen mit einer Demenzerkrankung nicht fähig sind, sich an Bewegungsprogrammen zu beteiligen. Es hat sich aber gezeigt, dass nicht nur Personen in einem frühen Stadium einer Demenzerkrankung in der Lage sind, an Bewegungsprogrammen aktiv teilzunehmen und davon zu profitieren, sondern auch Personen in einem mittleren und evtl. auch späten Stadium der Demenz. Demenzkranke Menschen sind hinsichtlich ihrer körperlichen Leistungs- und Funktionsfähigkeit oft in einer schlechteren Verfassung als nichtdemente Gleichaltrige (Heyn et al. 2008; Netz et al. 2007; Eggermont/Scherder 2006). Positive Auswirkungen von Bewegung auf Personen, die an einer Demenz erkrankt sind, stellen sich erst nach einem über längere Zeit regelmäßig absolvierten Bewegungsprogramm ein. Eine Trainingsdauer kann mindestens ein halbes Jahr dreimal wöchentlich eine Stunde lang dauern. Aber bereits mit einem einfachen Übungsprogramm, das zweimal wöchentlich während einer Stunde in einem Pflegeheim durchgeführt wurde, zeigte sich im Vergleich zu einer Kontrollgruppe eine längere Erhaltung der Selbständigkeit bei Personen mit einer Alzheimer-Demenz. Damit Bewegungsprogramme für Demenzkranke erfolgreich sind, sollte das Training in einer kleinen Gruppe mit ungefähr vier Personen stattfinden. Die Übungen sollten einfach sein, mit häufigen Wiederholungen von motorischen Handlungen und einer langsamen Steigerung des Schwierigkeitsgrads. Die Trainingsbelastung sollte für jeden Teilnehmer individuell gestaltet werden können. Die Kommunikation sollte auf Menschen mit einer Demenzerkrankung zugeschnitten sein und deshalb nicht nur verbal, sondern v. a. nonverbal ablaufen. Zur Motivation ist es wichtig, kleine Fortschritte im Training zu betonen. Ein weiterer Aspekt für den Erfolg eines Bewegungsprogramms ist, dass nicht nur die Demenzkranken, sondern auch ihre professionellen Betreuungspersonen oder pflegenden Angehörigen angeleitet und unterstützt werden. Die Ziele solcher Bewegungsprogramme sollten für Demenzkranke erreichbar sein und an ihren Ressourcen anknüpfen. Ein Bewegungsprogramm sollte grundsätzlich immer gleich ablaufen, die einzelnen Schritte aber individuell angepasst werden. Die Übungen sollten zudem Spaß machen (Littbrand et al. 2011; Schwenk/Hauer 2009; Teri et al. 2008; Rolland et al. 2007).

In Studien mit nichtdementen älteren Menschen konnte gezeigt werden, dass mit einem aeroben Bewegungstraining Hirnvolumen aufgebaut werden kann, das im Rahmen von normalen Alternsprozessen zurückgeht. Aerobes Training besteht aus Übungen, die sowohl Ausdauer, Kraft und Flexibilität als auch Gleichgewicht und Koordination fördern. Das Trainieren großer Muskeln dreimal wöchentlich während mindestens 15 Minuten scheint besonders erfolgreich zu sein. Es führt zu einer besseren Durchblutung und damit auch zu einer besseren Versorgung des Gehirns mit Sauerstoff. Außerdem werden das Wachstum und das Überleben von Nerven- und Stützzellen sowie deren Vernetzung angeregt. Dies findet v. a. im Bereich des Hippocampus statt, der eine besondere Rolle bei der Demenz vom Alzheimer-Typ spielt. Damit kommt es zu einer Verdichtung des Hirngewebes und einer Zunahme seines Volumens (s. Kap. 2.6; Honea et al. 2009; Eggermont et al. 2006; Colcombe et al. 2006; Studenski et al. 2006).

Bewegung kann die Kommunikation des Demenzkranken fördern. Im motorischen Gebiet des Gehirns liegen nicht nur die Nervenzellen für die Kontrolle der Bewegungen beim Gehen, sondern auch die Nervenzellen, die für die physische Aktivität des Sprechens notwendig sind. Deshalb stimulieren Gehbewegungen die Hirnaktivität in diesem Gebiet und wirken sich auf das Sprechen aus. Demenzkranke, die Spaziergänge unternahmen und dabei von ihren Begleitern in Gespräche verwickelt wurden, zeigten nach einigen Monaten Verbesserungen in der Kommunikation. Dahingegen zeigten Demenzkranke, mit denen Gespräche im Sitzen geführt wurden, kaum Veränderungen in der Kommunikation (Adlard et al. 2005; Friedman/Tappen 1991).

Körperliche Bewegung kann zum Abbau einer Depression bei Demenzkranken führen und das Auftreten von psychischen und Verhaltenssymptomen abschwächen oder verringern. Auch hier ist offensichtlich eine wichtige Voraussetzung, dass pflegende Angehörige oder professionelle Betreuungspersonen lernen, den Demenzkranken zu mehr körperlicher Bewegung anzuleiten und ihn dabei zu unterstützen, dies über längere Zeit hinweg durchzuhalten. Die gleichzeitige Vermittlung von Strategien zum Umgang mit Demenzkranken trägt zur Reduzierung von schwierigen Verhaltensweisen des Demenzkranken bei (Williams/Tappen 2008; Teri et al. 2003).

Auch zur Behandlung von Schlafstörungen bei Demenzkranken scheint längerfristige körperliche Bewegung sinnvoll und erfolgreich zu sein, wie eine Kombination von zügigem Gehen, einer vermehrten Aussetzung von Tageslicht und lösungsorientierten Verhaltensstrategien gezeigt hat. Das zügige Gehen, aus dem dieses Programm hauptsächlich bestand, wurde jeden Tag 30 Minuten lang ausgeübt. Es zeigte sich bei den Demenzkranken nicht nur ein besserer Nachtschlaf, auch tagsüber nahm die beobachtbare Schläfrigkeit ab. Depressive Verstimmungen wie auch Verhaltensauffälligkeiten verbesserten sich (Connell et al. 2007; McCurry et al. 2005).

Ganzheitliches Gedächtnistraining

Nicht nur körperliche Bewegung, sondern auch kognitive Aktivierung wirkt sich positiv auf Menschen mit einer Demenzerkrankung aus. Offensichtlich beeinflusst in einem frühen und mittleren Stadium der Demenzerkrankung die Ausübung von kognitiven Fertigkeiten und Fähigkeiten den Krankheitsverlauf einer Alzheimer-Demenz: Der kognitive Abbau und der Verlust der funktionellen Fähigkeiten können zwar nicht aufgehalten werden, sie schreiten aber langsamer voran. Die emotionale Belastung von Demenzkranken kann verringert und damit ihr Wohlbefinden und ihre Lebensqualität erhöht werden. Vorhandene Ressourcen, wie beispielsweise die Kommunikationsfähigkeit, sowie das Gefühl der Identität und das Selbstwertgefühl sollen gestärkt werden. Beim Gedächtnistraining bei Demenz geht es also nicht darum, neues Wissen zu erwerben, in den Wettbewerb mit anderen Personen zu treten oder bis an die Grenzen der persönlichen Leistungsfähigkeit zu gehen (Treiber et al. 2011; Schloffer 2009).

Für demenzkranke Menschen sollte die Aktivierung ihrer geistigen Leistungsfähigkeit in Form eines ganzheitlichen Gedächtnistrainings stattfinden. Ein ganzheitliches Gedächtnistraining setzt sich aus verschiedenen Komponenten zusammen, wie beispielsweise Konzentrationsübungen, Gedächtnisspielen und systematischen Übungen zur kognitiven Flexibilität. Die Kombination von Bewegung und geistiger Aktivität scheint bei Demenzkranken besonders wirksam zu sein (Oswald et al. 2006).

Die Übungen sind alltagsrelevant, sowohl sprachlich als auch visuell-räumlich aufgebaut und werden schriftlich oder mündlich dargeboten. Aber nicht nur die vorhandenen individuellen kognitiven Ressourcen werden beim ganzheitlichen Gedächtnistraining berücksichtigt, sondern auch die Gefühle und die sozialen Kontakte des Teilnehmers. Es soll auch miteinander gelacht werden. Zur Erholung werden Entspannungspausen in den Ablauf eingebaut. Gedächtnistraining kann als Einzel- oder als Gruppenangebot durchgeführt werden. Der Vorteil eines Gruppenangebots ist die Förderung der sozialen Kontakte und des Gefühls des Eingebundenseins. Allerdings sollten die Gruppen so zusammengestellt werden, dass die Teilnehmenden ein annähernd gleiches kognitives Leistungsniveau aufweisen, damit sich niemand über- oder unterfordert fühlt. Es sollte zudem darauf geachtet werden, dass kein zeitlicher Druck oder Leistungsdruck entsteht und sich jeder Teilnehmer kompetent und autonom erlebt. Je nach Schweregrad der Demenz sind die Aktivierungseinheiten unterschiedlich lang und unterschiedlich intensiv. Das Gedächtnistraining sollte in einem vertrauten Kontext stattfinden, der als angenehm empfunden wird und in dem man nicht gestört wird (Schloffer 2009; Buschert et al. 2009).

Zu demenzkranken Menschen mit geistiger Behinderung und ganzheitlichem Gedächtnistraining liegen noch keine Studien vor. Es kann vermutet werden, dass ähnliche Ergebnisse erzielt werden können.

7.3 Aspekte der psychosozialen Umwelt

Neben Aspekten der räumlichen Umwelt und der Tagesstrukturierung ist auch die psychosoziale Umwelt für das Wohlbefinden des Demenzkranken sehr wichtig. Mit dem Begriff psychosozial wird darauf hingewiesen, dass psychische und soziale Merkmale der Umwelt sich gegenseitig beeinflussen und voneinander abhängen.

7.3.1 Soziale Kompetenz von Mitarbeitern als Ressource

Die Mitarbeiter in Wohnformen für Menschen mit geistiger Behinderung haben einen großen Einfluss auf das Wohlbefinden eines demenzkranken Bewohners wie auch die Personen in seinem weiteren sozialen Umfeld. Umgekehrt wirkt sich die Betreuung und Begleitung eines Demenzkranken auch auf die Menschen aus, mit denen er in Kontakt steht, also Familienmitglieder, Mitarbeiter in Wohnformen und anderen Angeboten der Behindertenhilfe, Mitbewohner oder ehrenamtlich Engagierte. Vor allem für Angehörige ändert sich mit der Demenzerkrankung eines Familienmitglieds sehr viel. Viele pflegende Angehörige von demenzkranken Menschen mit geistiger Behinderung und auch Mitarbeiter in Wohnformen erleben deren Begleitung und Pflege als Belastung, manche aber auch als Bereicherung. Die Begleitung und Betreuung eines Menschen, der an einer Demenz erkrankt ist, erfordert ein kreatives und flexibles Verhalten der Menschen in seinem Umfeld. Kreativität und Flexibilität ist v. a. bei einem herausfordernden Verhalten des Demenzkranken notwendig (Germain et al. 2009; Halek/Bartholomeyczik 2006; Brodaty et al. 2003).

Die soziale Kompetenz der Menschen im sozialen Umfeld des Demenzkranken (mit und ohne geistige Behinderung) ist ein wichtiger Faktor der psychosozialen Umwelt von und für Menschen mit einer Demenzerkrankung. Altenpfleger in Altenpflegeheimen benötigen eine überdurchschnittlich hohe soziale Kompetenz, um der anspruchsvollen Betreuung und Pflege von demenzkranken Bewohnern gerecht zu werden. Sozial kompetent ist eine Pflegekraft in diesem Zusammenhang, wenn sie fähig ist zu kommunizieren, zu kooperieren und im Kontakt mit den betreuten Personen sicher aufzutreten. Sie wendet sich dem Demenzkranken zu, interagiert und kommuniziert mit ihm wertschätzend, interpretiert sein Verhalten richtig und reagiert angemessen. Der Demenzkranke fühlt sich als Person wahrgenommen. Dies ist für ihn sehr wichtig, weil er immer wieder Grenzen und Zurückweisungen erlebt. Deshalb ziehen sich viele Demenzkranke zunehmend von anderen Menschen zurück. Zeigt man dem Demenzkranken seine Kompetenzen auf (und nicht seine Defizite) und nutzt diese Kompetenzen gezielt, hat der Demenzkranke wieder Erfolgserlebnisse und getraut sich, Kontakte zu pflegen und Aktivitäten nachzugehen. Diese ressourcenorientierte Zugangsweise stützt sein Selbstwertgefühl und trägt zu seiner Lebensqualität bei (Haberstroh et al. 2009; Haberstroh 2008; Richter et al. 2003; Radzey et al. 2001).

Neben der sozialen Kompetenz im Umgang eines Menschen mit Demenz ist eine weitere wichtige Ressource die soziale Kompetenz der Pflegekraft (oder einer anderen Bezugsperson) im Umgang mit anderen Pflegekräften (oder anderen Mitarbeitern). Im Team der Pflegekräfte (oder Mitarbeiter) wird darüber kommuniziert, wie man andere, neue Wege im Umgang mit dem Demenzkranken gehen kann, werden eingeschlagene Wege bestätigt, und man erhält als Pflegekraft (oder Betreuungsperson) Rückmeldungen über die eigene Handlungskompetenz. Diese informative und selbstevaluative Struktur der Kommunikation kann zu einer Verringerung der beruflichen Belastung beitragen und gleichzeitig die Lebensqualität der betreuten Bewohner deutlich verbessern (Haberstroh et al. 2009; Gusy 1995).

Ein Ansatz, der die Bedeutung der sozialen Kompetenz der Pflegekraft oder der Betreuungsperson gegenüber einem Demenzkranken aufgreift, ist die **personenzentrierte Pflege**. Die personenzentrierte Pflege wurde von Kitwood und der Bradford Dementia Group in England erarbeitet, umgesetzt und wissenschaftlich begleitet. Sie basiert auf der Erkenntnis, dass die Einstellung und das Verhalten der Mitarbeiter das Wohlbefinden eines Demenzkranken und die Kommunikation mit ihm sowohl positiv als auch negativ beeinflussen. Neben der medizinischen Versorgung ist für eine gute Pflege aus Sicht des personenzentrierten Ansatzes eine qualitativ hochwertige Kommunikation, die dem Demenzkranken Stabilität und Sicherheit gibt, sehr wichtig. Der Demenzkranke soll als einzigartige Person wahrgenommen werden, sein Person-Sein und sein Person-Bleiben sollen trotz seiner erlebten Verluste durch Anerkennung und Förderung gestärkt werden (Kitwood 2000). Zu dieser positiven Personenarbeit und zur Förderung von Nähe tragen folgende Interaktionen bei:

- den Demenzkranken in seiner Einzigartigkeit anerkennen,
- seine Vorlieben und Wünsche erfragen (s. Kap. 7.3.4),
- den Demenzkranken stets einbeziehen (s. Kap. 7.1.4),
- Feiern und Freude empfinden, durch beispielsweise gemeinsames Singen (s. Kap. 7.2.2),
- eine sensorische und sinnbezogene Zugangsweise nutzen (s. Kap. 7.3.7 und 7.3.8),
- Spielen ermöglichen als eine zweckfreie Aktivität, die sich wohltuend und entlastend auswirkt, sowie
- Entspannung fördern (Kitwood 2000).

Diese positiven Interaktionen bedeuten eine hohe Qualität der Pflege und Betreuung von Demenzkranken. Interaktionen hingegen, die sich negativ auf die positive Personenarbeit auswirken, weil sie Distanz schaffen oder dem Demenzkranken sein Person-Sein verweigern, sind Hinweise für eine ungenügende Betreuung und Pflege. Solche Interaktionen werden *personale Detraktionen* genannt. Zu diesen personalen Detraktionen gehören:

- den Demenzkranken zur Machtlosigkeit verurteilen, weil man ihm vorschnell hilft oder ihn beim Abschluss einer begonnenen Handlung nicht unterstützt,
- ihn sehr autoritär behandeln und verniedlichen,
- ihm ein Etikett zuschreiben, das die Kommunikation mit ihm sehr prägt („der, der immer schreit"),
- ihn mit zu vielen Informationen und zu hoher Geschwindigkeit „erschlagen",
- ihn ignorieren, indem beispielsweise zu wenig mit ihm oder in seiner Anwesenheit nur über ihn gesprochen wird,
- ihn nicht als denkendes und fühlendes Wesen wahrnehmen,
- ihm Verhaltensweisen als absichtliche Verhaltensweisen vorwerfen,
- seine Stimmungen im Umgang mit ihm nicht berücksichtigen und
- seine Gefühle nicht ernst nehmen.

Damit die personenzentrierte Pflege gelingt, müssen bestimmte organisatorische Bedingungen erfüllt sein. Die Mitarbeitenden müssen qualifiziert sein, und sie müssen in ihrer Arbeit genügend Unterstützung bekommen, damit sie diese anspruchsvolle Aufgabe, den Bedürfnissen der Demenzkranken nach Zuwendung und Respekt gerecht zu werden, erfüllen können (Kitwood 2000).

Das Wohlbefinden von Menschen, die an einer Demenz erkrankt sind, hängt also eng mit ihrem Kommunikationsverhalten zusammen. Deshalb wird im folgenden Abschnitt ausführlicher auf das Thema Kommunikation bei Demenz eingegangen.

7.3.2 Kommunikation

Kommunikation ist ein wichtiges Element der sozialen Umwelt und sehr vielfältig. Menschen können miteinander lachen, weinen, singen, reden oder auf die Schulter klopfen, und immer kommunizieren sie dabei. Eine Nachricht wird zielgerichtet von einem Sender (Person A) zu einem Empfänger (Person B) übertragen. Dabei beeinflussen sich die an der Kommunikation beteiligten Personen wechselseitig.

Menschen kommunizieren verbal und auch nonverbal. Die *verbale* Kommunikation kann unterschieden werden in geschriebene Sprache, gesprochene Sprache und paraverbale Sprache. Paraverbale Kommunikation ist die Art und Weise, wie eine Nachricht vermittelt wird, also der Tonfall, die Lautstärke und das Sprechtempo. Dies sind wichtige Informationen. Die *nonverbale* Kommunikation äußert sich in Bezug auf den Körper, den Raum und das Objekt. Der Körper gibt Hinweise über Mimik, also den Gefühle vermittelnden Gesichtsausdruck, und über Gestik, also die verbale Nachricht unterstützende Bewegungen. Haltung und Körperkontakte unterstützen oder ersetzen verbale Nachrichten. Der Blick informiert darüber, ob jemand an einem Gespräch Interesse hat. Die Art und Weise, wie jemand gekleidet ist, welchen Schmuck er trägt und welche Symbole er bei sich hat, trägt zur Kommunikation bei. Im Raum können Nähe und Distanz der kommunizierenden Personen Informationen geben: Je vertrauter sich zwei Personen sind, umso geringer ist der Abstand, der zwischen ihnen gewahrt wird. Nichtsprachliche Kommunikation kann die sprachliche Aussage stützen oder ihr widersprechen.

Um erfolgreich kommunizieren und Störungen in der Kommunikation vermeiden zu können, müssen Grundregeln eingehalten werden. Diese Grundregeln basieren auf Grundannahmen. In der Kommunikation gelten fünf Grundannahmen, die auch als *Axiome* bezeichnet werden (Watzlawick et al. 2007):

- Das erste Axiom *„Man kann nicht nicht kommunizieren"* bedeutet, dass jedes Verhalten gegenüber Personen auch Kommunikation darstellt.
- Das zweite Axiom *„Jede Kommunikation hat eine Beziehungs- und eine Inhaltsseite"* bezieht sich darauf, dass die Qualität der Beziehung zwischen den kommunizierenden Personen die Kommunikation genauso beeinflusst wie der Inhalt dessen, was kommuniziert wird. Kommen zwei Personen nicht gut miteinander aus, kann die eine Person immer gegen das sein, was die andere Person sagt und tut. In diesem Falle sind Inhalt und Beziehung nicht gleich stark gewichtet, sondern die Beziehungsseite überwiegt deutlich und beeinflusst entsprechend die Kommunikation. Kommunikationsstörungen können auftreten, wenn die Unterschiede in der Beziehungs- und der Inhaltsseite nicht beachtet werden.
- Das dritte Axiom *„Kommunikation ist entweder digital oder analog"* setzt voraus, dass verbale Sprache eine meist eindeutige Verständigung ermöglicht und damit ein Beispiel für digitale Kommunikation ist. Nonverbale Kommunikation wie Mimik, Gestik und Tonfall ist nicht immer eindeutig, sondern lässt mehrere Deutungen zu. So kann man aus Schmerz, aber auch aus Freude weinen. Diese Art der Verständigung wird als analog bezeichnet. Wenn der verbale Inhalt nicht mit dem

nonverbalen Inhalt übereinstimmt, kann es ebenfalls zu Störungen in der Kommunikation kommen.

■ Das vierte Axiom „*Kommunikation ist symmetrisch oder komplementär*" meint, dass es Gespräche gibt, bei der die Gesprächspartner auf gleicher Höhe sind, wie z. B. bei Arbeitskollegen. Dann ist die Kommunikation symmetrisch. Findet ein Gespräch zwischen Personen statt, zwischen denen eine komplementäre Beziehung besteht, wie z.B zwischen Vorgesetztem und Arbeitnehmer, dann spricht man von einer asymmetrischen Kommunikation. Starre Rollenverteilungen können Störungen in der Kommunikation verursachen.

■ Das fünfte Axiom lautet „*In der Kommunikation werden von jedem Beteiligten Anfangs- (A) und/oder Endpunkte (E) gesetzt*". Sind die Sichtweisen der Beteiligten zu Ursache und Wirkung gleich, verläuft die Kommunikation störungsfrei. Dies zeigt folgendes Beispiel:

Bewohner Max sagt: „Weil ich meinen Küchendienst so gut erledigt habe (A1), spielt Susanne nun Memory mit mir (E1)." Betreuerin Susanne meint: „Weil Max seinen Küchendienst so gut erledigt hat (A2), spiele ich nun Memory mit ihm (E2)."

Unterscheiden sich aber die Ansichten der Gesprächspartner, kommt es zu Störungen.

Max klagt: „Weil Susanne kein Memory mit mir spielt (A1), kann ich den Küchendienst nicht gut erledigen (E1)." Susanne hingegen: „Weil Max den Küchendienst nicht gut erledigt (A2), kann ich kein Memory mit ihm spielen (E2)".

Kommunikationsstörungen treten je nach Form der Demenz früher oder auch später auf und äußern sich unterschiedlich. Auch bei demenzkranken Menschen mit geistiger Behinderung werden Veränderungen bei der Sprachproduktion und beim Sprachverständnis beobachtet (s. Kap. 3.1). Bislang ist aber erst wenig darüber bekannt. Bei Menschen mit Down-Syndrom ist die gesprochene Sprache normalerweise geprägt durch kurze Sätze, eigenwilligen Umgang mit Hilfsverben und der Reihenfolge der Wörter sowie eine vereinfachte Grammatik. Ihr rezeptiver Wortschatz, also die von ihnen wahrgenommenen Wörter, ist stärker als ihre Fähigkeit, den Satzbau akustisch zu verstehen. Mit dem Älterwerden verlangsamt sich ihre Sprache, und sie scheinen zunehmend Schwierigkeiten zu haben, gesprochene Sprache zu verstehen. Dies wird bereits ab einem Alter von Mitte 40 deutlich. Möglicherweise fällt es ihnen mit zunehmendem Alter auch schwerer, sich verbal auszudrücken. Menschen mit Down-Syndrom haben Schwierigkeiten, Sätze mit grundlegender Grammatik und elementarem Satzbau zu wiederholen sowie verbale Anweisungen auszuführen, die aus ein, zwei oder drei Schritten bestehen. Bei beginnender Demenz vom Alzheimer-Typ zeigen sie wie Betroffene ohne geistige Behinderung

Schwierigkeiten, das richtige Wort zu finden. Im Verlauf der Demenzerkrankung bleibt ihre Fähigkeit, sich verbal auszudrücken, offensichtlich länger erhalten als ihre Fähigkeit, den Inhalt gesprochener Sprache zu verstehen. Dies kann nicht nur auf die Demenzerkrankung zurückgeführt werden, sondern ist möglicherweise auch eine altersbedingte Veränderung bei Personen mit Down-Syndrom (Orange/Zanon 2005; Collacott/ Cooper 1997; Cooper/Collacott 1995; Kernan 1990; Rondal 1988).

Kommunikation und Interaktionen sind im Umgang mit Demenzkranken besonders wichtig, da sie die Grundlagen für eine gute Beziehung zwischen dem Demenzkranken und seiner Betreuungsperson darstellen. Damit sind sie ausschlaggebend für eine personenzentrierte Pflege (7.3.1). Deshalb soll nun auf Ergebnisse aus Untersuchungen zu Kommunikationsstörungen eingegangen werden, die mit an einer Alzheimer-Demenz erkrankten Menschen ohne geistige Behinderung durchgeführt wurden.

Anhand des sog. *kombinierten Kommunikationsmodells* kann das Kommunikationsverhalten von Demenzkranken erfasst und Störungen können erkannt werden. Dieses Kommunikationsmodell stützt sich auf das zweite Axiom, dass eine Nachricht eine Beziehungsseite und eine Inhaltsseite hat, sowie auf das *Informationsübertragungsmodell* von Rüttinger und Sauer (2000). Dieses Informationsübertragungsmodell der Kommunikation geht von den vier Stufen 1) Darbietung, 2) Aufmerksamkeit, 3) Verstehen und 4) Behalten aus.

Stufe 1: Die **Darbietung** der Nachricht kommt vom Sender. Treten hier Fehler oder Barrieren auf, dann erreicht die Nachricht den Empfänger nicht. Drei Aspekte der Sprachproduktion, vorausgesetzt sie werden korrekt eingesetzt, ermöglichen ein besseres Verstehen des Empfängers. Diese drei Aspekte sind die Semantik, die Syntax und die Pragmatik.

> Die *Semantik* umfasst die Bedeutung der sprachlichen Laute, Wörter und Sätze. Die *Syntax* bezieht sich auf die grammatikalische Struktur der Sprache und die regelhaften Verknüpfungen der Sprachzeichen. Die *Pragmatik* untersucht den Gebrauch von Sprache in unterschiedlichen Kontexten (Bußmann 2008).

Personen, die an einer Alzheimer-Demenz erkrankt sind, zeigen in einem *frühen Stadium* Schwierigkeiten hinsichtlich der Semantik und der Pragmatik der Nachricht. Deutlich länger erhalten bleiben phonologische und syntaktisch-grammatikalische Aspekte der Sprache. Den Erkrankten fällt es also zunehmend schwer, Wörter zu finden, die sie für die Produktion ihrer Nachricht benötigen. Sie können die Bedeutung nicht ausdrücken und versuchen, das gesuchte Wort zu umschreiben, indem sie es ersetzen mit „Ding für" oder „Zeug für". Grammatik und Aufmerksamkeit sind jedoch i.d.R. intakt (Rohrer et al. 2008).

Im *mittleren Stadium* der Alzheimer-Demenz können Betroffene einfache kurze Sätze und Floskeln sprechen sowie nonverbal kommunizieren. Manchen fällt es schwer, negativ formulierte Sätze positiv umzudeuten. So wird beispielsweise der Satz „Sie sind nicht allein" inhaltlich als „Sie sind allein" verstanden, da das Wort „allein" in den Vordergrund der Aufmerksamkeit rückt. Ihre Grammatik ist eingeschränkt, und die Vielfalt der Gesprächsthemen nimmt ab. Die Gesprächsthemen liegen meist in der Vergangenheit. Es können jedoch Themen sein, die für den Demenzkranken sehr wichtig sind. Demenzkranke in diesem Stadium sprechen auch in unvollständigen Sätzen oder in Wortgruppen. Wortfindungsstörungen nehmen zu und damit auch Versuche, das Wort zu umschreiben (Rohrer et al. 2008; Buller/Ptok 2005).

Das *schwere Stadium* der Alzheimer-Demenz bringt starke Beeinträchtigungen in der gesamten Kommunikation mit sich. Die verbalen Fähigkeiten sind stark eingeschränkt und werden begleitet von Echolalien, dem Nachsprechen vorgesagter Wörter, Logoklonien, dem zwanghaften Wiederholen von Wörtern mit nur einer Silbe oder das zwanghafte Wiederholen der letzten Silbe von mehrsilbigen Wörtern, und Dysarthrien, also Fehlfunktionen der Sprechmuskulatur. Schließlich können Demenzkranke ganz verstummen, ohne dass eine Schädigung der Sprechorgane vorliegt. Demenzkranke in diesem Stadium können ihre Wünsche und Bedürfnisse nicht mehr verbal äußern (Böhme 2008).

Das zweite Axiom zur *Beziehungsseite und Inhaltsseite einer Nachricht* spielt im kombinierten Kommunikationsmodell bei Demenz an dieser Stelle eine wichtige Rolle: Man hat festgestellt, dass Demenzkranke im Verlaufe ihrer Krankheit immer mehr Kompetenzen auf der Inhaltsseite einer Nachricht verlieren. Ihre Kompetenzen auf der Beziehungsseite hingegen bleiben bis in ein spätes Stadium der Erkrankung erhalten (Romero/Kurz 1989).

Stufe 2: Hat der Sender eine Nachricht geschickt, ist die **Aufmerksamkeit** des Empfängers gefordert. Er muss aus der Vielzahl von Reizen diejenigen auswählen, die für die Nachricht relevant sind, und so eine Reizüberflutung vermeiden. Ist der Empfänger nicht aufmerksam, nimmt er die Nachricht nicht auf.

Personen mit einer Alzheimer-Demenz können in einem *frühen Stadium* der Krankheit zwar ihre Aufmerksamkeit auf einen bestimmten Reiz richten, haben aber Schwierigkeiten, ihre Aufmerksamkeit von einem Reiz auf einen anderen Reiz zu wechseln. Demenzkranke haben auch Schwierigkeiten, ihre Aufmerksamkeit zu teilen. Deshalb fällt es ihnen schwer, mehrere Dinge gleichzeitig zu machen, also zu gehen und dabei zu sprechen (Perry/Hodges 1999; Parasuraman et al. 1992).

Im *mittleren Stadium* ist die Aufmerksamkeit der Demenzkranken noch stärker eingeschränkt. Sie können ihren Blick nur schwer auf Neues verlagern. Zwei Aufgaben können sie nicht mehr gleichzeitig durchführen, aber sie können ihre Aufmerksamkeit immer noch auf eine Person fokussieren. Im *schweren Stadium* der Alzheimer-Demenz können Betroffene ihre Aufmerksamkeit nicht mehr fokussieren.

Stufe 3: Die individuellen Erfahrungen, Einstellungen und Interessen des Empfängers sowie seine intellektuelle Kapazität ergänzen und strukturieren die Nachricht. Dadurch wird das **Verstehen** der Nachricht beeinflusst. Die vom Sender geschickte Nachricht wird vom Empfänger anders verstanden, als der Sender ursprünglich beabsichtigt hat. Komplexe Sätze und Sprachinhalte werden vom Alzheimer-Dementen schon in einem frühen Stadium der Erkrankung nicht immer verstanden. Ausdrücke, die mehr beinhalten als die wörtliche Bedeutung, also Sprichwörter, Ironie und mehrdeutige Wörter, können vom Demenzkranken aufgrund seiner beeinträchtigten Abstraktionsfähigkeit oft nicht mehr verstanden werden. Menschen mit geistiger Behinderung fällt dies an und für sich schwer.

In einem *frühen Stadium* der Alzheimer-Demenz haben Betroffene beim Verstehen komplexer verbaler Nachrichten Schwierigkeiten. Einfache und konkrete Informationen können sie jedoch verstehen (Bickel et al. 2000; Ripich 1994).

Im *mittleren Stadium* ist das Verstehen von verbaler Sprache nur noch eingeschränkt möglich. Auf nonverbaler Ebene ist das Verstehen noch gut möglich.

Im *schweren Stadium* der Demenz können Demenzkranke die Inhaltsseite der verbalen Sprache nur noch selten verstehen.

Stufe 4: Ist die Nachricht angekommen, muss sie vom Empfänger behalten werden. Dieses **Behalten** ist kurzfristig innerhalb der aktuellen Kommunikationssituation und auch langfristig über die aktuelle Kommunikationssituation hinaus.

Bereits in einem *frühen Stadium* der Alzheimer-Demenz ist jedoch die Merkfähigkeit beeinträchtigt. Da es zunehmend schwerfällt, neue Informationen dauerhaft im Gedächtnis abzuspeichern, geht die Behaltensleistung zurück. Deshalb kann der Demenzkranke, wenn er das Ende eines langen Satzes hört, den Anfang dieses Satzes bereits vergessen haben. Oder er erzählt immer wieder die gleiche Geschichte und stellt immer wieder die gleichen Fragen (Rohrer et al. 2008; Heun et al. 1998).

In einem *mittleren Krankheitsstadium* kann verbale Sprache nur minimal behalten werden.

Die Inhaltsseite der verbalen Sprache wird vom Demenzkranken im *schweren Stadium* nur noch selten behalten.

Diese Veränderungen in der Kommunikationsfähigkeit bedeuten nicht, dass Personen mit einer Alzheimer-Demenz in einem mittleren oder späten Stadium nicht mehr kommunizieren können. Sie kommunizieren nonverbal, und die Beziehungsseite von Nachrichten können sie immer noch verstehen! Die Beziehungsseite rückt in den Vordergrund und drückt sich auf emotionaler Ebene aus. Auch Personen mit einer weit fortgeschrittenen Demenzerkrankung können individuelle Gefühlszustände kommunizieren und deuten. Demenzkranke spüren, wenn sie gemocht oder abgelehnt werden. Sie reagieren auf Stimmungen und nehmen nicht nur die Gestik und die Mimik von anderen Menschen gut wahr, sondern auch den Klang der Stimme. Mit ihrer Körpersprache geben Demenzkranke oft mehr Informationen über ihr Befinden, ihre Bedürfnisse und ihre Absichten, als sie dies auf verbaler Ebene könnten. Ihre Gefühlswelt ist gut zu erreichen. Emotionale Mitteilungen und ihr Interesse an sozialen Kontakten verstecken sich oft in scheinbaren Belanglosigkeiten oder in regelmäßig wiederholten verbalen Äußerungen (Re 2003).

Begleiten die Bezugspersonen das gesprochene Wort mit Berührungen und Blicken und zeigen dem Demenzkranken, um was es geht, dann werden sie von ihm besser verstanden und können ihm das Gefühl von Nähe und Zugewandtheit geben. Dies wiederum fördert bei ihm das Verstehen und Behalten dessen, was kommuniziert wird. Über die Sinne und über Rhythmus ist oft ein besonderer Zugang zum Demenzkranken möglich. Beschäftigungen, welche die Sinne anregen, wie beispielsweise Riechen, Schmecken und Berühren von Kräutern, können den Demenzkranken ansprechen und aktivieren (s. Kap. 7.2.2 und 7.3.4).

Allerdings ist es für gesunde Menschen schwierig, diese sehr wichtigen, aber oft sehr kleinen und damit unauffälligen nonverbalen Äußerungen wahrzunehmen. Deshalb kommt es in der Interaktion zwischen Menschen mit einer Demenzerkrankung und gesunden Menschen leicht zu Kommunikationsstörungen. Eine gestörte Kommunikation isoliert den Demenzkranken. Er büßt seine noch erhaltenen Kompetenzen in der Kommunikation weiter ein, und sein Wohlbefinden nimmt ab. Für die Menschen in seinem Umfeld ist eine gestörte Kommunikation belastend, nicht zuletzt aufgrund der daraus resultierenden herausfordernden Verhaltensweisen des Demenzkranken. Demenzkranke Menschen sind nicht mehr in der Lage, sich auf andere Menschen einzustellen und sich an Veränderungen anzupassen. Die Menschen in ihrem Umfeld sind jedoch fähig, sich nach den Bedürfnissen des Demenzkranken zu richten (Germain et al. 2009; Livingstone et al. 2008; Radzey et al. 2001).

Um die Bezugspersonen von Demenzkranken zu unterstützen, wurde auf der Basis des oben vorgestellten kombinierten Kommunikationsmodells mit den vier Stufen Darbietung, Aufmerksamkeit, Verstehen und Behalten ein Kommunikationstraining namens *Kommunikations-TanDem* entwickelt. In diesem Kommunikationstraining werden Angehörigen und Pflegekräften als Sender von Nachrichten Strategien vermittelt. Diese Strategien sollen die verbale Nachricht nonverbal unterstützen. Zu den Strategien zur Erhöhung der Aufmerksamkeit gehört, dass der Blickkontakt zum Demenzkranken aufgenommen wird, man sich zeigt, ihn mit Namen anspricht oder Körperkontakt aufnimmt. Strategien zur Verbesserung des Verstehens sind langsam, klar und liebevoll sprechen, eindeutige kurze Sätze mit einem Inhalt pro Satz äußern sowie wichtige Wörter betonen. Zur Erleichterung des Behaltens können Strategien eingesetzt werden, wie z. B. mehr Zeit geben und Pausen einplanen, das Gesagte wiederholen lassen, an alte Erinnerungen anknüpfen, neue Erinnerungen vermeiden sowie Schwächen und Fehler nicht thematisieren. Das Kommunikationstraining ist ressourcenorientiert. Es stehen nicht bereits beobachtbare Einbußen in der Kommunikationsfähigkeit im Mittelpunkt, sondern die noch vorhandenen kommunikativen Ressourcen von Demenzkranken. Diese kommunikativen Ressourcen sollen durch solche Strategien gezielt gefördert werden. Der Demenzkranke kann Einbußen kompensieren, und er erlebt sich als kompetent. Sein Selbstwertgefühl und sein Selbstvertrauen werden gestützt (Neumeyer/Haberstroh 2011).

Das **Kommunikations-TanDem für Angehörige** setzt sich aus fünf Trainingssitzungen zusammen. Jede Trainingssitzung basiert auf dem oben vorgestellten Kommunikationsmodell. Die Angehörigen werden ausdrücklich als Experten für ihr demenzkrankes Familienmitglied bezeichnet. Die Teilnehmer sollen sich selbst als Experten erfahren und ihr Expertentum weiterentwickeln.

In der *ersten Sitzung* wird den Angehörigen dieses Modell vorgestellt.

Die *zweite, dritte und vierte Sitzung* konzentrieren sich auf die erste Stufe des Kommunikationsmodells, die Darbietung. Den Angehörigen werden dazu Inhalte vermittelt, und die erfolgreiche Darbietung von Informationen wird trainiert. Damit soll den vorhandenen Einbußen der Demenzkranken auf den Stufen Aufmerksamkeit, Verstehen und Behalten ausgewichen sowie noch vorhandene Ressourcen gezielt gefördert werden. Der Ablauf der zweiten, dritten und vierten Sitzung ist stets gleich. Zu Beginn wird jeweils eine Problemsituation vorgestellt. Die Angehörigen sprechen über ihre eigenen Erfahrungen in einer solchen oder ähnlichen Situation und stellen ihre persönlichen Strategien den anderen Anwesenden vor. Anhand der Problemsituation werden die Stärken und Schwächen von Demenzkranken entsprechend der Stufen Aufmerksamkeit, Verstehen und Behalten dargestellt und diskutiert. Die Moderatoren stellen dann einige mögliche Strategien vor, die die Stärken des Demenzkranken fördern und mit denen man Schwächen ausweichen kann. Die Vorstellung von mehreren Strategien soll den Angehörigen zum einen vermitteln, dass viele solcher Verhaltensweisen die Kommunikation mit einem an Demenz erkrankten Menschen positiv beeinflussen können. Zum anderen soll verdeutlicht werden, dass der Umgang mit einem Demenzkranken immer wieder eine Herausforderung darstellt, da die gleiche Strategie nicht immer und auch nicht bei jedem Demenzkranken den erhofften Erfolg bringt. Nach der Vermittlung von Strategien entscheiden die Angehörigen, welche sie ausprobieren möchten, und üben sie ein. Zum Schluss setzen sich die Angehörigen Ziele für die nächste Woche und überlegen sich, welche der eingeübten Strategien sie im Alltag anwenden möchten. Zu Beginn der nächsten Sitzung tauschen sich die Angehörigen über ihre Erfahrungen aus, die sie mit diesen Strategien gemacht haben. Auch ihre persönlichen Strategien werden im Training berücksichtigt (Neumeyer/ Haberstroh 2011).

Die *fünfte und letzte Trainingssitzung* sieht vor, dass Fragen der Angehörigen zur Kommunikation, aber auch zu anderen Themen beantwortet werden. Um das Gelernte nachhaltig zu verfestigen, soll in dieser fünften Sitzung eine Selbsthilfegruppe initiiert werden (Neumeyer/Haberstroh 2011).

Die Angehörigen wurden nach dem Training um eine Bewertung gebeten. Insgesamt wurde das Training als erfolgreich eingeschätzt. Ihr nun größeres Wissen über Kommunikation bei Demenz wurde als deutlichster Effekt bewertet. Die Angehörigen fühlten sich durch das Training auch entlastet. Aus ihrer Sicht hatte sich auch die Lebensqualität ihres demenzkranken Angehörigen durch das Kommunikationstraining verbessert. Ein ähnliches Training von Pflegekräften in stationären Einrichtungen, das aus den drei Trainingsmodulen „Kommunikation mit demenzkranken Menschen", „Kommunikation im Team" und „Kommunikation mit Angehörigen von Bewohnern" durchgeführt wurde, führte ebenfalls zu einer Zunahme der sozialen Kompetenz und zu einer Verminderung der beruflichen psychischen Belastung der Pflegekräfte (Franzmann/Krause 2011; Haberstroh et al. 2009).

Ein solches Kommunikationstraining könnte auch mit Angehörigen von demenzkranken Menschen mit geistiger Behinderung durchgeführt werden und auch mit Mitarbeitern in verschiedenen Wohnformen der Behindertenhilfe.

Eine besondere Herausforderung ist die Kommunikation mit schwerhörigen Demenzkranken. Menschen mit Down-Syndrom entwickeln oft in jungen Jahren eine Altersschwerhörigkeit. Nicht selten ist dem Betroffenen mit Down-Syndrom nicht bewusst, dass er schlecht hört. Dies wird von seinem Umfeld auch nicht erkannt. Entwickelt sich dazu noch eine Demenzerkrankung, ist es gut möglich, dass der Betroffene mit Down-Syndrom sich seiner unbewusst entwickelten Strategien zur Kompensation seines schlechten Hörens nicht mehr bedient, weil er sich nicht mehr daran erinnert oder weil er nicht realisiert, dass er etwas nicht gehört hat. Deshalb sollten Reaktionen oder Verhaltensweisen bei einer Demenzerkrankung auch als eine mögliche Folge von eingeschränkter Hör- oder Sehfähigkeit interpretiert werden. Steht eine Schwerhörigkeit fest, sollte sein soziales Umfeld dies berücksichtigen. Für einen Schwerhörigen ist es hilfreich, wenn im Gespräch störende Umweltgeräusche ausgeschaltet werden, möglichst nah beim Betroffenen und laut und deutlich kommuniziert wird sowie die Mimik und Gestik des Sprechenden gut sichtbar sind. Da auch Seheinbußen bei Personen mit Down-Syndrom häufig sind, ist es wichtig, abzuklären, ob welche vorhanden sind, und ggf. eine Brille anfertigen zu lassen.

Eine verbesserte Kommunikation, in der kleinste nonverbale Äußerungen wahrgenommen und interpretiert werden, kann Außenstehenden die Perspektive des Demenzkranken zugänglich machen. Damit können auch herausfordernde Verhaltensweisen des Demenzkranken, die sich für das soziale Umfeld des Demenzkranken belastend auswirken, besser verstanden, eingeordnet und ggf. verringert werden.

Ist ein Demenzkranker agitiert, was sich beispielsweise durch zielloses Herumwandern oder innere Unruhe zeigen kann, ist er körperlich oder verbal aggressiv, schreit er unvermittelt los, ruft ununterbrochen oder macht fortwährend Geräusche, werden seine Verhaltensweisen als herausfordernd bezeichnet. Ist der Demenzkranke aber apathisch und passiv, dann wird dies von seinem Umfeld nicht als Belastung eingeschätzt. Herausfordernde Verhaltensweisen treten meist ganz plötzlich auf, dauern unterschiedlich lange, äußern sich mal stärker und mal schwächer, mal häufiger und mal seltener (BMG 2006; Halek/Bartholomeyczik 2006).

Bislang existiert jedoch noch keine zufriedenstellende allgemeingültige Definition davon, was herausforderndes Verhalten genau ist. In Anlehnung an die Sichtweise der Behindertenhilfe besteht für herausforderndes Verhalten im Rahmen einer Demenzerkrankung die Auffassung, dass für den Demenzkranken sein Verhalten stets einen Sinn hat. Solche Verhaltensweisen des Demenzkranken werden von den Mitarbeitern deshalb als belastend wahrgenommen, da sie für diese oft „sinnlos" sind. Die Mitarbeiter können Auslöser für das herausfordernde Verhalten nicht erkennen oder nicht deuten. Sie nehmen herausfordernde Verhaltensweisen nicht als eine Form der Kommunikation wahr, die der Demenzkranke aufgrund seiner abnehmenden Kompetenz, sich mittels der verbalen Kommunikation verständlich zu machen, einsetzt. Er möchte damit Aufmerksamkeit erhalten, weil er Schmerzen hat, sich unwohl fühlt wegen eines beginnenden Infekts, eines zu hohen oder zu niedrigen Blutzuckerspiegels, Exsikkose oder unerwünschten Wirkungen von Medikamenten. Oder er hat eine volle Blase oder einen vollen Darm, zu enge Kleidung, Hunger und Durst, Angst, spürt Einsamkeit oder Sehnsucht nach Nähe (Kojer 2010; BMG 2006; Jantzen/Schnittka 2001). Diese Sichtweise von herausforderndem Verhalten führt allerdings oft dazu, dass nicht die eigentlichen auslösenden intrinsischen und extrinsischen Faktoren thematisiert, sondern die im Vordergrund stehenden herausfordernden Verhaltensweisen „behandelt" werden (Wüllenweber 2001).

Da viele Menschen mit geistiger Behinderung herausfordernde Verhaltensweisen zeigen, auch ohne an einer Demenz erkrankt zu sein, sind die Mitarbeiter damit oft vertraut und wissen, wie sie damit umgehen können. Liegt eine Demenzerkrankung vor, treten herausfordernde Verhaltensweisen allerdings deutlich häufiger auf. Bewährte Strategien können unter Umständen nicht mehr so wirkungsvoll sein wie vor dem Auftreten der Demenzerkrankung, so dass herausfordernde Verhaltensweisen unter diesen Bedingungen als belastend wahrgenommen werden und zu Frustration, Angst und Ärger führen. Häufig reagieren die Personen im Umfeld eines Demenzkranken darauf, indem sie sich von ihm zurückziehen. Beobachtungen des Verhaltens von demenzkranken Personen mit geistiger Behinderung und des Verhaltens ihrer Bezugspersonen weisen jedoch darauf hin, dass herausforderndes Verhalten auch bei Demenzkranken nicht zufällig auftritt, sondern im Zusammenhang mit Ereignissen in ihrem sozialen Umfeld. Dies bedeutet, dass herausfordernde Verhaltensweisen von demenzkranken Menschen mit geistiger Behinderung beeinflussbar sind. Sie können ggf. reduziert oder ganz zum Verschwinden gebracht werden (Deb et al. 2007; Brodaty et al. 2003; Millichap et al. 2003).

Bei den meisten Ansätzen, die den Umgang mit demenzkranken Menschen erleichtern sollen, steht das subjektive Wohlergehen des Demenzkranken im Mittelpunkt. Viele Ansätze scheinen im Umgang mit herausfordernden Verhaltensweisen und zur Verbesserung der Lebensqualität des Demenzkranken und seines Umfelds vielversprechend zu sein. Allerdings stehen die wissenschaftlichen Nachweise für die Effektivität der meisten dieser Ansätze noch aus. Dies gilt für die Effektivität sowohl bei Demenzkranken ohne geistige Behinderung als auch bei Demenzkranken mit geistiger Behinderung (Nocon et al. 2010; Jokinen 2005). Einige dieser Ansätze sollen nun vorgestellt werden.

7.3.3 Positive und wertschätzende Zugewandtheit

Eine positive, wertschätzende Zugewandtheit ist eine wichtige Grundhaltung in der Begleitung und Betreuung eines Demenzkranken.

Auf einer solchen Grundhaltung basiert der Ansatz der *Validation nach Naomi Feil*: Der Demenzkranke wird, so wie er mit seiner Demenz ist, wertgeschätzt (von engl. to be of value = wertvoll sein). Das, was er tut, wird als für ihn sinnvoll und nicht als fehlerhaft und defizitär wahrgenommen. Der Demenzkranke wird nicht korrigiert, sondern er wird in seinen Gefühlen und seiner individuellen Wahrnehmung ohne Vorurteile von Seiten der Mitarbeiter oder Angehörigen bestätigt, also validiert. Mit dieser validierenden Haltung wird versucht, den Sinn, den der Demenzkranke in seine Äußerungen und in seine Verhaltensweisen legt, herauszufinden (Feil 2010).

Damit Mitarbeiter und Angehörige eine validierende Haltung gegenüber Demenzkranken einnehmen können, sollten sie fähig sein, sich selbst wahrzunehmen und aktiv zuhören zu können. Empathie ist eine weitere wichtige Voraussetzung: Um die Lebenswelt des Demenzkranken besser verstehen zu können, sollten sie sich in die Situation des Demenzkranken hineinversetzen, seine Emotionen in Worte fassen und bestätigen können. Sie sollten Gefühle aufnehmen und nonverbale Signale interpretieren können. Dabei ist es von Vorteil, wenn die Mitarbeiter die Lebensgeschichte des Demenzkranken kennen. So kann es ihnen leichter fallen, sich in seine innere Realität hineinzuversetzen und sein aktuelles Verhalten richtig zu interpretieren.

Validation geht davon aus, dass Demenzkranke über die emotionale Ebene länger und besser zu erreichen sind als über die kognitive Ebene. Gefühle sind mit Inhalten des Langzeitgedächtnisses verknüpft, so dass über die Aktivierung von Gefühlen Gedächtnisinhalte hervorgerufen werden können. Die verbalen und nonverbalen Äußerungen des Demenzkranken sind Ausdruck seiner Gefühlswelt, also seiner Angst, Wut, Trauer oder Freude. Validierende Mitarbeiter oder Angehörige versuchen, dieses Gefühl zu erkennen, es wertzuschätzen und es ein Stück weit selbst zu erleben. Dann wird dieses Gefühl von der Betreuungsperson dem Demenzkranken zurückgespiegelt. Der Demenzkranke fühlt sich dadurch akzeptiert, so wie er ist. Dies, so Feil, schafft Sicherheit und Stärke und damit ein höheres Selbstwertgefühl. Allerdings kann es in einem späten Stadium der Krankheit schwierig sein, einen Zugang zur Gefühlswelt des Demenzkranken zu finden. Seine innere Realität liegt objektiv gesehen in der Vergangenheit, stellt für ihn aber die Gegenwart dar. Seine innere Realität unterscheidet sich also von der aktuellen Realität der Gesunden. Viele seiner verbalen und nonverbalen Äußerungen gehören zu seiner inneren Realität und werden von Außenstehenden deshalb nicht verstanden.

Validation basiert auf der guten Beobachtungsfähigkeit der Mitarbeiter und Angehörigen sowie auf bestimmten Kommunikationsregeln. Manche Wörter scheinen für den Demenzkranken eine besondere Bedeutung zu haben und werden als Schlüsselwörter bezeichnet. Die Betreuungsperson sollte klar und ruhig mit ihm sprechen. Sie sollte versuchen, sich an die Sprache des Demenzkranken anzupassen und gegebenenfalls die letzten seiner gerade gesprochenen Worte zu wiederholen, um den Kontakt zu ihm herzustellen. Fragen nach dem Warum und Fragen nach Gründen und Ursachen sollte sie ihm nicht stellen. Solche Fragen kann er nicht mehr beantworten, da sein logisches Denken durch die Krankheit eingeschränkt ist. Auch Berührungen sind wichtig und die Beobachtung von Mimik und Gestik des Demenzkranken.

Auf der Basis der Validation nach Naomi Feil entstand in Deutschland die *integrative Validation nach Richard*. Die integrative Validation beruht auf der personzentrierten und wertschätzenden Grundhaltung, auf der Wahrnehmungskompetenz der Mitarbeiter oder Angehörigen und deren validierenden Kommunikationsfertigkeiten. Diese drei Aspekte werden verknüpft mit Körpersprache, Basaler Stimulation, Biographiearbeit und Hospizarbeit. Ein Schwerpunkt der integrativen Validation liegt auf der Vermittlung von praktischen Fertigkeiten.

In den Niederlanden entwickelte sich aus der Validation die *erlebnisorientierte Pflege*. Anders als im ursprünglichen Validationskonzept wird das Augenmerk auf positive Begegnungen und die Kreativität im Umgang gelegt und nicht auf herausfordernde Verhaltensweisen. Die Mitarbeiter und Angehörigen sollen sich nicht nur in die Gefühlswelt des Demenzkranken einfühlen, sondern auch auf angemessene Art und Weise ein Gegengewicht dazu schaffen, indem sie beispielsweise Grenzen setzen. In der erlebnisorientierten Pflege wird davon ausgegangen, dass eine Konfrontation manchmal angemessener ist als ein Mitgehen (Van der Kooij 2006; Richard 1999).

Die Verknüpfung von verschiedenen pflegerischen Konzepten und Aspekten der Reminiszenztherapie und der sensorischen Stimulation mit der validierenden Grundhaltung als Kernkonzept ist eine weitere Entwicklung der Validation und wird als *emotionsorientierte Pflege* bezeichnet. Solche Kombinationen der validierenden Grundhaltung mit anderen Methoden scheinen nach Ansicht der Autoren der „Rahmenempfehlungen zum Umgang mit herausforderndem Verhalten bei Menschen mit Demenz" in der stationären Altenhilfe die besten Aussichten auf Erfolg bei herausfordernden Verhaltensweisen zu haben. Kombinierte Ansätze wirken sich positiv auf die emotionale Anpassung von Demenzkranken aus, reduzieren Angst, verbessern die Stimmung und sind hilfreich in Situationen, in denen Demenzkranke in Panik geraten, sich in Kummer, Wut und Angst verlieren oder andere herausfordernde Verhaltensweisen zeigen (Rieckmann et al. 2009; BMG 2006; Strauß-Geist et al. 2005; Van Weert 2004; Finnema 2000).

Gespräche, die auf einer validierenden Grundhaltung basieren, können auch mit demenzkranken Menschen mit geistiger Behinderung erfolgreich geführt werden. Die Gesprächsprotokolle von zwei Gesprächen zwischen einem Demenzkranken mit Down-Syndrom und jeweils einer Betreuungsperson zeigen, dass oft jene Äußerungen für den Demenzkranken sehr wichtig sind, die für die Betreuungsperson auf den ersten Blick wenig Bedeutung haben. Durch den Verzicht auf Tadel oder Kritik von Seiten der Betreuungsperson und die geäußerte Wertschätzung dessen, was dem Demenzkranken wichtig ist, gelingt es ihr, sich an der subjektiven Realität des Demenzkranken zu orientieren und einen Zugang zu ihm zu finden. Der Demenzkranke fühlt sich positiv bestätigt und in seinem Selbstwertgefühl gestärkt (Theunissen 2007).

7.3.4   Erinnerungspflege

In der Arbeit mit alten Menschen spielt deren Lebensgeschichte eine wichtige Rolle. Dies wird in der Vielfalt der Möglichkeiten, sich mit einer Lebensgeschichte zu befassen, deutlich: Biographiearbeit, Reminiszenztherapie, Lebensrückschau, Erinnerungsarbeit oder Erinnerungspflege. Eine Abgrenzung zwischen diesen Ansätzen ist schwierig, da die Begriffe zum Teil synonym verwendet werden. Zum Teil verfolgen sie psychotherapeutische Ziele, wenn auch in unterschiedlichem Ausmaß.

Die *Reminiszenztherapie* ermöglicht, vergangene Konflikte zu lösen sowie soziale Rollen und auch das Selbstwertgefühl zu stärken und zu erhalten. Offensichtlich kann der Einsatz von Reminiszenztherapie bei Personen mit einer leichten bis mittelschweren Demenzerkrankung zur Verbesserung einer depressiven Verstimmung und eines apathischen Verhaltens führen. Mit älteren Menschen mit geistiger Behinderung wurde ein eigens dafür entwickeltes Reminiszenzprogramm erfolgreich durchgeführt. Die Lebensrückschau ist eine Therapieform, bei welcher in der Vergangenheit liegende intrapsychische Konflikte in Einzelsitzungen bearbeitet und gelöst werden sollen (Hsieh et al. 2010; Van Puyenbroeck/ Maes 2006; BMG 2006; Zanetti et al. 2002).

Biographiearbeit dient dazu, strukturiert Informationen über einen Menschen zu sammeln und auszuwerten. Diese Informationen sind eine wertvolle Hilfe für die Mitarbeiter in der Begleitung eines Demenzkranken. Wissen die Mitarbeiter, wie das Leben des Demenzkranken verlaufen ist, kennen sie seine Familiengeschichte und sind sie mit seinen Gewohnheiten, Vorlieben und Abneigungen vertraut, können sie sein Verhalten und seine Reaktionen besser verstehen und angemessener reagieren. Nicht nur der Demenzkranke wird um Informationen gebeten, auch seine Angehörigen und andere Mitarbeiter werden gefragt. Dieses Wissen wird zusammengetragen und ggf. mit Beobachtungen der Mitarbeiter ergänzt. In Form einer Fallbesprechung können Lebensthemen deutlich werden.

Mit positiven Gefühlen und Erinnerungen besetzte Lebensthemen können für die *Erinnerungspflege* genutzt werden. Lassen sich Lebensthemen herausarbeiten, die mit negativen Gefühlen und Erinnerungen verknüpft sind, so sollten diese in der Erinnerungspflege bewusst nicht thematisiert werden. Erinnerungspflege wird als ein Ansatz ohne psychotherapeutische Ziele bezeichnet (BMG 2006).

Wird Erinnerungspflege *im alltäglichen Geschehen* umgesetzt, sollen Situationen herbeigeführt werden, die beim Demenzkranken positive Erinnerungen hervorrufen (s. Kap. 7.2.2). Mit diesen Erinnerungen soll an die Lebenserfahrungen, Vorlieben und Interessen des Demenzkranken angeknüpft werden. Deshalb sollten Mitarbeiter nicht nur mit der Lebensgeschichte des Demenzkranken vertraut sein, sondern auch gute Kenntnisse haben zur Zeit-, Sozial- und Alltagsgeschichte der älteren Generationen. Speziell für die Erinnerungspflege mit Menschen mit geistiger Behinderung sollten den Mitarbeitern deren Sozialisationsprozesse und die Auswirkungen von Hospitalisierung auf die Identität bekannt sein. Die Einfühlung in die besonderen Lebenserfahrungen von Menschen mit geistiger Behinderung ist eine weitere wichtige Voraussetzung für Erinnerungspflege.

Ist einer Betreuungsperson beispielsweise die Lieblingscreme einer demenzkranken Bewohnerin bekannt, kann das Eincremen der Haut und die Wahrnehmung des Dufts der Creme positive Erinnerungen hervorrufen und Anlass zu einem Gespräch geben.

Erfahren die Mitarbeiter von den Gewohnheiten des Demenzkranken, können sie dafür sorgen, dass er seine Gewohnheiten weiterhin pflegen kann. Die Mitarbeiter können auch frühere Gewohnheiten des Demenzkranken aufgreifen und ihm so ein Gefühl der Vertrautheit und Geborgenheit vermitteln.

Besucht der Demenzkranke beispielsweise einen Gottesdienst, so wird die Betreuungsperson dafür sorgen, dass der Demenzkranke zu diesem Anlass besonders gut gekleidet ist, da es früher üblich war, sonntags und feiertags besondere Kleidung zu tragen. Aber auch Aktivitäten im Haushalt, wie Wäsche falten und Äpfel schälen, oder im Garten, wie gießen und an Blüten riechen, sowie Gesang und alle Arten von Musik (s. Kap. 7.2.2) können Erinnerungen hervorrufen.

Diese Erinnerungen können von Mitarbeitern aufgegriffen und damit wertgeschätzt werden. Umgekehrt können Erinnerungen auch Hinweise geben auf Beschäftigungsmöglichkeiten, die für den Demenzkranken sinnvoll und bedeutungsvoll sind (Bader 2006).

Während Erinnerungspflege im Alltagsgeschehen oft in Form von Gesprächen zu einem bestimmten Thema stattfindet, kann sie auch *an Aktivitäten orientiert* als Einzel- oder Gruppenangebot stattfinden. Ein Gruppenangebot moderiert idealerweise eine Fachperson, die dafür ausgebildet ist. Gemeinsam wird gekocht, gemalt, gesungen, ein Photoalbum oder Lebensbuch angelegt oder ein bestimmter, für das Leben eines Teilnehmers wichtiger Ort aufgesucht. Dieser Ort dient als Auslöser für Gespräche, die Erinnerungen aktivieren können. Andere Auslöser für Gespräche sind Gegenstände (z. B. ein Photo von früher, altes Werkzeug), Gerüche (z. B. Lavendelduft, Parfum) oder Musik (Kinderlieder, Schlager). Auch eine tiergestützte Erinnerungspflege kann für den Demenzkranken schöne Erinnerungen wecken und seine Lebensqualität erhöhen, v. a., wenn er mit Tieren in Kontakt kommt, die er von früher kennt.

Sich zu erinnern stärkt das Gefühl der Identität und das Gefühl, zu anderen Menschen dazuzugehören. Für Menschen, die an einer Demenz erkrankt sind, ist dies sehr wichtig. Sie können ihr Bild von sich besser bewahren und ihre Identität besser erhalten. Wenn sie mit anderen Menschen Erinnerungen austauschen, fördert dies ihre Kommunikation, die Qualität ihrer sozialen Kontakte, und sie erleben sich im sozialen Kontakt mit anderen Menschen. Positive Erinnerungen rufen angenehme Gefühle hervor. Damit werden positive Emotionen gefördert, die noch während einer gewissen Zeit nachwirken können. Auf Erinnerungen, die mit negativen Gefühlen verknüpft sind, sollte in der Erinnerungspflege mit Absicht nicht eingegangen werden, und es sollte respektiert werden, wenn jemand sich nicht an früher erinnern möchte. Werden ohne Absicht negative Gefühle hervorgerufen, die beim Demenzkranken starke Verzweiflung oder Wut und Ärger auslösen, sollten die Mitarbeiter professionelle Unterstützung erhalten (BMG 2006; Kasl-Godley/Gatz 2000).

Nicht nur für Demenzkranke kann sich Erinnerungspflege positiv auswirken. Mitarbeiter erfahren mehr über den Demenzkranken, lernen ihn besser kennen und haben dadurch mehr Verständnis für seine Verhaltensweisen. Sie nehmen ihn vielleicht wieder stärker als eigene Person mit einer individuellen und einzigartigen Lebensgeschichte wahr. Er wird nicht nur als Person mit Defiziten wahrgenommen, sondern auch mit individuellen Ressourcen und Kompetenzen. Mit den Erinnerungen des Demenzkranken und auch mit seinen dadurch ausgelösten Gefühlen muss verantwortungsvoll und bewusst umgegangen werden. Dies benötigt Zeit, Verständnis und Empathie (BMG 2006).

Eine für demenzkranke Menschen entwickelte Form der Erinnerungspflege, die als Gruppen- oder Einzelaktivität durchgeführt werden kann, ist die **10-Minuten-Aktivierung** von Schmidt-Hackenberg (1996). Mit Hilfe von vertrauten Gegenständen aus dem täglichen Leben des Demenzkranken, die als „Erinnerungsschlüssel" dienen, soll an seine Vergangenheit als kompetenter Landwirt, erfahrener Handwerker oder versierte Köchin angeknüpft werden. Diese Aktivierung soll ungefähr 10 Minuten dauern, um den Demenzkranken nicht zu überfordern, aber täglich stattfinden. Als eine gute Zeit hat sich der späte Vormittag erwiesen. Die regelmäßige Durchführung wird als eine besonders wichtige Voraussetzung für eine gelingende Aktivierung betrachtet.

Die Alltagsgegenstände haben anders als Photos einen direkten Aufforderungscharakter. Sie sollen nicht nur gezeigt werden, sondern hautnah erfahrbar gemacht werden durch berühren und betasten lassen. Das Hantieren damit stimuliert über mehrere Sinneskanäle Emotionen und regt Erinnerungen an, die verbal und/oder nonverbal mitgeteilt werden. Emotionen bleiben beim Demenzkranken sehr lange erhalten. Auch eine Frau mit einer weit fortgeschrittenen Demenz kann deshalb trotz eingeschränkter verbaler Kommunikationsfähigkeit zeigen, wie sie früher Wäsche zusammengelegt oder die Kaffeemaschine bedient hat. Dabei wird sie von einer Betreuungsperson begleitet und unterstützt. Diese Betreuungsperson hat die Aufgabe, Erinnerungsschlüssel zu finden. Ist es der Geruch aus der Kaffeemaschine, der die Erinnerung daran weckt? Sind es die gefühlten Kaffeebohnen? Oder ist es das schnaubende Geräusch der Kaffeemaschine, wenn der Kaffee durchläuft? Sie stellt der Demenzkranken deshalb einfache Fragen zum Gegenstand und den damit verknüpften Erinnerungen. Dabei orientiert sie sich an den Gefühlen, die sie bei der Demenzkranken wahrnimmt, und spricht diese Gefühle an.

Damit die 10-Minuten-Aktivierung ohne große Vorbereitungszeit durchgeführt werden kann, soll von der Betreuungsperson ein sog. Aktivitätenschrank zusammengestellt werden. Also ein Schrank, in dem Kartons mit Alltagsgegenständen nach Themen geordnet sind. Themen können Taschentücher sein, die früher wie auch Kleidung an und für sich einen hohen Stellenwert hatten und Auskunft über Stand und Herkunft gaben, oder der Obstgarten im Sommer, Kochgeräte und Haushaltsgeräte, Werkzeug und Werkstatt. Themen, die mit negativen Gefühlen verknüpft sein können, wie z. B. Krieg oder Hunger, sollten vermieden werden (Höwler 2010; Schmidt-Hackenberg 1996).

Der wissenschaftliche Nachweis für die Effektivität von Erinnerungspflege konnte bislang noch nicht eindeutig erbracht werden. Es gibt aber genügend Hinweise, die zeigen, dass mit Erinnerungspflege die kognitive Leistungsfähigkeit nicht verbessert, aber das Wohlbefinden von Menschen mit einer Demenzerkrankung gesteigert werden kann (BMG 2006).

Diese mit Demenzkranken ohne geistige Behinderung gewonnenen Erfahrungen lassen sich vermutlich auch auf demenzkranke Menschen mit geistiger Behinderung übertragen. Menschen mit leichter und mittelschwerer geistiger Behinderung können Erinnerungen gut bewusst speichern und auch wieder abrufen. Sie erzählen Erinnerungen oft in Form einer Anekdote und drücken sich meist konkret und sehr persönlich aus. Sie schildern manchmal so emotional, dass der Eindruck entsteht, diese Erlebnisse hätten erst vor kurzer Zeit stattgefunden. Die zeitliche Einordnung der Erlebnisse ist manchmal schwierig. Meist werden positive Erinnerungen erzählt. Diese können tatsächlich so stattgefunden haben, aber vom Erzählenden auch positiv umgedeutet worden sein. Traumatische Ereignisse werden oft nicht thematisiert. Sie wurden möglicherweise vergessen oder verdrängt. Dennoch können sich solche traumatische, schlimme Erinnerungen in verschlüsselten Signalen oder im Ausdruck des Körpers zeigen. Hat die Betreuungsperson Kenntnisse zur Lebensgeschichte des Menschen mit geistiger Behinderung, wird sie solche Hinweise erkennen und ein anderes Verständnis für sein Verhalten entwickeln (Bader 2006).

Für Menschen mit einer schweren geistigen Behinderung ist das Abspeichern von Erinnerungen eher ein unbewusster Vorgang. Ihre Erinnerungen finden sich oft in Form von Körpererfahrungen und Körperwahrnehmungen. Handlungsrituale, Stereotypien, Zwänge und Ängste können Ausdrucksformen für Erinnerungen und im Laufe des Lebens gemachte Erfahrungen sein und sollten entsprechend verstanden und interpretiert werden. Eine bewusste Schilderung von Erinnerungen ist für Menschen mit einer schweren Behinderung oft nicht möglich. Ihre Wahrnehmung der Welt ist eingeschränkt, und sie nehmen andere Menschen nicht als soziales Gegenüber wahr. Wie sie ihre Erinnerungen wahrnehmen, kann von einem Außenstehenden nur sehr schwer eingeschätzt werden. Für diese Personen und auch für Menschen mit geistiger Behinderung mit einer fortgeschrittenen Demenzerkrankung können folgende Aspekte eine Basis für Erinnerungspflege darstellen: Mitarbeiter sollten genau beobachten und dokumentieren,

- welche Dinge bei der betreffenden Person Freude, Angst, Lust oder Unlust auslösen,
- welches ihre Lieblingsgegenstände sind,
- welche Musik sie mag,
- welche Personen aus ihrem sozialen Umfeld für sie wichtig sind und durch welche Eigenschaften sich diese Personen von anderen unterscheiden, sei es die Stimme, die Kleidung oder Parfum, sowie
- auf welche Kontaktformen die betreffende Person reagiert.

Ergänzt werden diese Informationen mit Informationen aus der Lebensgeschichte, die von Angehörigen und anderen langjährig vertrauten Bezugspersonen erfragt oder aus Dokumentationen eruiert werden können (Bader 2006).

Herr H. und Erinnerungspflege

Herr H. ist 63 Jahre alt und hat ein Down-Syndrom. Bis zum Tod seiner Mutter hat er bei ihr gelebt. Nach ihrem Tod vor ungefähr 15 Jahren zog er in das Wohnheim B. Vor sechs Jahren zog er innerhalb des Wohnheims in eine Seniorengruppe um, wo seine Lebensgefährtin lebte. Zur gleichen Zeit wurde er aus Altersgründen berentet. In der Werkstatt für behinderte Menschen arbeitete er schon zu der Zeit, als er noch bei seiner Mutter lebte. Seine Lebensgefährtin starb vor zwei Jahren nach längerer Krankheit.

Herr H. besuchte den Regelkindergarten und mit intensiver Unterstützung durch seine Mutter auch die Grundschule bis zur zweiten Klasse. Danach besuchte er ein Internat für Menschen mit Behinderung. Herr H. kann etwas lesen und schreiben. Er ist sehr auf seine Betreuer fixiert und liebt es, wenn man sich alleine mit ihm beschäftigt. Er ist stark übergewichtig und hat eine deutliche Sehschwäche. In den letzten Monaten hat auch sein Gehör stark nachgelassen.

Herr H. erzählt gerne und sehr oft von früher, v. a. von der Zeit, als er noch bei seiner Mutter lebte. Seine Geschichten erzählt er Wort für Wort fast immer gleich. Seine Mitbewohner langweilt dies, und es kommt manchmal zu Konflikten. Seit einigen Wochen fällt auf, dass er immer wieder ganze Sätze weglässt oder für einige Zeit ins Stocken gerät, bis er den roten Faden seiner Geschichte wiederfindet. Auch im alltäglichen Leben macht er seit einiger Zeit ab und an Fehler. Er vergisst Verabredungen und bleibt plötzlich stehen, als ob er nicht mehr wisse, wohin er unterwegs ist. Das belastet ihn, so der Eindruck der Mitarbeiter, und er zieht sich von den Mitbewohnern zurück. Die Mitarbeiter haben den Verdacht, dass dies möglicherweise Anzeichen für eine beginnende Demenzerkrankung sind.

Seine Bezugsperson entscheidet sich, ihm ein Angebot zur Erinnerungspflege zu machen. Da er Einzelbetreuung liebt, er nicht mehr so gut sieht und hört, soll die Erinnerungspflege akustisch und visuell gestaltet werden. Deshalb möchte seine Bezugsperson mit ihm einen Lebensbaum mit Photos von ihm wichtigen Personen gestalten und seine Geschichten auf einem Tonträger aufnehmen. Die Arbeit am Lebensbaum soll Herr H. die Möglichkeit geben, sich wieder an (fast) vergessene Erlebnisse und Erfahrungen zu erinnern und darüber zu sprechen. Die Geschichten sollen auf einem Tonträger festgehalten werden, damit Herr H., falls er tatsächlich beginnt, seine vertrauten Geschichten zu vergessen, sie sich immer wieder anhören kann.

Herr H. ist gerne bereit dazu. Sie treffen sich zweimal die Woche. Zu Beginn erklärt ihm seine Bezugsperson genau, was sie in den kommenden Wochen tun werden. Sie fragt Herr H., ob er mit der Gestaltung des Lebensbaums oder den Geschichten auf Tonband beginnen möchte. Herr H. entscheidet sich für den Lebensbaum. Er überlegt sich, welche Personen in seinem Leben wichtig sind oder waren. Er nennt seine Mutter und seine Lebensgefährtin, die beide verstorben sind, sowie zwei ehemalige Arbeitskollegen aus der WfbM, zwei Mitbewohner und fünf Mitarbeiter, die er unterschiedlich lange kennt. Im Verlauf der Gespräche über diese Personen erinnert sich Herr H. an den Wellensittich, den er früher, als er bei seiner Mutter wohnte, gehabt hat. Mit Ausnahme der beiden ehemaligen Arbeitskollegen hat er von allen Personen Photos. Er nimmt mit Hilfe seiner Bezugsperson Kontakt auf zu diesen beiden ehemaligen Arbeitskollegen. Er verabredet sich mit ihnen, um mit Unterstützung der Bezugsperson Photos zu machen. Herr H. malt auf einem großen Plakat mit Hilfe der Bezugsperson einen Baum auf. Aus vielen Photos mit den ihm wichtigen Personen wählt er diejenigen Photos aus, die ihm am besten gefallen. Er schneidet die Photos zu und klebt sie in die Äste des von ihm gemalten Baums. Auch das Bild eines Wellensittichs findet dort einen Platz. Das Auswählen, Ausschneiden und Aufkleben erstreckt sich über mehrere Treffen. Herr H. ist sehr konzentriert und zeigt viel Ausdauer. Einige Lieblingsphotos werden vergrößert, damit er sie besser sehen kann, und eingerahmt. Diese gerahmten Photos *stellt er in seinem Zimmer auf. Als der Lebensbaum fertig ist, wird das Plakat im Zimmer von Herrn H. aufgehängt. In vier Sitzungen werden einige von seinen Geschichten auf Video aufgenommen und auf eine DVD gebrannt.*

Am Ende der Erinnerungsarbeit hat Herr H. einen Lebensbaum nach seinen Vorstellungen gestaltet. Dabei hat er seine Ausdauer und Konzentration trainiert. Diesen Lebensbaum zeigt Herr H. jedem Mitbewohner, jeder Betreuungsperson und jedem Besucher auf der Wohngruppe. Er erklärt, wer die Personen auf den Photos sind, was sie für ihn bedeuten und erzählt die eine oder andere Erinnerung, die er mit diesen Personen verbindet. Seine Mitbewohner und die Mitarbeiter interessieren sich für sein Tun, und es ergeben sich viele Gespräche. Herr H. erlebt, wie andere seinen Lebensbaum bewundern und auch einen solchen Lebensbaum gestalten möchten. Das macht ihn sehr stolz und glücklich. Er traut sich wieder mehr zu und wird selbstsicherer. Er macht zwar immer noch Fehler in seinem Alltag, aber sie belasten ihn nicht mehr so stark. Er zieht sich weniger von den Mitbewohnern zurück. Seine Bezugsperson hat den Eindruck, dass er psychisch stabiler geworden ist und nicht mehr so unter seinem zunehmenden Hörverlust leidet. Zu seinem nächsten Geburtstag wünscht sich Herr H. einen Wellensittich.

Neben der Erstellung eines Lebensbaums mit Photos von Angehörigen und Freunden gibt es viele weitere Methoden, mit denen Erinnerungen festgehalten und auch für andere Personen, wie beispielsweise neue Mitarbeiter, zugänglich werden. Die Schaffung eines Lebensbaums oder Lebensbuches oder das Anlegen einer Schatzkiste mit Erinnerungsstücken kann bereits lange vor einer Erkrankung geschehen und ggf. um neue Erinnerungen ergänzt werden (mehr dazu s. Lindmeier 2004).

Die bisher vorgestellten Ansätze haben sich v. a. in der Arbeit mit Personen in einem frühen und mittleren Stadium der Demenzerkrankung bewährt. Nun werden zwei Ansätze vorgestellt, mit denen Kontakt zu schwerdementen Menschen aufgenommen werden kann.

7.3.5   Prä-Therapie

Die von Garry Prouty (1994; Prouty et al. 1998) entwickelte Prä-Therapie wird seit einiger Zeit als Zugangsmöglichkeit zu Menschen erprobt, die sich in einem sehr fortgeschrittenen Stadium einer Demenz befinden. Prä-Therapie baut auf dem personenzentrierten Ansatz von Rogers auf und wird seit Jahren in der Arbeit mit Menschen mit schwerer geistiger Behinderung, mit psychotischen und mit autistischen Störungen eingesetzt. Dabei handelt es sich um Menschen, die Schwierigkeiten haben, Kontakt herzustellen und als „nicht therapiefähig" bezeichnet werden. Die Prä-

Therapie versucht, Wege zu finden, um mit diesen Menschen in Kontakt zu treten. Diese Klienten sollen die Möglichkeit bekommen, Kontaktangebote wahrzunehmen und darauf einzugehen. So können sie (wieder) zu sich selbst in Beziehung treten, zu anderen Menschen und zur Realität in ihrem Umfeld. Dabei soll der sog. „psychologische Kontakt" hergestellt werden und dadurch erst die Basis für eine therapeutische Beziehung geschaffen werden. Prouty versucht, „eine *Brücke in die Welt* des Klienten zu bauen und *nicht* den Klienten in die Welt des Therapeuten hinüberzuzerren" (Pörtner 1996, 217). Mit Unterstützung der Prä-Therapie sollen solche Brücken gebaut werden können.

Prouty geht davon aus, dass konkrete Erfahrungen, die er als „präsymbolisch" bezeichnet, die Basis für jede Halluzination und für jedes autistische Verhalten darstellen. Das Bild oder die Erfahrung ist da, kann aber weder vom Klienten mit der Kontaktstörung noch von Personen aus seinem Umfeld gedeutet werden. Mit Hilfe der Prä-Therapie soll das, was der Klient *nicht mehr oder noch nicht* ausdrücken kann, in einen Zustand gebracht werden, in dem ein Ausdruck möglich wird. Dadurch wird die Bedeutung dieser Erfahrung oder dieses Bildes erkannt und kann verbalisiert werden. Das Erleben dieser Menschen wird durch sog. *Kontaktreflexionen* aufgegriffen, indem das, was die Kontaktperson gerade wahrnimmt, von ihr verbal und nonverbal geäußert wird. Dadurch können sie Kontakt zu ihrem eigenen inneren Erleben herstellen. Folgende Kontaktreflexionen werden in der Prä-Therapie eingesetzt:

- Das Ansprechen der äußeren Situation *(Situationsreflexion)*, wie z. B. „Hier ist es laut". Dies regt den Kontakt zur Realität an.
- Das Ansprechen des Gesichtsausdrucks *(Gesichtsausdrucksreflexion)*, wie z. B. „Sie schauen starr geradeaus". Dies regt den Klienten an, (wieder) einen Kontakt zu den eigenen Gefühlen herzustellen.
- Das Ansprechen des Verhaltens *(Verhaltensreflexion)*, wie z. B. „Du setzt dich hin". Dies unterstützt den Kontakt des Klienten zu sich selbst.
- Das Eingehen auf die Körperhaltung *(Körperhaltungsreflexion)*. Dies kann verbal stattfinden, wie z. B. „Sie sitzen ganz steif in Ihrem Sessel", oder nonverbal, wenn die Kontaktperson die Körperhaltung des Klienten bis ins Detail übernimmt, indem sie sich ganz genau in den Klienten hineinfühlt, um besser zu verstehen, wie es dem Klienten gerade geht. Dies fördert den Kontakt zum eigenen Körper und hilft, eine Abspaltung zu überwinden.
- Wort für Wort wiederholen *(Wort-für-Wort-Reflexion)*, wobei das, was der Klient äußert („Es ist bitter"), von der Kontaktperson genau so wiederholt wird („Es ist bitter"). Dies fördert das Selbstvertrauen und stellt den Kontakt mit anderen her. Die Kontaktperson erkennt zudem das Gesagte an.

■ Durch das Prinzip des Wiederaufgreifens *(Wiederaufgreifende Reflexion)* wird versucht, den zu einem früheren Zeitpunkt gelungenen Kontakt wiederherzustellen, z. B. nach einer längeren Pause („Es ist bitter"). Dieses Wiederaufgreifen weckt die Emotionen des Klienten von Neuem und unterstützt ihn dabei, sich daran zu erinnern und sie einzuordnen.

Um diese Kontaktreflexionen richtig einzusetzen, benötigt man viel Geduld, eine hohe Einfühlungsgabe und ein echtes Ernstnehmen des Klienten. Es handelt sich um eine Methode, die auf einer klientenzentrierten Grundhaltung basieren muss und auf der Bereitschaft, sich in die Welt des Klienten einzufühlen (Pfeifer-Schaupp 2009; Pörtner 1996).

Frau I. und Prä-Therapie

Frau I. ist schwer demenzkrank und lebt in einem Pflegeheim. Sie wiederholt seit Stunden immer wieder sehr laut den Satz „Es ist bitter". Auf die Frage der Pflegekräfte, was genau sie damit meine, reagiert sie nicht. Sie schaut weiterhin starr geradeaus, ihr Körper ist sehr angespannt. Eine Pflegekraft setzt sich schließlich ihr gegenüber, nimmt ihre Körperhaltung ein und wiederholt den gleichen Satz, sobald Frau I. ihn ausgesprochen hat. Nach ungefähr einer halben Stunde beginnt sie, sich zu entspannen, und die zeitlichen Abstände, in denen sie den Satz wiederholt, werden länger. Schließlich lehnt sie sich entspannt zurück, wiederholt den Satz nicht mehr und lächelt die Pflegekraft an.

Nicht nur bei Menschen mit geistiger Behinderung, autistischen oder psychotischen Verhaltensweisen führt Prä-Therapie zu einer Verbesserung der Kontaktfunktionen. Auch bei Menschen mit einer schweren Demenz gibt es Hinweise auf ihre Wirksamkeit (Pfeifer-Schaupp 2009; Morton 2002).

7.3.6   Berührung

Über Berührung kann auch mit schwerdementen Menschen Kontakt aufgenommen werden. Berührung ist hier ein absichtliches und bewusstes Anfassen durch die Hände, das zu einem deutlichen und flächigen Hautkontakt führt. Berührung stellt in dieser Form nicht nur ein Angebot für einen Dialog dar, sondern auch eine elementare Sinnesanregung. Durch Berührung kommt es zu einer Begegnung und zu einer Mitteilung. Der Einfluss von Berührung auf den Körper in Form von Ausschüttung von Hormonen und der Aktivierung des limbischen Systems ist noch nicht ganz geklärt. Bekannt hingegen sind die negativen Auswirkungen bei fehlendem Körperkontakt und Zuwendung: Die Entwicklung von Kindern wird gehemmt, und das Auftreten einer Depression wird gefördert. Es kann vermutet werden, dass auch bei Erwachsenen als angenehm empfundene Berührungen, Streicheln, im Arm gehalten werden und Massagen Stress vermindern und vegetative Funktionen stabilisieren. Allerdings müssen die individuellen Erfahrungen der Demenzkranken, ihre Vorlieben und Abneigungen gegenüber Berührungen berücksichtigt werden. Durch eine vorsichtige und langsame Anbahnung von Körperkontakt kann herausgefunden werden, wie ein Demenzkranker auf Berührungen reagiert. Vor allem im Rahmen der täglichen Pflege findet Körperkontakt immer wieder statt. Im Hinblick auf die Bedeutung von Berührungen sollte sie bewusst als eine Form der Beziehungsaufnahme eingesetzt werden unter Berücksichtigung der persönlichen Grenzen der Beteiligten (BMG 2006; Fröhlich 1998).

7.3.7 Basale Stimulation

Ein ursprünglich pädagogischer Ansatz für ein grundlegendes, bedeutsames Sinnesangebot an einen anderen Menschen ist die basale Stimulation. Sie hat in der Arbeit mit schwer- und mehrfachbehinderten Menschen seit langer Zeit ihren Platz und wurde in den Bereich der Pflege übertragen. Basale Stimulation versucht, durch gezielte Angebote Menschen anzuregen, die in ihrer Wahrnehmung beeinträchtigt sind und dadurch zu wenige gewohnte Sinnesreize erleben, mit ihnen zu kommunizieren und ihnen Orientierung zu ermöglichen. Es wird davon ausgegangen, dass die Fähigkeit zur Wahrnehmung bis zum Tode eines Menschen vorhanden ist. Für die Wahrnehmung von Informationen sind Bewegung und Veränderung grundlegende Bedingungen (Nydahl 2011; Bienstein/Fröhlich 2003).

Basale Stimulation *„fordert nicht und setzt nichts voraus"* – sie bietet eine Strukturierung dessen an, was für den Patienten selbstverständlich ist innerhalb seiner Lebenswelt (Nydahl 2011, 49). Pflegende und Therapeuten versuchen in Sitzungen, dem Patienten etwas anzubieten, beobachten ihn und verändern ggf. das Angebot. Das Angebot orientiert sich am Erleben des Patienten, an seiner Lebensgeschichte und an seinen Möglichkeiten zu lernen. Er kann lernen, die eigene körperliche und psychische Identität wahrzunehmen, die Umwelt zu erleben und zu verändern oder Sinneszusammenhänge zu begreifen.

In der basalen Stimulation wird Kontakt über den Körper aufgenommen. Über Berührungen und Bewegungen werden die *somatische* (über die Körperfläche gemachte), die *vestibuläre* (über den Gleichgewichtssinn gemachte) und die *vibratorische* (über Schwingungen gemachte) Wahrnehmung angeregt. Diese Sinne werden als basale Sinne bezeichnet. Erst in einer späteren Phase werden auch die anderen Sinne wie *Riechen*, *Schmecken* und *Hören* angesprochen. Grundsätzlich soll dabei an Bekanntes angeknüpft werden. Dem Demenzkranken werden auf diese Weise eindeutige Informationen über ihn selbst und über seine Umwelt vermittelt. Dies ist für ihn wichtig, weil nicht nur seine Wahrnehmung eingeschränkt ist aufgrund von altersbedingten Einbußen im Hören, Sehen, Fühlen, Schmecken, Riechen, Tasten sowie im Gleichgewichtssinn und in der Tiefensensibilität. Er erlebt auch aufgrund seiner Demenzerkrankung Veränderungen in seiner Kommunikation und in seinen sozialen Kontakten. Ohne eine anregende Umgebung gehen ihm wichtige Erfahrungsbereiche zunehmend verloren.

Die Stimulation des Körpers kann beispielsweise über die Körperpflege oder durch atemstimulierende Einreibung angeregt werden. Durch verschiedene Materialien kann der Tast- und Greifsinn stimuliert werden, wie z. B. durch ein Hirsekissen für die Fußsohlen oder, wenn diese Erfahrung in der Lebensgeschichte des Demenzkranken zu finden ist, durch das Streicheln des Fells eines Haustiers. Rhythmische Bewegungen in einem Schaukelstuhl können den Gleichgewichtssinn anregen und gleichzeitig das Bewegungsempfinden. Mit einer elektrischen Zahnbürste auf der Handfläche wird der Vibrationssinn stimuliert, mit Düften der Geruchssinn angeregt, mit Mobiles oder bunten Bildern der visuelle Sinn, mit bekannter Musik der akustische Sinn und mit einem gut gewürzten Essen der Geschmackssinn.

Die Stimuli sollen immer wieder gewechselt werden, und bei ihrer Auswahl sollte die Lebensgeschichte des Demenzkranken berücksichtigt werden. Wichtig ist, dass eine Reizüberflutung vermieden wird und dass nicht nur eine sinnesanregende Umgebung geschaffen wird, sondern auch eine wahrnehmungsfördernde Kommunikation und ein entsprechend gestalteter Tagesablauf. Damit dies gelingt, ist ein professionelles Vorgehen erforderlich (Höwler 2010; BMG 2006).

7.3.8   Multisensorische Stimulation (Snoezelen)

Snoezelen bzw. die aktuelle Bezeichnung multisensorische Stimulation (MSS) ist ein weiteres Konzept, das in der Behindertenhilfe seit Jahren erfolgreich eingesetzt wird. Die multisensorische Stimulation wird auch dementen Menschen angeboten. Allerdings gibt es noch keine hinreichenden Belege für die Wirksamkeit dieses Ansatzes bei Demenzkranken (Nocon et al. 2010).

Bei der multisensorischen Stimulation werden sanfte visuelle, auditive, olfaktorische und taktile Reize mit Entspannung kombiniert. Sie kann in einer Gruppe angeboten werden oder für einen einzelnen Demenzkranken. Das Angebot kann in dafür gestalteten Räumlichkeiten stattfinden oder integriert im Alltag einer Wohngruppe. Findet die multisensorische Stimulation in einem bestimmten Raum statt, sollte dieser entsprechend gestaltet sein mit ansprechenden Wandverkleidungen, Tastbrettern zur taktilen Anregung, Lichteffekten, angenehmen Gerüchen, meditativer Musik oder einem Wasserbett. Auch wenn die multisensorische Stimulation bei jungen wie alten (nichtdementen) Menschen gleich eingesetzt wird, empfiehlt es sich, die veränderte und eingeschränkte Sinneswahrnehmung alter Menschen bei der Gestaltung des Raumes sowie biographische Aspekte bei der Auswahl der Stimuli, wie z.B. bestimmte Musikstücke von früher statt moderner Entspannungsmusik, zu berücksichtigen. Die in diesem Raum so erzeugte Atmosphäre wird oft als „eine andere Welt" empfunden. Die im Alltag integrierte multisensorische Stimulation bietet die Möglichkeit, sich zurückzuziehen in Nischen, Wohlfühlecken, Bäder und an andere Orte. Mit Hilfe transportabler Medien können im eigenen Zimmer individuelle Sinneserfahrungen gemacht werden. Diese im Alltag stattfindende Stimulation scheint schwerer Demente eher zu erreichen. Spezielle Räume für die multisensorische Stimulation hingegen sind offensichtlich eher geeignet für Personen, die sich in einem sehr frühen Stadium der Demenz befinden bzw. an keiner Demenz leiden, und die Anregung ihrer Sinne als eine Form der Freizeitgestaltung nutzen (Höwler 2010; BMG 2006; Mertens 2003; Gerdner 2000).

Mit der multisensorischen Stimulation sollen sensorische Deprivation verhindert, Stress verringert und Aggressionen abgebaut werden. Demenzkranke sollen angenehme Sinneswahrnehmungen erleben, zu denen sie in ihrem Alltag keinen Zugang haben. Sie sollen sich mit den Sinnesreizen befassen, die ihnen gefallen. Durch die Kombination unterschiedlicher Sinnesreize kann herausgefunden werden, ob ein Demenzkranker auf bestimmte Reize positiv reagiert und auf welche Reize. Reagiert er beispielsweise entspannt auf eine bestimmte Musik, dann soll diese Erfahrung in seinen Alltag übernommen werden. Wenn er nachts nicht schlafen kann, hilft ihm diese Musik möglicherweise sich zu entspannen. Es wird empfohlen, Mitarbeiter in multisensorischer Stimulation zu schulen. Dies ist auch deshalb wichtig, damit aus der multisensorischen Stimulation keine unreflektierte Dauerbeschallung oder Reizüberflutung wird (Höwler 2010; BMG 2006; Van der Kooij 2001).

Gesunde Personen können die multisensorische Stimulation als unangenehm empfinden. Es ist nicht auszuschließen, dass dies auch bei Menschen mit einer Demenz der Fall sein kann. Deshalb wird empfohlen, multisensorische Stimulation als Entspannungsangebot für Menschen mit einer Demenz einzusetzen und nicht als therapeutischen Ansatz (BMG 2006).

7.4   Zusammenfassung

Milieutherapie ist ein Ansatz, bei dem es um die bewusste Gestaltung der räumlichen, organisatorischen und psychosozialen Umwelt von Demenzkranken geht. Milieutherapie umfasst alle nichtmedikamentösen, zum Teil therapeutischen Möglichkeiten, die während der Erkrankung die Eigenständigkeit von Demenzkranken kontinuierlich unterstützen, die Kommunikation erhalten und problematisches Verhalten beheben sollen. Damit soll der Alltag von Demenzkranken verbessert und ihre Lebensqualität erhöht werden.

Die räumliche Umwelt bietet Schutz und Unterstützung, kann eine therapeutische Funktion übernehmen und das Wohlbefinden und die Lebensfreude verstärken. Eine für Demenzkranke geeignete räumliche Umwelt erhöht die Sicherheit, regt die Wahrnehmung an, setzt Licht und Farben zum Wohlbefinden von Demenzkranken ein, erleichtert die Orientierung und fördert Bewegung und Beschäftigung. Die organisatorische Umwelt soll den Tag und bei Bedarf auch die Nacht inhaltlich strukturieren. Dazu können die Mahlzeiten sowie Beschäftigungs- und Aktivierungsangebote beitragen. Die Gestaltung der psychosozialen Umwelt ist besonders wichtig. Dabei spielen die soziale Kompetenz der Mitarbeiter, die bewusste Kommunikation und eine positive, nicht wertende Grundhaltung eine wichtige Rolle. Auch Erinnerungspflege, Prä-Therapie, Berührung, basale Stimulation und multisensorische Stimulation können, wenn sie richtig eingesetzt werden, zum Wohlbefinden des Demenzkranken beitragen und seine Lebensqualität erhöhen.

8 Therapeutische Ansätze bei Demenzerkrankungen

In der Arbeit mit Demenzkranken werden auch Ergotherapie, Musiktherapie, Verhaltenstherapie und medikamentöse Therapien eingesetzt. Wie die anderen Ansätze auch, darf keiner dieser Ansätze nach Schema F und im Sinne eines Rezepts angewendet werden. Für jeden Demenzkranken muss individuell entschieden werden, ob der jeweilige Ansatz ihn dabei unterstützen kann, seine Identität zu erleben und zu erhalten, und so zu seiner Lebensqualität beiträgt (Schäper 2009, 230).

8.1 Ergotherapie

Ein verhältnismäßig neuer Ansatz in der Arbeit mit Demenzkranken ist die Ergotherapie. Sie hat das Ziel, Menschen mit einer Demenzerkrankung bei Alltagshandlungen zu unterstützen und ihre Lebensqualität zu verbessern. Ergotherapie geht davon aus, dass Demenzkranke sich in ihrem Alltagsleben immer wieder als erfolgreich erleben müssen, damit sie sich als zugehörig und kompetent fühlen können. Deshalb sollen Demenzkranke darin unterstützt werden, gewohnte und für sie bedeutsame, zweckgerichtete Aktivitäten aufrechtzuerhalten.

Ergotherapeuten haben die Aufgabe, gemeinsam mit dem Demenzkranken, Angehörigen und anderen Bezugspersonen herauszufinden, ggf. über Erinnerungspflege oder Biographiearbeit (s. Kap. 7.3.4), welche Alltagsaktivitäten für den Demenzkranken wichtig sind und welche Bedeutung(en) gerade diese bestimmte Aktivität für ihn hat. Eine Aktivität wie Singen kann für den einen Demenzkranken wichtig sein, weil er schon immer gerne gesungen hat. Für einen anderen Demenzkranken ist hingegen die Gesellschaft der Mitsingenden wichtiger, und für einen dritten Demenzkranken wecken die Lieder schöne Erinnerungen an die Kindheit. Ergotherapeuten trainieren mit dem Demenzkranken die Fähigkeiten, die er benötigt, um eine konkrete Aktivität ausüben zu können. Dabei kann es sich um körperliche, kognitive oder psychosoziale Fähigkeiten handeln und um Aktivitäten wie einfache Montagetätigkeiten oder den Tisch decken. Zugleich leiten Ergotherapeuten Angehörige und andere Bezugspersonen dazu an, den Demenzkranken sinnvoll zu unterstützen und seinen Alltag so zu gestalten, dass er selbständiger handeln und am sozialen Leben teilnehmen kann. Demenzkranke erfahren Erfolgserlebnisse, die sich positiv auf ihr Selbstwertgefühl auswirken. Angehörige oder andere Bezugspersonen, die miteinbezogen werden, werden auf verschiedene Art und Weise entlastet.

Das große Potenzial der Ergotherapie für Demenzkranke und ihre Bezugspersonen zeigt sich in ersten Ergebnissen von Studien: Demenzkranke konnten sich nach Ergotherapie besser beschäftigen, waren aktiver, und herausfordernde Verhaltensweisen gingen zurück. Auch für Angehörige und andere Bezugspersonen zeigten sich positive Auswirkungen, wie beispielsweise eine Entlastung. Auch das allgemeine Wohlbefinden von Demenzkranken sowie die verbale und nonverbale Kommunikation können mit Ergotherapie verbessert werden. Ergotherapie kann für Demenzkranke als Heilmittel ärztlich verordnet werden. Bei im häuslichen Bereich lebenden Demenzkranken führen Mitarbeiter von niedergelassenen Ergotherapiepraxen die Behandlung durch (Voigt-Radloff 2011; Gitlin et al. 2008; Graff et al. 2006; Voigt-Radloff et al. 2004).

8.2 Musiktherapie

Viele Menschen, die an einer Demenz erkrankt sind, können auch bei eingeschränkten kognitiven oder verbalen Fähigkeiten Volkslieder textsicher und mehrere Strophen lang mitsingen. Mit Musik, also Rhythmen, Klängen und Liedern, und auch der Stimme können solche Erinnerungen geweckt, aber auch Emotionen und Verhaltensweisen bewusst gemacht werden. Mit Musiktherapie können Demenzkranke auch in einem fortgeschrittenen Stadium der Krankheit erreicht werden.

Musiktherapie umfasst verschiedene Konzepte, bei denen Musik stets eine wichtige Rolle spielt. Die therapeutische Beziehung hat dabei eine zentrale Bedeutung. Deshalb kann Musiktherapie in der Arbeit mit Demenzkranken und auch in der Arbeit mit Menschen mit geistiger Behinderung als Musikpsychotherapie verstanden werden (Weymann/Sonntag 2011; Meyer 2009).

Musiktherapie kann in rezeptive und in aktive Musiktherapie unterschieden werden. Sie wird als Gruppen- oder als Einzelaktivität angeboten, wobei bei fortgeschrittener Demenz der Schwerpunkt auf der Gruppenaktivität liegt. Musiktherapie kann als musiktherapeutische Improvisation ausgeübt werden oder als Musiktherapie, die auf bestimmtes Musikmaterial zurückgreift. Bei der *musikalischen Improvisation* spielen alle Beteiligten das, was sie können oder was ihnen in dieser Situation einfällt. Die Improvisation stellt eine Grundhaltung im therapeutischen Prozess dar und beschränkt sich nicht auf bestimmte Instrumente, Melodien oder Lieder. Das Verhalten des Demenzkranken, seine Impulse und Bedürfnisse bestimmen, was in das Musikspiel einbezogen wird. Nutzt ein Demenzkranker sein Trinkglas, Besteck oder eine herumliegende Zeitung zum Musikmachen, dann wird er nicht davon abgehalten. Der Musiktherapeut greift dies auf und begegnet dem Demenzkranken in dessen subjektiver Realität. Er versteht ihn dadurch, dass er sich ihm musikalisch anschließt, sich in ihn einfühlt und sich in ihm spiegelt. Wie jemand spielt und was er spielt, kann dem Musiktherapeuten Hinweise geben auf den

Umgang mit Gefühlen oder zum Kommunikationsverhalten. Verstehen und Verständigung werden möglich. Hier sind Parallelen zur Musiktherapie mit geistig behinderten Menschen zu finden: In der musiktherapeutischen Arbeit mit Menschen mit leichter und mittelschwerer geistiger Behinderung steht der Ausdruck von oft unbewussten Emotionen im Mittelpunkt, die sich sprachlich nicht fassen lassen. Bei schwerer behinderten Menschen kann Musiktherapie ermöglichen, überhaupt Gefühle auszudrücken und zu kommunizieren (Meyer 2009).

Greift Musiktherapie *auf bestimmtes Musikmaterial* zurück, sollte es sich um Material handeln, das dem Demenzkranken aus seinem Leben vertraut ist. Die heute alte Generation hat in ihrer Jugend viel gesungen. Anders als in Beschäftigungsangeboten von Demenzkranken werden in der Musiktherapie Lieder prozessorientiert gesungen. Dies bedeutet, in der therapeutischen Situation wird vor Beginn kein Ziel festgelegt, wie z. B. das Singen von Weihnachtsliedern in der Adventszeit. Den Demenzkranken soll Raum gegeben werden, ihren Bedürfnissen und Impulsen nachzugehen, also beispielsweise an einem Vormittag mit trübem Wetter ein Abendlied oder Schlaflied zu singen, wenn dieser Impuls in der Gruppe auftaucht. Umgekehrt hat der Musiktherapeut die Möglichkeit, das, was er in der Gruppe oder beim einzelnen Demenzkranken erspürt, klanglich zu erfassen und widerzuspiegeln. Er macht den Teilnehmern ein Kommunikationsangebot, und die Teilnehmer reagieren darauf, verbal oder nonverbal. Dies geschieht spielerisch und spontan, ohne Leistungs- und Erwartungsdruck (Weymann/Sonntag 2011).

Therapeutisch eingesetzte Musik kann bei demenzkranken Menschen nicht nur Gefühle und Erinnerungen wecken, sondern ihnen ermöglichen, mit ihrer Lebensgeschichte und anderen Menschen in Kontakt zu treten. Musiktherapie kann die Kommunikation von Demenzkranken fördern, den visuellen, taktilen und akustischen Sinn anregen, Freude machen und Erfolgserlebnisse ermöglichen, sie zu körperlichen Aktivitäten wie Tanzen verleiten, sich einer Gruppe zugehörig fühlen lassen, ihre Identität stärken und zur Bewältigung von physischen und psychischen Störungen beitragen. Besonders effektiv scheint Musik zu sein, die von Demenzkranken wiedererkannt und als für sie bedeutsam erlebt wird. Deshalb sollte ein Musiktherapeut Kenntnisse zu biographischen, sozialen, kulturellen und soziohistorischen Kontexten haben, die bei der Musik eine Rolle spielen. Die Intentionen von Musiktherapie ändern sich mit dem Fortschreiten der Demenz. Ein Demenzkranker kann zu Beginn der Krankheit frühere, seit langer Zeit vergessene musikalische Fähigkeiten wiederbeleben oder über mit Musik verknüpfte Erinnerungen sprechen. Für einen Demenzkranken in einem mittleren Stadium kann es wichtig sein, sich bei nachlassender verbaler Kompetenz durch Musik auszudrücken, während der schwer Demenzkranke durch Musik eine positive Atmosphäre erlebt und Geborgenheit erfährt (Weymann/Sonntag 2011; Muthesius et al. 2010; Höwler 2010).

Neben der Musiktherapie im stationären Bereich und im teilstationären Bereich gibt es zunehmend Angebote für eine ambulante Musiktherapie. Sie findet in Einzelsitzungen bei Demenzkranken zu Hause und teilweise mit Einbezug von Angehörigen statt (Weymann/Sonntag 2011). Die positiven Auswirkungen von Musiktherapie auf Demenzkranke sind noch nicht eindeutig nachgewiesen. Sehr wahrscheinlich können auch Demenzkranke mit geistiger Behinderung von Musiktherapie profitieren, v. a. dann, wenn Musik schon früher in ihrem Leben eine Rolle gespielt hat.

8.3 Verhaltenstherapeutische Ansätze

Operante Verfahren sind Techniken, die bei ihrem Einsatz gezielt lerntheoretische Prinzipien nutzen. Spontan gezeigtes Verhalten wird als operantes Verhalten bezeichnet, wenn die Wahrscheinlichkeit seines Auftretens in der Zukunft durch die unmittelbaren Konsequenzen dieses Verhaltens bestimmt wird. Die Auftretenswahrscheinlichkeit des Verhaltens kann durch sog. *Verstärker* beeinflusst werden, die regelmäßig und unmittelbar bei einem bestimmten Verhalten auftreten. Als Verstärker kann ein Gegenstand oder eine Aktivität dienen. Soll ein bestimmtes Verhalten häufiger auftreten, können bei jedem Auftreten Belohnungen als *positive Verstärker* eingesetzt werden. Folgt auf ein unerwünschtes Verhalten eine Strafe, kann dies dazu führen, dass das unerwünschte Verhalten nicht mehr auftritt. Tritt dieses Verhalten nicht mehr auf, sondern an seiner Stelle ein erwünschtes Verhalten, bleibt die Strafe aus. Dies wird als *negative Verstärkung* bezeichnet.

Mit verhaltenstherapeutischen Verfahren sollen bei Demenzkranken die psychischen und Verhaltenssymptome reduziert werden. Der Demenzkranke soll zudem dabei unterstützt werden, die Einbußen seiner Leistungsfähigkeit zu bewältigen. Beim Einsatz von verhaltenstherapeutischen Methoden ist es sehr wichtig, dass die Angehörigen und andere Personen, die mit dem Demenzkranken täglich zu tun haben, geschult werden. In einem frühen Stadium der Demenzerkrankung werden Selbstsicherheitstrainings und eher kognitive Techniken eingesetzt, wie z. B. Selbstinstruktion und kognitive Umstrukturierung. In einem späten Stadium der Erkrankung finden v. a. Modelllernen und operante Methoden Anwendung. Allerdings halten Behandlungserfolge nur dann an, wenn von Zeit zu Zeit die Behandlung wieder aufgenommen wird. Den durch die Demenzerkrankung verursachten Abbauprozess können auch diese Verfahren nicht stoppen oder rückgängig machen (Hirsch 2009).

Das Missachten oder Nichtbefolgen von Aufforderungen ist ein häufiges Verhaltensproblem bei demenzkranken Menschen. Es zeigt sich beispielsweise als Verweigerung, sich anzuziehen, sich zu waschen, zur Arbeit zu gehen oder Unterstützung anzunehmen (s. Kap. 3.1). Wird das Verweigern erfolgreich behandelt, können auch andere problematische Verhaltensweisen zurückgehen. Hier hat sich die *kontingente Verstärkung* als ein effektiver Behandlungsansatz erwiesen. Wenn eine Person, die sich weigert, Aufforderungen nachzukommen, doch irgendwann einmal das erwünschte Verhalten zeigt, soll sie mit etwas belohnt werden, das ihr sehr wichtig ist. Dies kann etwas zu Essen sein, verbales Lob oder eine Münze, die sie bei einer gewissen Anzahl für etwas anderes eintauschen kann (Petscher et al. 2009; Cataldo et al. 1986; Russo et al. 1981).

Herr J. und kontingente Verstärkung bei herausfordernden Verhaltensweisen

Bei Herrn J., einem 53-jährigen Mann mit Down-Syndrom, wurde eine Demenzerkrankung vom Alzheimer-Typ diagnostiziert. Außerdem litt er an einer Angststörung, die durch die Demenz verursacht wurde. Herr J. lebte in einem Wohnheim. Er war gerne mit anderen Menschen zusammen, v. a. mit ihm bekannten Personen. Er konnte mit Gesten und gelegentlichen Ein-Wort-Sätzen kommunizieren, lächelte viel und drückte anderen Menschen seine Zuneigung damit aus, dass er ihre Hände schüttelte und mit ihnen tanzte.

Herr J. hatte seit vielen Jahren immer wieder Verweigerungen gezeigt. Im Verlauf seiner Demenzerkrankung nahm die Häufigkeit der Verweigerungen zu. Die Verweigerungen folgten auf die Aufforderungen der Mitarbeiter, seine Hosen hochzuziehen oder zu baden. Er äußerte seine Verweigerung v. a. verbal, manchmal auch in Form körperlicher Verweigerung, indem er Mitarbeiter schubste, mit Gegenständen warf und weinte. Sein Verweigerungsverhalten beeinflusste seine Alltagsaktivitäten, seine persönliche Hygiene und Lebensqualität sehr. Zeitgleich mit dem Auftreten der Demenzerkrankung begann Herr J., sich in der Öffentlichkeit zu entblößen, andere unsittlich zu berühren und Frauen zu belästigen, indem er bei Umarmungen seinen Kopf zwischen ihre Brüste presste.

Um eine Interventionsstrategie entwickeln zu können, mit der die Verweigerung und die anderen herausfordernden Verhaltensweisen beeinflusst werden sollten, wurde ein Assessment durchgeführt (mehr dazu in Horovitz et al. 2010, 210). Dieses Assessment führte zur Hypothese, dass die Demenzerkrankung von Herr J. eine wichtige Rolle bei seinen Verweigerungen spielte, da die Häufigkeit ihres Auftretens nach dem Erkrankungsbeginn dramatisch angestiegen war. Eine Erklärung war, dass Herr J. die Aufforderungen seiner Bezugspersonen nicht verstand. Er wusste nicht, was von ihm erwartet wurde. Eine weitere Erklärung war, dass Herr J. mit seinem Verhalten Aufmerksamkeit von den Mitarbeitern erhalten wollte. Man entschied sich, gegen das unangemessene sexuelle Verhalten vorzugehen. Die Intervention sah so aus, dass Herr J. sich von den Mitarbeitern helfen lassen sollte, seine Hosen hochzuziehen, wenn er sich zu einer bestimmten Zeit des Tages im Wohnzimmer entblößte. Kam er der Aufforderung nach, sich von den Mitarbeitern die Hose hochziehen zu lassen, erhielt er einige seiner Lieblingscerealien, Zuwendung in Form von Körperkontakt (z.B. Hand-zu-Hand-Kontakt) und verbales Lob. Ließ er sich nicht helfen, wurden ihm in einem nächsten Aufforderungsversuch seine Lieblingscerealien gezeigt. Der Mitarbeiter stand dabei einige Schritte von ihm entfernt, so dass Herr J. aufstehen musste, um die Cerealien zu erreichen. In diesem Moment wurden von einem anderen Mitarbeiter die Hosen hochgezogen. Ließ Herr J. dies zu, erhielt er verbales Lob, Körperkontakt (z.B. Händeschütteln) und die Cerealien. Diese Intervention wurde in leichten Variationen und mit den notwendigen Anpassungen (mehr dazu s. Horovitz et al. 2010, 212) während eines Zeitraums von drei bis vier Monaten regelmäßig durchgeführt und dokumentiert.

Anhand der Aufzeichnungen zum Verhalten von Herrn J. konnte nachgewiesen werden, dass er am Ende dieses Zeitraums auf Aufforderungen nur noch selten mit Verweigern reagierte. Dabei spielte es keine Rolle, ob sich die Aufforderung auf sein Entblößen in der Öffentlichkeit bezog oder auf andere herausfordernde Verhaltensweisen. Auch einen Monat nach Ende der Intervention zeigten sich Verbesserungen. Die Mitarbeiter bestätigten diesen Rückgang des Verweigerungsverhaltens und berichteten von einer allgemeinen Verbesserung in seinen täglichen Aktivitäten (Horovitz et al. 2010, 207ff).

Diese Vorgehensweise ist eher selten das Ziel pflegerischer Interaktionen bei Demenzkranken (BMG 2006).

8.4 Medikamentöse Therapie bei Demenzerkrankungen

8.4.1 Medikamentöse Behandlung bei älteren und alten Menschen

Der Einsatz von Medikamenten bei älteren Menschen setzt voraus, dass die Risiken der Medikamentengabe beim alten Menschen bekannt sind. Beim alten Menschen wirken Medikamente aufgrund der körperlichen Veränderungen im Alternsprozess oft stärker und über einen deutlich längeren Zeitraum. Das Risiko für unerwünschte Wirkungen ist dadurch erhöht. Durch die Reduktion der Nierenfunktion im höheren Alter erfolgt ein nur geringer Abbau der Medikamente durch die Nieren, wodurch die Substanzen länger im Körper verbleiben. Der Abbau der Medikamente über die Leber wird ebenfalls durch das Altern beeinflusst. Bestimmte Benzodiazepine, die zur Behandlung von Ängsten und Schlafproblemen eingenommen werden, werden viel schneller abgebaut und dadurch vom alten Körper besser toleriert. Dagegen wird der Abbauprozess von anderen Benzodiazepinen verzögert. Diese verursachen eine längere Dämpfung von Funktionen des zentralen Nervensystems, was wiederum das Sturzrisiko erhöht. Da beim Älterwerden die Muskelmasse im Körper abnimmt und der Fettanteil zunimmt, werden fettlösliche Medikamente mit zunehmendem Alter im Körper weiter verteilt. Dadurch entstehen bei gleich bleibender Dosierung längere Halbzeiten und stärkere Effekte. Dazu kommt, dass durch Multimorbidität, also das gleichzeitige Vorhandensein mehrerer Krankheiten, ältere Menschen oft mehrere Medikamente einnehmen, die sich wechselseitig beeinflussen können (Haveman/Stöppler 2010).

Bei der Verschreibung von Medikamenten gilt deshalb bei älteren Menschen das Motto „start low, go slow": mit einer niedrigen Dosierung beginnen und diese langsam steigern, bis die erwünschte Wirkung erreicht wird (Prasher/Fernando 2009).

8.4.2 Medikamentöse Behandlung von Demenzerkrankungen

Medikamente beim Demenzkranken werden grundsätzlich eingesetzt zur a) Verbesserung der kognitiven Leistungsfähigkeit, b) Behandlung von psychischen und Verhaltenssymptomen sowie c) Behandlung von gleichzeitig vorhandenen körperlichen Erkrankungen. Bislang ist wenig zur Wirkungsweise und zum Nutzen von Medikamenten bekannt, die zur Behandlung einer Demenzerkrankung bei Menschen mit geistiger Behinderung eingesetzt werden. Medikamentenstudien sind bei dieser Personengruppe schwierig durchzuführen aufgrund der kleinen Versuchsgruppen (oft wird über Einzelfälle berichtet) und der Notwendigkeit, die Bezugspersonen und Untersucher darüber im Unklaren zu lassen, wer von den Teilnehmern welche Substanz erhält.

Bei der Verschreibung von Medikamenten sollte die Diagnose Demenz eindeutig und gemäß der offiziellen diagnostischen Kriterien festgestellt worden sein. Bei demenzkranken Menschen mit Down-Syndrom sollte grundsätzlich der körperliche Gesundheitszustand erfasst und vor Therapiebeginn ein Elektrokardiogramm durchgeführt werden, um Missbildungen oder Erkrankungen des Herzens ausschließen zu können. Einige Medikamente können unter bestimmten Bedingungen kontraindiziert sein (s. folgenden Abschnitt). Bei der Verschreibung eines Medikaments für einen Demenzkranken sollte beachtet werden, dass einige Demenzkranke nicht mehr in der Lage sind, Tabletten zu schlucken. Auch ethische Aspekte spielen eine Rolle, wenn ein Demenzkranker nicht mehr in der Lage ist, sein Einverständnis für eine medikamentöse Therapie zu geben. Das Medikament sollte abgesetzt werden, wenn unerwünschte Wirkungen auftreten, die erwünschte Wirkung nach drei bis sechs Monaten nicht eingetreten ist oder der Patient das Medikament nicht korrekt einnehmen kann. Unerwünschte Wirkungen von Medikamenten zur Behandlung einer Demenzerkrankung sind in der Normalbevölkerung beispielsweise Übelkeit, Erbrechen, Diarrhö, Zittern, Verwirrtheitszustände, Schlafstörungen, Depressionen oder starke Müdigkeit (Prasher/Fernando 2009; Prasher 2004).

Die nun folgenden Informationen zur medikamentösen Behandlung der Kernsymptome sowie der psychischen und Verhaltenssymptome einer Demenzerkrankung stammen vorwiegend aus Studien, die mit Menschen mit Demenz aus der Allgemeinbevölkerung gewonnen wurden. Zudem werden Ergebnisse aus Studien mit demenzkranken Personen mit geistiger Behinderung vorgestellt.

Medikamentöse Behandlung der Kernsymptome

Medikamentöse Behandlung der Demenz vom Alzheimer-Typ

Wie bereits bekannt, ist die Demenz vom Alzheimer-Typ charakterisiert durch eine Zunahme von amyloiden Plaques und Neurofibrillen-Knäueln. Außerdem nimmt durch den Verlust von Nervenzellen im Gehirn die Produktion und Ausschüttung von Acetylcholin ab. Zurzeit werden zur Behandlung der Kernsymptome der Demenz vom Alzheimer-Typ Acetylcholinesterase-Hemmer und Memantin eingesetzt.

Acetylcholinesterase-Hemmer: Acetylcholinesterase-Hemmer blockieren den normalen Abbauprozess von Acetylcholin. Dadurch steht mehr von dieser Substanz länger zur Übertragung von Nervenimpulsen zur Verfügung. Offensichtlich werden dadurch kognitive Funktionen und die Fähigkeit, alltägliche Aktivitäten zu verrichten, verbessert. Zugelassen zur Behandlung einer leichten bis mittelschweren Alzheimer-Demenz sind die Acetylcholinesterase-Hemmer *Donepezil*, *Galantamin* und *Rivastigmin*. Die erste zugelassene Substanz aus der Gruppe der Acetylcholinesterase-Hemmer, Tacrin, wird heute nicht mehr eingesetzt aufgrund möglicher Schädigungen der Leber. Im Allgemeinen werden die drei Substanzen gut vertragen.

Treten Nebenwirkungen auf, handelt es sich um Erbrechen, Übelkeit, Schwindel, Appetitlosigkeit, Diarrhö und Kopfschmerzen. Sie sind oft vorübergehend. Allerdings führen rasche Erhöhungen der Dosierung häufiger zu unerwünschten Wirkungen. Die Verschreibung von Donepezil kann kontraindiziert sein bei Asthma, einem Sinusknotensyndrom und anderen Erregungsleitungsstörungen, die ihren Ursprung im Bereich der Herzvorhöfe haben. Da sich die drei Substanzen nicht klinisch relevant unterscheiden, sollen sie nach Verabreichungsart, individueller Verträglichkeit und Kosten ausgewählt werden. Werden sie gut vertragen, können sie im leichteren bis mittelschweren Stadium der Alzheimer-Demenz fortlaufend gegeben werden (Alvarez 2010; SIGN 2006).

Das National Institute for Health and Clinical Excellence (NICE 2009) in Großbritannien befürwortet den Einsatz von Donepezil, Rivastigmin und Galantamin in der Behandlung einer mäßigen Demenz vom Alzheimer-Typ auch bei Menschen mit geistiger Behinderung. Es hat sich gezeigt, dass sich Donepezil bis zu zwei Jahre lang positiv auf die Leistungsfähigkeit auswirken und den Krankheitsverlauf verlangsamen kann. Auch Rivastigmin führte in einer Studie mit demenzkranken Menschen mit geistiger Behinderung zu einem langsameren Verlust der Leistungsfähigkeit (Prasher/Fernando 2009; Prasher et al. 2002; 2003a; 2005; Lott et al. 2002).

Bei der Einnahme von Donepezil kann es bei Personen mit Down-Syndrom zu unerwünschten Wirkungen kommen, wie Schmerzen im Unterleib und Diarrhö, starke Müdigkeit, Übelkeit, Urin- oder Stuhlinkontinenz, körperliche Unruhe und Aggressionen (Cipriani et al. 2003; Prasher et al. 2002; Hemingway-Eltomey/Lerner 1999).

Frau K. und unerwünschte Wirkungen bei ihrer Behandlung mit Donepezil

Frau K., eine 59-jährige Frau mit Down-Syndrom zeigte zwei Jahre lang zunehmend Einbußen in ihrer kognitiven Leistungsfähigkeit. Sie war oft verwirrt, aber nicht aggressiv. Sie erhielt 5 mg Donepezil täglich. Nach acht Wochen war sie weniger verwirrt und ihre Stimmung hatte sich gebessert. Die Dosis wurde auf 10 mg täglich erhöht. Zwei Wochen später wurde Frau K. erregt und aggressiv. Die Behandlung mit Donepezil wurde abgebrochen. Daraufhin verschwanden die Erregtheit und die Aggressivität (Hemingway-Eltomey/Lerner 1999, 1470).

Nicht immer treten unerwünschte Wirkungen bei demenzkranken Personen mit Down-Syndrom auf. Es gibt Hinweise, dass Personen mit Down-Syndrom empfindlicher auf Acetylcholinesterase-Hemmer reagieren und damit häufiger mit unerwünschten Wirkungen konfrontiert sind als Personen ohne geistige Behinderung mit einer Demenz vom Alzheimer-Typ. Nebenwirkungen treten bei ihnen seltener auf, wenn die Dosis über längere Zeit verteilt erhöht wird (Kondoh et al. 2005; Prasher et al. 2003a; Lott et al. 2002; Kishnani et al. 2001).

Frau L. und ihre erfolgreiche Behandlung mit Donepezil

Im Alter von 15 Jahren konnte sich Frau L., die ein Down-Syndrom hat, verbal gut verständigen und hatte einen IQ von 50. Innerhalb von drei bis sechs Monaten verschlechterte sich ihre Leistungsfähigkeit deutlich und ihr IQ betrug noch ungefähr 30. CT und EEG des Gehirns zeigten keine Auffälligkeiten, auch der Schilddrüsenhormonhaushalt war normal. Antidepressiva führten zu keiner Verbesserung. Der Zustand von Frau L. verschlechterte sich zunehmend und im Alter von 28 Jahren lag ihr IQ unter dem Wert von 20.

Schließlich wurde die Diagnose Demenz gestellt. Der Gesichtsausdruck von Frau L. war maskenhaft. Sie zeigte kein Lächeln, sprach und schrieb nicht, sie bewegte sich nicht und blieb in ihrem Bett.

Im Alter von 35 Jahren erhielt Frau L. Donepezil, und zwar 3 mg täglich während einer Woche. Diese Dosis wurde erhöht auf 5 mg täglich. Obwohl die Dosis von 5 mg täglich die Hälfte der üblicherweise empfohlenen Dosis beträgt, traten nach einem Monat Episoden mit Urininkontinenz auf. Deshalb wurde die Dosis wieder auf 3 mg täglich reduziert. Der Zustand von Frau L. verbesserte sich dramatisch. Nach zwei Monaten Behandlung verließ sie regelmäßig freiwillig ihr Bett. Nach ungefähr anderthalb Jahren konnte sie ihren Namen schreiben und einfache Wörter sprechen. Dies hatte sie in den letzten 21 Jahren nicht mehr getan. Auch nach mehr als zwei Jahren mit Donepezil blieb ihre Lebensqualität gut. Nebenwirkungen traten keine mehr auf (Kondoh et al. 2005, 564).

Memantin: Der größte Teil der erregenden Neurotransmitterprozesse benötigt den Neurotransmitter (Botenstoff) Glutamat. Glutamat muss vorhanden sein, damit Sinneswahrnehmungen vermittelt und Bewegungen ausgeführt werden sowie Lernen und Gedächtnis funktionieren können. Die Freisetzung und Aufnahme von Glutamat funktioniert bei Personen, die an einer Demenz vom Alzheimer-Typ erkrankt sind, nicht mehr richtig. Die Wahrnehmung von Signalen ist im Gehirn stark eingeschränkt, so dass Lern- und Gedächtnisleistungen nicht zustande kommen. Gleichzeitig wird die Nervenzelle geschädigt und stirbt schließlich ab. Dadurch kommt es zum Verlust von Erinnerungen und Informationen.

Der Wirkstoff Memantin fördert und verbessert die Funktion der Nervenzellen und damit die Wahrnehmung von Signalen im Gehirn. Außerdem schützt er die Nervenzelle vor Zerstörung, was als Neuroprotektion bezeichnet wird. Memantin wird bei mittelschwerer und schwerer Demenz vom Alzheimer-Typ empfohlen, da dieser Wirkstoff sich positiv auf die Kognition, die Alltagsfunktion und den klinischen Gesamteindruck auswirkt. Allerdings ist die Wirkung gering. Alternativen fehlen jedoch. Sehr häufige Nebenwirkungen, die aber vorübergehend sein können, sind Schwindel, Kopfschmerzen, Müdigkeit, Verstopfung, erhöhter Blutdruck und Schläfrigkeit (DGPPN/DGN 2009).

Ginkgo biloba, Vitamin E und andere Substanzen: Die Evidenz für die Wirksamkeit von Präparaten mit Ginkgo biloba bei Demenz ist nicht überzeugend. Deshalb werden diese Präparate nicht empfohlen. Auch der therapeutische Einsatz von Vitamin E wird bei der Alzheimer-Demenz nicht empfohlen.

Eine Wirksamkeit von nichtsteroiden Antiphlogistika (Rofecoxib, Naproxen, Diclofenac, Indomethacin) sowie von Nootropika, die auch als Antidementiva bezeichnet werden (Piracetam, Nicergolin, Hydergin, Phosphatidylcholin, Nimodipin, Cerebrolysin und Selegilin), konnte bei der Behandlung einer Alzheimer-Demenz ebenfalls nicht ausreichend nachgewiesen werden. Deshalb wird die Behandlung mit diesen Substanzen nicht empfohlen.

Da Frauen ein epidemiologisch höheres Risiko für eine Demenz vom Alzheimer-Typ haben, wurden Studien zum Einsatz von Hormonersatztherapie bei der Behandlung dieser Demenz durchgeführt. Da eine Hormonersatztherapie offensichtlich keine Wirkung auf die Kognition von Frauen bei Demenz hat, aber das Risiko für Schlaganfall, Thrombose, Brustkrebs und andere Erkrankungen erhöht, wird eine Hormonersatztherapie zur Behandlung einer Alzheimer-Demenz nicht empfohlen (DGPPN/DGN 2009, 55).

Medikamentöse Behandlung der vaskulären Demenz
Bei der vaskulären Demenz wird die Behandlung von relevanten vaskulären Grunderkrankungen und Risikofaktoren empfohlen. Aufgrund der Entstehungsweise einer vaskulären Demenz (s. Kap. 2.2.2) ist die Prävention von weiteren vaskulären Schädigungen zudem ein wichtiger Bestandteil der medikamentösen Therapie. Allerdings gibt es noch keine medikamentöse Therapie der Symptome der vaskulären Demenz, die zugelassen oder nachgewiesenermaßen ausreichend wirksam ist. Bezüglich der subkortikalen vaskulären Demenz gibt es jedoch Hinweise, dass Acetylcholinesterase-Hemmer, v. a. Galantamin, und Memantin sich positiv auf die Ausführung von Aufgaben der Betroffenen auswirken können (Alvarez 2010).

Thrombozytenfunktionshemmer, also Medikamente, die verhindern, dass sich die Thrombozyten (Blutplättchen) zusammenballen und einen Thrombus bilden, der wiederum einen Schlaganfall auslösen kann, sind ungeeignet für die Behandlung einer vaskulären Demenz. Ggf. können sie zur Prävention eingesetzt werden (SIGN 2006).

Medikamentöse Behandlung von anderen Demenzformen
Bei Vorliegen einer *gemischten Demenz* ist es sinnvoll, die Betroffenen entsprechend der Demenz vom Alzheimer-Typ zu behandeln.

Bei der *fronto-temporalen Demenz* kann keine Behandlungsempfehlung gegeben werden, da noch keine überzeugend wirkungsvolle medikamentöse Behandlung bekannt ist.

Zur Behandlung der *Lewy-Körperchen-Demenz* ist bislang noch keine als ausreichend wirksam nachgewiesene Medikation bekannt. Deshalb ist noch keine Medikation zugelassen. Möglicherweise ist Rivastigmin wirkungsvoll bei der Behandlung von Verhaltenssymptomen. Ein Behandlungsversuch kann erwogen werden.

Wie bei der Demenz vom Alzheimer-Typ liegt bei der *Demenz bei primärem Parkinson-Syndrom* ein Mangel an Acetylcholin vor. Zur Behandlung der leichten und mittelschweren Demenz bei der Parkinson-Krankheit ist Rivastigmin zugelassen und hat sich als wirkungsvoll erwiesen hinsichtlich der kognitiven Störung und der Störung der Alltagsfunktion.

Medikamentöse Behandlung von psychischen und Verhaltenssymptomen

Bevor Medikamente zur Behandlung von psychischen und von Verhaltenssymptomen eingesetzt werden, muss erst festgestellt werden, durch was das zu behandelnde Symptom verursacht wird. Es wird empfohlen, die möglichen medizinischen, personen- und umgebungsbezogenen Bedingungen zu identifizieren und dann alle geeigneten psychosozialen Interventionen zur Modifikation der verursachenden Bedingungen einzusetzen. Sollte die Gefahr der Selbst- oder Fremdgefährdung bestehen oder sind die eingesetzten psychosozialen Interventionen nicht effektiv genug, kann eine pharmakologische Intervention angebracht sein (DGPPN/ DGN 2009, 60).

Bei leichter bis mittelschwerer Demenz vom Alzheimer-Typ werden Verhaltenssymptome durch Donepezil und Galantamin, bei moderater bis schwerer Demenz vom Alzheimer-Typ durch Memantin leicht positiv beeinflusst. Rivastigmin scheint sich möglicherweise positiv auf die psychotischen Symptome auszuwirken, die bei einer Lewy-Körperchen-Demenz und Demenz bei Morbus Parkinson auftreten können. Neben diesen Acetylcholinesterase-Hemmern werden gelegentlich psychotrope Medikamente eingesetzt:

■ Zu den psychotropen Medikamenten gehören Neuroleptika (*Antipsychotika*), also Medikamente, die gegen Psychosen wirken. Sie beeinflussen die Informationsverarbeitung des Gehirns, indem sie den Neurotransmitter Dopamin hemmen. Dies wirkt beruhigend und kann Halluzinationen und Wahnideen zum Abklingen bringen. Man unterscheidet sog. niederpotente, mittelpotente und hochpotente Neuroleptika. Es gibt auch sog. atypische Neuroleptika. In den Wirkungen und teilweise schwerwiegenden Nebenwirkungen unterscheiden sich die verschiedenen Neuroleptika. Sie machen nicht abhängig.

■ Auch *Antidepressiva*, mit denen Depressionen behandelt werden, werden zu den psychotropen Medikamenten gezählt. Sie beeinflussen die bei Depressiven ins Ungleichgewicht geratenen Botenstoffe und werden unterschieden in antriebssteigernde oder eher beruhigende und angstlösende Antidepressiva. Die Antidepressiva unterscheiden sich hinsichtlich ihrer Wirkstoffe und Nebenwirkungen. Sie wirken nicht sofort, sondern erst nach einigen Wochen.

■ Zu den psychotropen Medikamenten gehören auch *Antikonvulsiva,* die sog. Antiepileptika. Sie werden zur Behandlung einer Epilepsie oder zur Verhinderung eines epileptischen Anfalls eingesetzt.

■ Auch *Tranquilizer,* wie z. B. Benzodiazepine, sind psychotrope Medikamente. Sie werden v. a. zur Beruhigung, Muskelentspannung und zur Lösung von Ängsten sowie bei Einschlafproblemen verschrieben. Sie wirken rasch, weisen jedoch ein hohes Suchtpotenzial auf und sollten nur vorübergehend eingesetzt werden. Beim Absetzen von Tranquilizern kann es zu Entzugserscheinungen, wie z. B. Ängsten, Unruhe, Herzrasen, Zittern und Schweißausbrüchen, kommen.

Werden Demenzkranke mit psychotropen Medikamenten behandelt, sollen gemäß der S3-Leitlinie „Demenzen" folgende Aspekte berücksichtigt werden:

■ Medikamente mit anticholinerger Wirkung sollen nicht eingesetzt werden, da bei Demenzkranken ein Acetylcholinmangel vorhanden ist. Zudem können diese Medikamente einen akuten Verwirrtheitszustand (Delir) hervorrufen sowie sich negativ auf die kognitive Leistungsfähigkeit auswirken.

■ Medikamente, die sich sedierend, also beruhigend oder dämpfend auswirken können, sollten möglichst nicht eingesetzt werden, da sie die kognitive Leistungsfähigkeit einschränken und die Sturzgefahr erhöhen können.

■ Die allgemeine Vorgehensweise bei der Auswahl von psychotropen Medikamenten für ältere Menschen und ihrer Dosierung sind bei Personen mit einer Demenzerkrankung in besonderem Maße zu berücksichtigen.

Es ist zu beachten, dass Medikamente interagieren, also sich gegenseitig beeinflussen können. Ihre Wirkungen und auch Nebenwirkungen können sich wechselseitig verstärken oder auch abschwächen. Dies kann für einen Patienten gefährlich werden.

Patienten mit einer Demenzerkrankung, die mit Neuroleptika behandelt werden, weisen dadurch offensichtlich eine höhere Sterblichkeit auf sowie ein höheres Risiko für einen Schlaganfall oder eine transitorische ischämische Attacke, also vorübergehende neurologische Ausfallserscheinungen. Deshalb sollte eine Behandlung mit Neuroleptika bei Demenzkranken möglichst kurz und möglichst niedrig dosiert erfolgen sowie engmaschig kontrolliert werden.

Bei Patienten mit Lewy-Körperchen-Demenz, mit einer Demenz bei Parkinson-Syndrom und bei verwandten Erkrankungen dürfen klassische und viele atypische Neuroleptika nicht eingesetzt werden, da sie Parkinson-Symptome verstärken können. Außerdem können sie Somnolenzattacken auslösen. Das bedeutet, der Patient hat Anfälle von Benommenheit mit starker Schläfrigkeit.

Benzodiazepine sollen nur bei speziellen Indikationen bei Personen mit einer Demenzerkrankung eingesetzt werden, und dies so kurz wie möglich.

Bei einem *Delir*, also einem akuten Verwirrtheitszustand, können Neuroleptika eingesetzt werden, allerdings solche ohne anticholinerge Nebenwirkung.

Tritt bei einem Demenzkranken eine *Depression* auf, äußert sich diese durch gedrückte Stimmung, eine Verminderung des Antriebs und der Aktivität, eingeschränkte Fähigkeit zur Freude, wenig Interesse und geringe Konzentrationsfähigkeit sowie Müdigkeit und Schlafstörungen. (Treten Antriebsstörungen auf, ohne dass der Patient eine gedrückte Stimmung zeigt, wird dies eigenständig als Apathie bezeichnet.) Der Einsatz von Antidepressiva ist hier wirksam und wird in den S3-Leitlinien „Demenzen" empfohlen. Allerdings sollte aufgrund der möglichen Nebenwirkungen auf trizyklische Antidepressiva verzichtet werden.

Für die Therapie von *Angststörungen* und von *Angst*, die sich als innere Anspannung, Befürchtungen und Nervosität zeigen kann, gibt es bei Personen mit einer Demenzerkrankung noch keine evidenzbasierte medikamentöse Behandlung.

Aggressivität und *agitiertes Verhalten* zeigt sich bei einem Demenzkranken oft als Unruhe mit erhöhter Anspannung und gesteigerter Psychomotorik. Auch eine erhöhte Reizbarkeit kann zu beobachten sein. Diese Verhaltensweisen werden von den Betroffenen und ihrem sozialen Umfeld als sehr belastend empfunden. Die medikamentöse Behandlung ist schwierig. Das atypische Neuroleptikum Risperidon ist hier wirksam, alternativ auch Aripiprazol. Haloperidol, ein typisches Neuroleptikum, wird nicht zur Behandlung von Agitation empfohlen, da die Wirksamkeit nicht erwiesen ist. Es gibt Hinweise, dass Haloperidol sich positiv auf aggressives Verhalten auswirken kann, allerdings in nur geringem Ausmaß. Beim Einsatz von Haloperidol müssen die Risiken, wie erhöhte Sterblichkeit, zerebrovaskuläre Ereignisse oder extrapyramidale Nebenwirkungen (Bewegungsstörungen), berücksichtigt werden. Das Antiepileptikum Carbamazepin kann empfohlen werden, wenn andere Therapien nicht wirken. Es muss jedoch beachtet werden, dass es zu Medikamenteninteraktionen kommen kann.

Risperidon kann auch bei schwerer *psychomotorischer Unruhe* erfolgreich für einen zeitlich begrenzten Therapieversuch eingesetzt werden.

Treten *Wahn* und *Halluzinationen* bei Demenzkranken auf, hat sich Risperidon als wirksam erwiesen. Möglicherweise ist auch Aripiprazol wirksam.

Bei *enthemmtem Verhalten* und auch bei *Schlafstörungen* im Rahmen einer Demenzerkrankung ist bis jetzt keine wirkungsvolle medikamentöse Behandlung bekannt.

8.5   Zusammenfassung

Ergotherapie versucht, Menschen mit einer Demenzerkrankung bei der Aufrechterhaltung von gewohnten und für sie bedeutsamen Aktivitäten zu unterstützen, damit sie sich als kompetent und erfolgreich erleben können. Für den Demenzkranken kann dies eine verbesserte Lebensqualität mit sich bringen, für Angehörige und andere Bezugspersonen eine Entlastung.

Musiktherapie kann beim Demenzkranken Gefühle und Erinnerungen wecken, seine Kommunikation fördern, die Sinne anregen, ihn zu körperlicher Aktivität wie Tanzen und zum Austausch mit anderen Menschen veranlassen. Zu Beginn einer Demenzerkrankung kann Musiktherapie frühere musikalische Fähigkeiten wiederbeleben oder mit Musik verknüpfte Erinnerungen wecken. Im mittleren Krankheitsstadium kann die nachlassende verbale Kompetenz durch Musik ein Stück weit kompensiert werden, während im letzten Stadium durch Musik eine positive Atmosphäre und Geborgenheit vermittelt werden kann.

Verhaltenstherapeutische Verfahren werden bei Demenzkranken zur Verminderung von psychischen und Verhaltenssymptomen eingesetzt. Bei der Beeinflussung von unerwünschtem Verhalten wird mit einer Verhaltensanalyse begonnen. Die Faktoren, die das Verhalten jeweils auslösen, und auch die Konsequenzen des Verhaltens werden beschrieben. Dann werden individuelle Interventionen geplant und durchgeführt. Nach der Durchführung der Interventionen werden sie auf ihre Wirksamkeit hin überprüft und bei Bedarf verändert, nochmals durchgeführt und wieder auf ihre Wirksamkeit untersucht. Erfolge verschwinden jedoch wieder, wenn nicht von Zeit zu Zeit die Intervention erneut durchgeführt wird.

Der Einsatz von Medikamenten zur Verbesserung oder zum Erhalt der kognitiven Leistungsfähigkeit sowie zur Behandlung von psychischen und Verhaltenssymptomen kann unter Berücksichtigung von Kontraindikationen v. a. in einem frühen Stadium der Demenz sinnvoll sein.

9 Pflege und Palliative Care bei Demenzerkrankungen

9.1 Allgemeine Verschlechterung des Gesundheitszustands

Mit zunehmendem Alter und mit Fortschreiten der Demenzerkrankung nehmen Symptome und Einschränkungen im neurokognitiven und im funktionellen Bereich zu. Vor allem älter werdende Menschen mit Down-Syndrom weisen bestimmte gesundheitliche Risiken auf, wie Seh- und Hörbeeinträchtigungen, Erkrankungen des Bewegungsapparats, wie beispielsweise Osteoporose mit erhöhtem Auftreten von Frakturen, degenerative Veränderungen der Wirbelsäule und von Gelenken wie dem Hüftgelenk. Zudem ist ihr Risiko für Schluckstörungen erhöht. Dies wiederum kann zu Mangelernährung und Dehydration führen. Im Vergleich zu älteren Menschen mit geistiger Behinderung ohne Demenzerkrankung weisen ältere Demenzkranke mit geistiger Behinderung deutlich mehr Erkrankungen auf. Bei Demenzkranken in einem späten Stadium werden zudem deutlich mehr Begleiterkrankungen festgestellt als bei Demenzkranken in einem mittleren Stadium. Dies ist unabhängig vom Grad der geistigen Behinderung. Pflege und Sterbebegleitung werden immer wichtiger (Torr et al. 2010; McCarron et al. 2005b).

Das Thema Pflege wird zurzeit in der Behindertenhilfe stark diskutiert. Für Menschen mit Behinderungen, die von ihrer Familie oder von ambulanten Diensten betreut und gepflegt werden, ist es möglich, sowohl Leistungen der Eingliederungshilfe als auch Leistungen der Pflege nach dem SGB XI gleichzeitig in Anspruch zu nehmen (s. Kap. 6.5.2). Menschen mit geistiger Behinderung, die in einer vollstationären Einrichtung leben, können dies nicht. Der Gesetzgeber geht in diesem Fall davon aus, dass die Pflegeleistungen für die Bewohner mit geistiger Behinderung in der vollstationären Eingliederungshilfe mit eingeschlossen ist (§ 55 SGB XII). Aus diesem Grund haben die Pflegekassen eine Leistungspflicht von höchstens 256,– Euro im Monat für diese Menschen mit Behinderung, die dort gefördert, betreut und gepflegt werden sowie die Voraussetzungen für eine der Pflegestufen gemäß § 15 SGB XI erfüllen. Die monatliche Pauschale von bis zu 256,– Euro hängt nicht von der konkreten Pflegestufe ab und auch nicht vom individuell notwendigen Aufwand für die Pflege. Es gibt Hinweise, dass diese monatliche Pauschale zur Folge hat, dass behinderte Menschen, die in Wohnstätten betreut werden, nicht immer in die richtige Pflegestufe eingestuft werden. Dies kann für den Betroffenen von Nachteil sein. Außerdem kann dies dazu führen, dass der tatsächliche Bedarf an Pflege in stationären Wohneinrichtungen der Behindertenhilfe nicht erkannt wird und dementsprechend vonseiten der Politik und anderen Verantwortlichen die notwendigen Rahmenbedingungen nicht geschaffen werden.

Der Betrag von bis zu 256,– Euro deckt laut der Bundesvereinigung Lebenshilfe die Kosten für den Pflegebedarf von Menschen nicht, welche die Pflegestufe II oder III haben und in Einrichtungen der Behindertenhilfe leben. Es besteht die Gefahr, dass diese Personen nur Leistungen der Hilfe zur Pflege oder aus der sozialen Pflegeversicherung erhalten, da sie zum „Pflegebedürftigen" erklärt werden. Es besteht auch die Gefahr, dass diese Personen trotz eines Pflegebedarfs keine Leistungen aus der sozialen Pflegeversicherung erhalten, weil sie einen Anspruch auf Leistungen der Eingliederungshilfe haben.

Es wird argumentiert, dass Leistungen zur Pflege nach dem SGB XI Leistungen zur Eingliederung nach dem SGB XII (wie auch umgekehrt) nicht verdrängen oder ersetzen können, da diese Leistungen nicht die gleichen Ziele und Zwecke anstreben. Pflege stellt die *Voraussetzung* für Teilhabe eines Menschen am gesellschaftlichen Leben dar und ist nicht mit der Teilhabe gleichzusetzen. Leistungen zur Teilhabe haben deshalb Vorrang vor Leistungen zur Pflege. Sie sollten aber so eingesetzt werden, dass sie sich sinnvoll ergänzen, damit

> „der leistungsberechtigte Mensch mit Behinderungen das von der Behindertenrechtskonvention geforderte – für ihn erreichbare – individuelle Höchstmaß an Unabhängigkeit *sowie* die volle Teilhabe im gesellschaftlichen Leben erreichen kann" (Bundesvereinigung Lebenshilfe 2010, 12).

Dies gilt auch für einen Menschen mit geistiger Behinderung, der an einer Demenz erkrankt ist (s. Kap. 6.2; Bundesvereinigung Lebenshilfe 2010; Schumacher 2010).

Wie Studien im englischen Sprachraum zeigen, nimmt die Betreuung und Pflege von demenzkranken Bewohnern deutlich mehr Zeit in Anspruch als die Betreuung und Pflege von Bewohnern ohne Demenz. Dabei handelte es sich um die Unterstützung der Demenzkranken beim Anziehen, Baden oder Duschen, Essen und Trinken, bei Haushaltsaufgaben, um pflegerische Aufgaben, um die Beaufsichtigung sowie um den Umgang mit herausfordernden Verhaltensweisen. Der Zeitaufwand unterschied sich in den verschiedenen Stadien der Demenz nicht. Allerdings änderten sich die Aufgaben für die Mitarbeiter:

■ Bei Demenzkranken in einem mittleren Stadium der Demenz wurde mehr Zeit für die Unterstützung beim Essen und Trinken sowie für die Beaufsichtigung und den Umgang mit herausfordernden Verhaltensweisen benötigt als bei Demenzkranken in einem späten Stadium. Essen und Trinken benötigten mehr Zeit, weil bei vielen Demenzkranken Schluckstörungen auftraten oder sie nicht mehr wussten, was sie vor einem vollen Teller mit Speisen machen sollten. Die Beaufsichtigung von Demenzkranken benötigte mehr Zeit wegen des höheren Risikos wegzulaufen oder sich zu verletzen. Auch die Beaufsichtigung von Demenzkranken, die innerlich sehr unruhig waren oder ein agitiertes Verhalten zeigten, war zeitaufwändig.

■ Bei Demenzkranken in einem späten Erkrankungsstadium hingegen wurde mehr Zeit für die Begleitung bei Toilettengängen sowie für pflegerisch und gesundheitlich relevante Aufgaben aufgewandt. Vor allem das gleichzeitige Auftreten von Inkontinenz und eingeschränkter Mobilität erwies sich als zeitlich aufwändig, da in so einem Fall zwei Mitarbeiter für die Begleitung zur Toilette erforderlich waren. Auch das vermehrte Auftreten von Begleiterkrankungen wie Infektionen und Atemstörungen erforderte einen Mehraufwand an Pflege und damit an Zeit. Palliative Care, v. a. terminale Pflege, und Sterbebegleitung gewinnen in einem späten Stadium ebenfalls an Bedeutung. Über einen Zeitraum von 24 Stunden gemessen, verdoppelte sich der Zeitaufwand für die Betreuung von Demenzkranken mit schwerer geistiger Behinderung im Vergleich zum Zeitaufwand für die Betreuung von nicht-demenzkranken Bewohnern mit schwerer geistiger Behinderung. Bei demenzkranken Personen mit leichter geistiger Behinderung war der Aufwand sogar viermal so hoch wie bei nichtdementen Bewohnern mit leichter geistiger Behinderung (McCarron et al. 2005a; Janicki et al. 2005).

Zum höheren Zeitaufwand kommen neue Aufgaben für die Mitarbeiter und den Angehörigen. Solche Aufgaben lassen sich oft nur in Zusammenarbeit mit Fachkräften entsprechender (anderer) Professionen bewältigen. Die starke Zunahme von epileptischen Anfällen erfordert beispielsweise eine sorgfältige Untersuchung, eine Betreuung zu Tag- und Nachtzeit sowie eine rasche und angemessene Anpassung von Medikamenten. Inkontinenz bei fortschreitender Immobilität verlangt Anpassungen hinsichtlich der räumlichen Umgebung, wie z.B ein Pflegebad oder ein Pflegebett, mehr und entsprechend ausgebildete Mitarbeiter, wie z.B. eine Nachtwache oder Pflegefachkräfte (McCarron et al. 2010a; s. Kap. 5.3.2).

In Berlin unterstützt seit Juli 2009 ein **gesundheitsbezogener Fachdienst (GbD)** die Wohnstätten der Lebenshilfe. Drei in Vollzeit arbeitende Diplom-Pflegewirtinnen schätzen die Bewohner systematisch in Hinsicht auf ihre gesundheitlichen Risiken ein, leiten daraus Maßnahmen zur Prävention ab und entwickeln Empfehlungen aus pflegerischer Sicht. Der GbD der Lebenshilfe steht den Wohnstätten auch für Fragen zur Verfügung, wie beispielsweise nach einem Krankenhausaufenthalt eines Bewohners, bei dem täglich ein Verbandswechsel bei einem künstlichen Darmausgang notwendig ist. Die Mitarbeiter der Wohnstätten werden vom GbD in monatlichen Seminaren regelmäßig geschult, damit ein oder zwei dieser geschulten Mitarbeiter in den Einrichtungen als Multiplikatoren wirken können. In diesen monatlichen Schulungen stellt jeder Teilnehmer einen Bewohner vor mit dessen Bedarf an gesundheitsbezogenen oder pflegerischen Maßnahmen. Auch mit dem Thema Demenzerkrankungen befasst sich der GbD (Lebenshilfe Berlin 2011).

Es wäre denkbar, einen solchen Fachdienst auszubauen und den Mitarbeitern in den Wohnstätten, aber auch in den WfbM und anderen Einrichtungen, Informationen für die angemessene Pflege und Betreuung von demenzkranken Menschen mit geistiger Behinderung zu vermitteln. Es könnte auch ein auf Demenzerkrankungen spezialisierter Fachdienst eingerichtet werden. Ein solcher spezieller Fachdienst kann, ähnlich wie im „Alzheimer-Projekt" in Massachusetts (s. Kap. 6.5.1), angemessen auf die umfangreichen und vielfältigen Themen eingehen, wie z. B. Wohnraumanpassung, Kommunikation, angemessene Beschäftigung und Sterbebegleitung, sowie die regelmäßige und umfassende Schulung von betreuenden Angehörigen, professionellen Mitarbeitern und Mitbewohnern leisten.

Die Verbesserung der Lebensqualität von Demenzkranken ist auch im späten Krankheitsstadium das wesentliche Ziel. Die Kommunikation mit und die Beziehung zum Demenzkranken müssen stets aufrechterhalten werden. Wärme und Nähe sollen dem Demenzkranken Sicherheit geben in der für ihn so verwirrenden Welt. Er nimmt diese Welt hochsensibel wahr, spürt sehr genau die Einstellung ihm gegenüber und erlebt jede Veränderung als unerwartet und ist darauf unvorbereitet (Kojer 2010, 310).

In diesem Kapitel soll auf Schmerzen bei Demenz, auf Schluckstörungen sowie auf Palliative Care und Sterbebegleitung eines Menschen mit Demenz und geistiger Behinderung eingegangen werden.

9.2   Schmerzen

Das Thema Schmerz bei alten Menschen mit geistiger Behinderung hat bislang wenig Beachtung gefunden. Auch wenn noch kaum Erkenntnisse zum Schmerzerleben von demenzkranken Menschen mit geistiger Behinderung vorliegen, kann davon ausgegangen werden, dass viele von ihnen Schmerzen haben (Haveman et al. 2010).

Aus der Forschung mit Menschen ohne geistige Behinderung ist bekannt, dass bis zu 80% der Pflegeheimbewohner unter Schmerzen leiden. Ungefähr ein Viertel der Pflegeheimbewohner kann Schmerzen nicht mitteilen. Dazu gehören viele Demenzkranke, die aufgrund ihrer Erkrankung in der Kommunikationsfähigkeit eingeschränkt sind. Verbal können sie ihre Schmerzen oft nicht mehr schildern. Und nonverbale Äußerungen, die auf Schmerzen hinweisen, werden meist nicht als Ausdruck von

Schmerz erkannt, sondern als Symptom der Demenzerkrankung bewertet. Dazu gehören aggressive Verhaltensweisen oder auch nächtliche Unruhe, die fälschlicherweise für eine Schlafstörung gehalten wird. Außerdem können Reaktionen auf Schmerz, die typisch sind für Personen, die nicht an einer Demenz erkrankt sind, bei Demenzkranken fehlen. Für Mitarbeiter ist es deshalb schwierig, beim Demenzkranken Schmerzen zu erkennen. Eine angemessene Behandlung dieser Schmerzen wird unter diesen Umständen nicht veranlasst. Unbehandelte Schmerzen können zu einer verringerten Lebensqualität, zu Konzentrationsschwierigkeiten und zu Verhaltensauffälligkeiten aufseiten des Demenzkranken führen oder zu einer stärkeren Belastung der Mitarbeiter und Mitbewohner (Zwakhalen et al. 2006; 2007; Cohen-Mansfield/Creedon 2002).

Schmerz kann auf verschiedene Art und Weise erfasst werden: Menschen können über ihre Schmerzen verbal Auskunft geben. Sie können daraufhin beobachtet werden, ob sich Veränderungen zeigen in ihrem Schlaf- oder Appetitverhalten, in ihrer Mobilität und körperlichen Beweglichkeit oder in ihrer Körpersprache und ihrer Mimik. Physiologische Anzeichen, wie Herzfrequenz oder Blutdruck, können ebenfalls Hinweise auf Schmerzen geben. Allerdings gibt es heute noch kein Verfahren, mit dem Schmerz bei Demenzkranken eindeutig und zuverlässig erfasst werden kann. Ein weiterer Aspekt, der dazu beiträgt, dass Schmerzen bei Demenz nicht wahrgenommen und nicht behandelt werden, ist das fehlende Wissen und das fehlende Bewusstsein von Pflegekräften. Je qualifizierter die Pflegekräfte sind, umso mehr Kenntnisse haben sie zu diesem Thema und umso sensibilisierter sind sie dafür (Zwakhalen et al. 2006; 2007).

Die Schmerzbehandlung ist immer nur so gut wie die Schmerzerfassung. Da ein Demenzkranker Schmerz nicht antizipieren, also vorhersehen kann, wird vermutet, dass sogar wiederholt auftretender Schmerz immer wieder neu und unerwartet für ihn ist. Dies führt bei ihm zu mehr Angst und Stress und intensiveren Schreckensmomenten beim Einsetzen des Schmerzes. Diese Patienten haben ein hohes Risiko, dass sie bei einer Schmerzbehandlung gemäß standardisierter Richtlinien immer noch unter Schmerzen leiden. Deshalb sollte jegliche verbale oder nonverbale Äußerung eines Demenzkranken, die auf Schmerzen hinweist, ernst genommen und ggf. medikamentös behandelt werden. Empfohlen wird eine Behandlung nach den Regeln der speziellen Schmerztherapie. Gehen daraufhin Verhaltensweisen wie Aggressionen, Schreien oder quälende Unruhe zurück, die sowohl der Demenzerkrankung als auch Schmerzzuständen zugeordnet werden können, kann dies ein Hinweis auf eine erfolgreiche Schmerzbehandlung sein. Eine gezielte Schmerztherapie ist bei Menschen mit einer Demenz aufgrund ihrer eingeschränkten verbalen Kommunikationsfähigkeit schwierig. Es sollte ihnen deshalb nicht nur dann Schmerzmittel gegeben werden, wenn objektiv erfassbare Schmerzen bestehen. Der Maßstab für die Verabreichung von Schmerzmitteln und die richtige Dosierung sind die Lebensqualität und das Wohlbefinden des Demenzkranken (Scherder et al. 2009; Kunz et al. 2009; Perrar 2006).

Der körperliche Zustand vieler alter Menschen mit geistiger Behinderung ist derart, dass die Wahrscheinlichkeit sehr hoch ist, dass sie Schmerzen haben. Falls Menschen mit geistiger Behinderung sich nicht verbal zu ihren Schmerzen äußern können, bedeutet dies nicht, dass sie nicht doch Schmerzen haben, die behandelt werden müssen. Sie geben Hinweise auf ihre Schmerzen, indem sie beispielsweise die schmerzende Körperstelle streicheln oder stöhnen, schreien und weinen, wenn sie an einer bestimmten Körperstelle berührt werden. Auch das Einnehmen einer Schonhaltung oder das Vermeiden bestimmter Bewegungen können auf Schmerzen hinweisen. Anhand des Gesichtsausdrucks kann vermutet werden, dass Schmerzen empfunden werden (schmerzverzerrtes Gesicht, Grimasse). Auch selbstverletzendes oder hyperaktives Verhalten kann auf Schmerzen hinweisen sowie sozialer Rückzug und traurige Gestimmtheit. Schlafstörungen und Veränderungen im autonomen Nervensystem, die sich als Schweißausbrüche, veränderter Blutdruck, zu schneller oder zu langsamer Puls äußern, sind weitere mögliche Anzeichen für Schmerz bei Menschen mit geistiger Behinderung. Die aufmerksame Beobachtung von seit Jahren vertrauten, engen Bezugspersonen ist sehr wichtig für die Erfassung von Schmerz bei Menschen mit geistiger Behinderung (Symons et al. 2008; Bottos/Chambers 2006; Zwakhalen et al. 2004; Regnard et al. 2002; McGrath et al. 1998; Bosch et al. 1997; Biersdorff 1994).

Da Menschen mit geistiger Behinderung, die an einer Demenz erkrankt sind, häufig weitere Erkrankungen haben, wie beispielsweise Lungenkrankheiten und gastrointestinale Störungen (s. Kap. 3.2), kann davon ausgegangen werden, dass auch viele von ihnen an Schmerzen leiden – Schmerzen, die aus den oben genannten Gründen nicht erkannt und deshalb nicht behandelt werden. Erschwerend kommt bei Demenzkranken mit geistiger Behinderung dazu, dass für Veränderungen in ihrem Verhalten oft die Demenzerkrankung oder die geistige Behinderung als Ursache gesehen wird und nicht das Erleben von Schmerz. Es ist deshalb wichtig, dass ihre Bezugspersonen ein Bewusstsein für diese Thematik entwickeln und sich zum Thema Schmerz bei Demenz weiterbilden. Aber auch Menschen mit geistiger Behinderung sollten, soweit möglich, dabei unterstützt werden, Schmerzen zu erkennen und mitzuteilen. Nur ein kompetentes, gut beobachtendes und gut kommunizierendes Team, dem der Demenzkranke vertraut ist, kann die mehrdeutigen Symptome, die auch auf Schmerz zurückgeführt werden können, genau und differenziert erfassen. Die weiter oben genannten Empfehlungen zum Schmerzmanagement können auch auf demenzkranke Menschen mit geistiger Behinderung übertragen werden (McGuire et al. 2010; Kojer 2010; Symons et al. 2008; McCarron et al. 2005a).

9.3 Schluckstörungen

Nicht nur Jahre vor der Diagnose Demenz vom Alzheimer-Typ (s. Kap. 3.2), sondern auch bei einer bereits diagnostizierten Alzheimer-Demenz verlieren die Betroffenen deutlich an Körpergewicht. Dies trifft auch für Personen mit Down-Syndrom zu. Dieser Gewichtsverlust erhöht das Risiko für Infektionen, Dekubiti und Stürze und vermindert zunehmend die Lebensqualität der Alzheimer-Patienten. Die Gründe für den Gewichtsverlust bei bereits diagnostizierter Alzheimer-Demenz sind vielfältig. So wurde bei Menschen, die an einer Demenz erkrankt waren, ein enger Zusammenhang festgestellt zwischen dem Gewichtsverlust und der Auswahl der Nahrung, dem Führen der Nahrung zum Mund und dem Kauen: Je gravierender die Schwierigkeiten dabei waren, desto geringer war das Körpergewicht. Ein Verlust des Appetits, beispielsweise aufgrund von Einschränkungen oder Veränderungen im Geruchs- und Geschmackssinn, wird ebenfalls als eine mögliche Ursache für einen Gewichtsverlust im Alter betrachtet (Prasher et al. 2004; Berkhout et al. 1998).

Dysphagie: Die Dysphagie, also eine Störung des Schluckaktes bei der Nahrungsaufnahme und beim Trinken, wird ebenfalls als Ursache diskutiert. Viele Menschen mit Down-Syndrom sind von einer Dysphagie betroffen aufgrund einer Kombination anatomischer, struktureller und medizinischer Besonderheiten. Wenn Menschen mit Down-Syndrom älter werden, verstärkt sich ihr Risiko für eine Dysphagie. So verringern sich beispielsweise bei gesunden Personen ab einem Alter von ungefähr 45 Jahren die Muskelmasse der Skelettmuskulatur, ihre Kraft und ihre Effizienz, was sich auch auf die Gesichts-, Kau- und Zungenmuskulatur auswirkt. Es wird mehr Zeit benötigt, bis der Bissen den Rachenraum passiert hat. Ältere Menschen müssen mehrmals schlucken, um den Rachen vom Nahrungsbrei zu befreien. Während nichtbehinderte ältere Menschen diese Veränderungen beim Schluckvorgang offensichtlich gut kompensieren können, trifft dies bei älteren Menschen mit Down-Syndrom nicht zu. Nur wenige Personen mit Down-Syndrom gelangen an einen Spezialisten für Dysphagie, außer sie haben bereits deutliche Symptome entwickelt (Lazenby 2008; Robbins et al. 2005; Barczi et al. 2000; Hennequin et al. 1999).

Dysphagie tritt bei sozusagen allen Patienten mit einer degenerativen Erkrankung des zentralen Nervensystems auf, wie es auch die Demenz vom Alzheimer-Typ ist. Über den Zeitpunkt ihres Auftretens und über ihren Verlauf ist jedoch noch nicht viel bekannt. Man weiß aber, dass sie schon als erstes oder als zweites Symptom auftreten kann. Die Demenz vom Alzheimer-Typ verursacht starke Schädigungen in der Motorik und in der Koordination der Vorgänge in Mund- und Rachenhöhle. Dies führt zu Schwierigkeiten in der eigenständigen Nahrungsaufnahme, beim Kauen, beim Initiieren des Schluckvorgangs, beim Umgang mit Speichelfluss, zu einer Verminderung des Hustenreflexes und des Würgens. Diese Probleme sind in einem späten Stadium der Demenzerkrankung gut zu beobachten und führen oft zu Aspiration.

> Bei der *Aspiration* werden Flüssigkeiten oder Substanzen, wie beispielsweise Wasser oder Nahrung, durch die Stimmritze in die unteren Atemwege eingesaugt. Dies verursacht einen starken Hustenreiz, eine Reizung der Atemwege oder sogar eine teilweise oder vollständige Verlegung der Atemwege mit der lebensbedrohlichen Gefahr des Erstickens.

Eine Aspiration kann häufig eine Lungenentzündung auslösen, die, wie bereits erwähnt, zum Tode führen kann (Ikeda et al. 2002; Wada et al. 2001).

Für demenzkranke Menschen mit geistiger Behinderung kann Essen und Trinken auch aus anderen Gründen problematisch sein (s. Kap. 7.2.2). Schluckstörungen und das Risiko der Aspiration ängstigen und beunruhigen viele Mitarbeiter und Angehörige. Deshalb sollte bei Schluckstörungen ein Logopäde hinzugezogen werden, der Ratschläge zur Ernährung und Informationen über Hilfeleistungen geben kann. Eine festere Konsistenz von Flüssigkeiten kann hilfreich sein (McCarron et al. 2010a; Fahey-McCarthy et al. 2009; Wilkinson et al. 2004; McCarron/Lawlor 2003).

PEG-Sonde: Bei fortgeschrittener Demenz stellt sich bei unzureichender Nahrungs- und Flüssigkeitsaufnahme oft die Frage, ob die Nahrungsmittel püriert werden sollen oder ob eine künstliche Ernährung notwendig wird. Diese Entscheidung ist ethisch und rechtlich eine Herausforderung, die gemeinsam mit allen Beteiligten und gemäß des mutmaßlichen Willens des Betroffenen getroffen werden sollte. Die künstliche Ernährung kann mittels einer PEG-Sonde erfolgen. PEG steht für **p**erkutane **e**ndoskopisch kontrollierte **G**astrostomie. Eine PEG-Sonde wird in einer Operation direkt durch die Bauchhaut in den Magen gelegt. Auf der Bauchwand befinden sich eine Befestigungsplatte und der Anschluss für Ernährungssysteme oder Spritzen. Die Wunde wird jede Woche mehrmals steril mit speziellen Verbandsets versorgt. Mit der Ernährung über diese Sonde hoffte man, Aspirationen, Druckstellen, Dehydration und Mangelernährung vermeiden sowie die verbleibende Lebenserwartung verlängern zu können. Es hat sich allerdings gezeigt, dass sich die Ernährung mittels einer PEG negativ auf die Lebensqualität des Demenzkranken auswirkt. Mangelernährung, Dekubiti und Aspirationspneumonie können trotz Sondennahrung nicht verhindert werden. Die menschliche Zuwendung bei der Unterstützung während der Mahlzeiten fällt weg, und die Bewegungsmöglichkeit des Betroffenen wird eingeschränkt. Außerdem wird die Infektionsgefahr durch den Fremdkörper in der Bauchwand erhöht. Deshalb wird die Ernährung mit der PEG für im Sterben liegende Demenzkranke nicht empfohlen. Die Ernährung über PEG sollte nur dann erfolgen, wenn sie zu einer Verbesserung in der Lebensqualität des Demenzkranken führt (McCarron et al. 2005a; Volkert et al. 2004; Kolb 2003; Gillick 2001).

Herr M. und der Einsatz einer PEG-Sonde

Herr M., Bewohner in einer Wohngruppe für Menschen mit geistiger Behinderung, bekam Probleme mit dem Schlucken. Die Mitarbeiter pürierten deshalb sein Essen. Aber das war wenig erfolgreich. Herr M. erkrankte an einer Lungenentzündung, an der er fast gestorben wäre, und musste ins Krankenhaus. Als er zu seiner Wohngruppe zurückkam, fütterten ihn die Mitarbeiter mit dem Teelöffel. Er schluckte zweimal, dreimal und nahm dann wieder einen Teelöffel. Die Mahlzeiten dauerten Stunden. Er saß immer noch beim Essen, wenn die anderen schon alle fertig waren und etwas anderes taten. So verpasste er viel vom Alltagsleben in der Gruppe und war selten mit seinen Freunden zusammen. Und sein Essen wurde unappetitlich, musste mehrmals aufgewärmt werden.

Herr M. erkrankte wieder an einer Lungenentzündung und wieder starb er fast daran. Seine Schwester wollte, dass ihm eine PEG-Sonde gelegt würde. Zuerst zögerte der Arzt und meinte, das Leben mit einer PEG sei nicht realisierbar. Aber schließlich wurde bei Herrn M. doch eine PEG-Sonde gelegt.

Drei Jahre später hat Herr M. die Sonde immer noch. Die Ernährung über die Sonde und der Umgang damit klappt gut. Einmal verweigerte Herr M. die Ernährung über die Sonde, und er musste wieder ins Krankenhaus. Seine Bezugsperson hatte den Eindruck, dass er die PEG deshalb verweigerte, weil es ihm zu anstrengend wurde, bei jeder Mahlzeit über die Sonde zwei Stunden lang sitzen zu müssen. Herr M. bekam deshalb einen kleinen Rucksack für seine Sondennahrung. Als er damit herumgehen konnte, war er glücklich.

Die PEG wird programmiert, und sie pumpt automatisch. Herr M. wird morgens daran angeschlossen. Am Nachmittag läuft sie weiter. Für den Abend wird ein Rest der Nahrung behalten, damit Herr M., wenn er zu Bett geht, etwas im Magen hat. Die Krankenschwester zeigte den Mitarbeitern, wie sie mit der PEG-Sonde umgehen müssen.

Herr M. scheint es nicht zu vermissen, dass er kein Essen mehr über den Mund aufnimmt. Aber er sitzt bei den Mahlzeiten mit den anderen zusammen und verlässt mit ihnen das Esszimmer. Er gehört immer noch zur Gruppe. Seine Bezugsperson ist sicher, dass Herr M. ohne PEG schon lange nicht mehr leben würde (Wilkinson et al. 2004, 27f).

9.4 Palliative Care und Sterbebegleitung als Teil von Palliative Care

Das lateinische Wort „pallium" bedeutet „Mantel" oder „Umhang". Der Begriff *Palliative Care* bezeichnet die Absicht, einen unheilbar kranken Menschen wie mit einem schützenden Mantel zu umhüllen. Mit Palliative Care werden deshalb alle medizinischen Behandlungen, pflegerischen Maßnahmen und auch die psychische, soziale und spirituelle Unterstützung von Menschen bezeichnet, die an einer tödlich endenden Krankheit leiden. *Sterbebegleitung* ist ein Teil der Palliative Care. Sie bedeutet, einen Menschen in seinem letzten Lebensabschnitt zu begleiten, sich ihm emotional und mit persönlicher Anteilnahme zuzuwenden. Der Sterbende soll spüren, dass er nicht alleine ist. Sterbebegleitung kann von Fachkräften und von Laien angeboten werden.

Wann der letzte Lebensabschnitt eines Menschen mit Demenz beginnt und wie er verläuft, ist nicht vorhersehbar. Vor allem bei Menschen mit geistiger Behinderung ist dieser Abschnitt schwierig zu definieren aufgrund der lebenslangen Einschränkung in der kognitiven Leistungsfähigkeit und der Abhängigkeit von anderen Menschen. Deshalb sind Demenzkranke im fortgeschrittenen Stadium Palliativpatienten, auch wenn sie in diesem Stadium noch Jahre leben können (McCarron et al. 2010a; Kojer 2010).

Palliative Care von Menschen, die an einer Demenz erkrankt sind, richtet sich mit medizinischen Maßnahmen (Palliativmedizin) und pflegerischen Maßnahmen (Palliativpflege) auf Symptome wie Schmerzen, Atemnot, Angst und Übelkeit. Auch die Integration des Demenzkranken in die vertraute Umgebung und die Beteiligung der Angehörigen gehören dazu. Die Ziele der Palliative Care sind also die bestmögliche Linderung von Schmerzen, Zuwendung statt technischem Support, die Respektierung des verbal oder nonverbal geäußerten Willens des Sterbenden, seine Teilhabe am Leben und damit die bestmögliche Lebensqualität für ihn und seine Angehörigen. Die reine Lebensverlängerung ist *kein* Ziel der Palliative Care (Kunz 2003).

Die Palliative Care muss sich in einem späten Stadium einer Demenzerkrankung i.d.R. nicht nur mit dem Erkennen und der Behandlung von Schmerzen (s. Kap. 9.2) und der künstlichen Ernährung (s. Kap. 9.3) auseinandersetzen, sondern auch mit Infektionen und ihrer Behandlung. Infektionen der Atemwege treten in dem späten Stadium sehr oft auf und sind eine häufige Todesursache bei Demenzkranken. Viele Antibiotika schränken aufgrund ihrer unerwünschten Wirkungen, wie Diarrhö, allergische Reaktionen, Blutbildveränderungen oder zunehmende Verwirrtheit, das Wohlbefinden des Demenzkranken deutlich ein. Dennoch werden Antibiotika auch für schwer Demenzkranke empfohlen (National Council for Palliative Care 2006, 14; Perrar 2006).

Eine weitere Entscheidung in der Palliative Care, die bei einer deutlichen Verschlechterung des Allgemeinzustands des Demenzkranken getroffen werden muss, betrifft die Verlegung ins Krankenhaus und der Einsatz intensivmedizinischer Maßnahmen. Es wird empfohlen, bereits vor einer Verschlechterung des Allgemeinzustands des Demenzkranken darüber nachzudenken. Vor allem in einem späten Stadium der Demenzerkrankung überwiegen die Risiken einer Krankenhauseinweisung, wie beispielsweise zunehmende Unruhe und Verwirrtheit des Demenzkranken wegen der fremden Umgebung, Entwicklung von Wahnvorstellungen aufgrund einer Verkennung der Situation oder ein hohes Risiko, im Krankenhaus an weiteren Infekten zu erkranken. Die verstärkte Inanspruchnahme eines ambulanten Pflegedienstes, eines engagierten Haus- oder Facharztes und eines Helferkreises (s. Kap. 6.3.1) kann sinnvoller sein. Bei der Entscheidung für oder gegen die Verlegung in ein Krankenhaus sollten stets der mutmaßliche Wille des Demenzkranken und die gegebenen Rahmenbedingungen berücksichtigt werden (Perrar 2006).

Wird die Entscheidung getroffen, den Demenzkranken bis zu seinem Tode zu Hause zu pflegen, ist die Entlastung durch ambulante Pflegedienste wesentlich. Dies hat sich auch bereits in der Palliative Care von demenzkranken Menschen mit geistiger Behinderung in Wohnformen der Behindertenhilfe erwiesen. Palliative Care wird auch in Wohngemeinschaften für demenzkranke Menschen ohne geistige Behinderung umgesetzt. Der demenzkranke Bewohner stirbt nicht isoliert, sondern begleitet von seinen Mitarbeitern, Angehörigen und auch von Mitbewohnern. Über die Themen Sterben, Tod und Trauer muss jedoch früh gesprochen werden, damit die organisatorischen Voraussetzungen für Palliative Care geschaffen werden können. Die Mitarbeiter müssen die notwendige fachliche Kompetenz erwerben und sich über die Wohngemeinschaft hinaus mit anderen Organisationen vernetzen, wie beispielsweise mit ambulanten Hospizdiensten. Eine Einweisung ins Krankenhaus kann aufgrund von Krisensituationen und Konflikten dennoch notwendig werden (Reitinger et al. 2010; Wilkinson et al. 2004; Brazil et al. 2003).

Neben der medizinischen und pflegerischen Versorgung ist die psychosoziale Begleitung des Sterbenden sehr wichtig. Die psychosoziale Begleitung des Sterbenden und seines sozialen Umfelds ist das Anliegen der Hospizarbeit wie auch die Entwicklung von Methoden, die es ermöglichen, nicht im Krankenhaus zu sterben, sondern Zuhause und in Geborgenheit. Die Begleitung des sterbenden Menschen stellt seine körperlichen, psychischen und sozialen Bedürfnisse in den Mittelpunkt. Ambulante Hospizdienste spielen hier eine wichtige Rolle. Sie bieten eine intensive psychosoziale Begleitung der Betroffenen und ihres Umfelds, beachten sorgfältig das körperliche Befinden und ziehen bei Bedarf Fachkräfte für die palliativmedizinische Betreuung hinzu. Ambulante Hospizdienste setzen sich zusammen aus meist freiwilligen Helfern, die sorgfältig geschult werden und Supervision erhalten. Ihre Tätigkeit wird von hauptamtlichen Kräften koordiniert. Diese freiwilligen Helfer stellen die Basis der Hospizbewegung in Deutschland dar. Zu den ambulanten Hospizdiensten gehören auch ambulante Palliative-Care-Teams, welche die palliativmedizinische Versorgung zu Hause übernehmen. Neben ambulanten Hospizdiensten gibt es auch stationäre Hospizeinrichtungen, also stationäre Hospize und fest in eine Klinik eingebundene Palliativstationen, sowie teilstationäre Hospize, Tages- und Nachthospize. In Wohnformen für Menschen mit geistiger Behinderung ist die Zusammenarbeit mit ambulanten Hospizdiensten noch neu (Seeger et al. 2006).

Menschen, die andere Menschen beim Sterben begleiten, sollten sich vorbereitet fühlen und die Bereitschaft und die Kraft haben, beim Sterbenden zu bleiben. Die Auseinandersetzung mit dem Sterben eines anderen Menschen bedeutet immer auch die Auseinandersetzung mit dem eigenen Sterben, mit dem eigenen Tod und mit dem Trauerprozess um die sterbende Person. Damit die Mitarbeiter in Wohnformen für Menschen mit geistiger Behinderung Sterbebegleitung leisten können, muss die Leitung ihnen die Sicherheit geben, dass sie in der Grenzsituation einer Sterbebegleitung unterstützt und gehalten werden.

In Irland wurden Mitarbeiter aus verschiedenen Wohnformen für Menschen mit geistiger Behinderung zum Thema Pflege am Lebensende von demenzkranken Menschen mit geistiger Behinderung befragt. Sie arbeiteten in einem Heim, das speziell für demenzkranke Menschen mit geistiger Behinderung gebaut wurde, in Wohngruppen in Komplexeinrichtungen, in gemeindenahen Wohnformen, in altersspezifischen Wohnformen oder in einer Wohnform mit Palliative Care. Diese Mitarbeiter schilderten die folgenden Erfahrungen und daraus resultierenden Empfehlungen (McCarron et al. 2010b).

Verbleib in der vertrauten Umgebung: Das Verbleiben des Demenzkranken mit geistiger Behinderung in seiner vertrauten Wohnumgebung wurde als besonders wichtig erachtet. Die Mitarbeiter konnten zwar nicht angeben, ob ein demenzkranker Bewohner weiß, wo er sich befindet, oder die Personen, die sich um ihn kümmern, tatsächlich erkennt. Ihre Erfahrungen zeigen aber doch, dass ein Demenzkranker sehr verstört und verzweifelt ist, wenn er aus seiner vertrauten Umgebung geholt wird. Für eine gute Pflege am Lebensende ist es wichtig, dass die Pflegenden den Kranken sehr gut kennen und in seiner Individualität wahrnehmen. Sie müssen mit seiner Persönlichkeit, seinen Vorlieben und Abneigungen sehr vertraut sein, damit eine gute Pflege möglich ist. Der Demenzkranke soll in seiner vertrauten Umgebung sterben dürfen. Allerdings ist die Erfahrung vieler Mitarbeiter, dass in einem späten Stadium der Demenz die Pflege faktisch unmöglich wird, wenn keine Pflegefachkräfte zur Verfügung stehen und die Umgebung dafür nicht ausgestattet ist. Genannt werden Probleme bei Transfers und beim Baden. Unter solchen Umständen wäre eine Pflege mit einer hohen Belastung für die Pflegenden verknüpft (Macdonald et al. 2004).

Multidisziplinäre (palliative) Betreuung: Eine multidisziplinäre (palliative) Betreuung des Demenzkranken ist v. a. in seiner letzten Lebensphase sehr wichtig. Dies bedingt eine gute Koordination der Pflege und Betreuung, da verschiedene Systeme daran beteiligt sind, wie beispielsweise die vertrauten Mitarbeiter, ein ambulanter Pflegedienst, ein Geriater sowie ein ambulanter Hospizdienst. Auch die Kommunikation zwischen diesen Systemen muss funktionieren, Details der Palliative Care müssen dokumentiert und den anderen Beteiligten mitgeteilt werden (Watchman 2005).

Fehlende oder unzureichende Planung: Eine fehlende oder unzureichende Planung der Palliative Care führt zu Stress und zu Entscheidungen, die kurzfristig und unter Zeitdruck nicht immer zum Besten des Demenzkranken getroffen werden. Bei solchen Entscheidungen kann es darum gehen, ob der sterbende Demenzkranke in seiner vertrauten Umgebung verbleiben oder doch in ein Krankenhaus verlegt werden möchte, wo palliativmedizinisch besser auf seine Bedürfnisse eingegangen werden kann. Oder ob eine bestimmte Schmerzbehandlung erfolgen soll, die jedoch den Sterbeprozess beschleunigen kann, ob eine PEG-Sonde trotz möglicher Nachteile die Lebensqualität des Demenzkranken verbessert bzw. bis zu welchem Punkt lebenserhaltende Maßnahmen durchgeführt werden sollen (Wagemans et al. 2010).

Herr N. und die Nasensonde

Herr N., ein 52-jähriger demenzkranker Bewohner mit geistiger Behinderung, wurde gegen Ende seines Lebens in ein Krankenhaus verlegt aufgrund starker epileptischer Anfälle. Ihm wurde eine Nasensonde gelegt. Die Angehörigen erfuhren vom Pflegepersonal des Krankenhauses nicht, aus welchen Gründen die Nasensonde gelegt wurde. Einige Monate zuvor war im Wohnheim mit den Angehörigen von Herrn N. über dieses Thema gesprochen worden. Man kam damals zu der Übereinkunft, Herrn N. keine Flüssigkeit über eine Nasensonde zu geben, falls die Flüssigkeitsaufnahme oral nicht mehr möglich sein würde. Als Herr N. aus dem Krankenhaus zurück ins Wohnheim verlegt wurde, wurde die Nasensonde gemäß dieser früheren Übereinkunft entfernt. Die Angehörigen und Mitarbeiter waren davon überzeugt, dass die Nasensonde die Lebensqualität von Herrn N. nicht verbessern würde. In der Endphase seines Lebens stand nicht die verbleibende Lebensdauer im Vordergrund, sondern die Lebensqualität (Wagemans et al. 2010, 521).

Frau O. und der Verzicht auf eine weitere Behandlung der Lungenentzündung

Frau O., eine 65-jährige Bewohnerin mit Down-Syndrom, litt an einer Demenz. Sie war mehrmals und in immer kürzeren zeitlichen Abständen wegen einer Lungenentzündung behandelt worden. Als Frau O. wieder an einer Lungenentzündung erkrankte, sich immer wieder am eigenen Speichel verschluckte, würgte und hustete, wurde aufgrund ihres Zustands entschieden, dass eine Behandlung der Lungenentzündung sinnlos sei. Für den gesetzlichen Betreuer war es sehr schwierig, diese komplizierte Situation mit den anderen Angehörigen zu erörtern. Aber schließlich stimmte er dem Vorschlag des Arztes zu, keine weitere Behandlung einzuleiten. Schließlich starb Frau O. an dieser unbehandelten Lungenentzündung (Wagemans et al. 2010, 521).

Die Bestrebungen der letzten Jahre, Menschen mit geistiger Behinderung in Entscheidungen für ihre Gesundheit stärker einzubeziehen, kommen bei Demenzkranken mit geistiger Behinderung an Grenzen, nicht zuletzt aufgrund des Krankheitsbildes. Da deshalb Angehörige und andere gesetzliche Betreuer solche Entscheidungen fällen müssen, sollen sie so früh wie möglich in die Palliative Care eingebunden werden. Es wird ihnen dann leichter fallen, nach dem mutmaßlichen Willen ihres demenzkranken Angehörigen oder Betreuten zu entscheiden. Haben die Angehörigen wenig Kontakt zum demenzkranken Bewohner, weil sie beispielsweise weit entfernt wohnen, sollten sie trotzdem auf geeignete Art und Weise einbezogen werden – aber nicht bei Entscheidungen am Lebensende, da sie den Bewohner möglicherweise nicht gut genug kennen. Richtlinien zu Entscheidungen am Lebensende von demenzkranken Menschen mit geistiger Behinderung fehlen noch. Eine frühzeitige Planung kann jedoch bei solchen Entscheidungen Sicherheit geben. Sie ermöglicht auch, das bestehende Mitarbeiterteam um die richtigen Fachkräfte zu ergänzen bzw. Kontakt zu ambulanten Diensten, die dafür ausgebildet sind, aufzunehmen und bereits im Vorfeld Wichtiges zu klären. Da bei Personen mit Down-Syndrom eine Demenz vom Alzheimer-Typ schnell voranschreiten kann, ist es wichtig, vorausschauend die Basis für eine gute Palliative Care gelegt zu haben. So kann sich bei absehbaren Veränderungen die Pflege und Betreuung noch vor dem Eintreten dieser Veränderungen darauf einstellen (Wagemans et al. 2010).

Aufrechterhaltung von sozialen Kontakten: Die sozialen Kontakte des Demenzkranken zu Angehörigen, Freunden und Mitarbeitern sollen mit Unterstützung der Betreuungs- und Pflegepersonen bis zum Lebensende gepflegt werden. Auch während des Sterbeprozesses soll der Demenzkranke nicht alleine sein, sondern in Gesellschaft eines Menschen, den er kennt. Mitbewohner und Freunde des Demenzkranken werden an der Begleitung des Sterbenden beteiligt, wenn sie dies möchten. Die Teilnahme am Sterbeprozess und auch an den Ritualen zum Zeitpunkt des Todes kann den Trauerprozess positiv unterstützen. Die sozialen Kontakte des Demenzkranken sollen auch dann erhalten werden, wenn ein Umzug oder seine Verlegung in ein Krankenhaus notwendig wird.

Gestaltung einer friedlichen Umgebung: Eine friedliche, schöne Umgebung auch in den letzten Lebenstagen ist notwendig, um den Demenzkranken bis zuletzt auf eine gelingende Art und Weise zu unterstützen. Der im Sterben liegende Demenzkranke sollte über seinen eigenen Raum und Abstand zu anderen verfügen. Für einige der befragten Mitarbeiter war es schwierig, eine solche ruhige Umgebung im Tagesgeschehen einer Einrichtung zu schaffen. Diese plädierten für eine spezialisierte Wohneinheit für Palliative Care und v. a. für terminale Pflege in den letzten Tagen und Stunden. Andere befragte Mitarbeiter lehnten eine solche spezialisierte Wohneinheit ab, um den Sterbenden nicht zu isolieren und um zu vermeiden, dass ein Ort geschaffen wird, an den man kommt, um zu sterben. In einigen Einrichtungen war es üblich, den sterbenden Demenzkranken in ein Krankenhaus zu verlegen, weil eine optimale Betreuung und Pflege in den letzten Stunden nicht gewährleistet werden konnte. Dies war für die Mitarbeiter und Angehörigen (und wohl auch für die Mitbewohner) sehr schwierig.

Berücksichtigung der Mitbewohner: Die Mitbewohner sollen durch die Palliative Care eines demenzkranken Bewohners weder emotional noch sozial benachteiligt werden. Für die befragten Mitarbeiter war es schwierig, das richtige Gleichgewicht zu finden zwischen Aktivitäten, die das Wohlbefinden des Demenzkranken fördern sollen, und Aktivitäten für das Wohlbefinden seiner Mitbewohner. Wurden die Mitbewohner über das Krankheitsbild informiert und beim Umgang mit dem Demenzkranken unterstützt, wirkte sich dies positiv auf die Situation aus (s. Kap. 5.2). Manchmal wurde erst dann, wenn der demenzkranke Bewohner nicht mehr da war, festgestellt, welchen Einfluss die Betreuung des Demenzkranken auf Mitarbeiter, Mitbewohner und Angehörige gehabt hatte.

Qualität der Pflege und Vermittlung von Geborgenheit: Die Qualität der Pflege und die Vermittlung von Geborgenheit sind aus Sicht der befragten Mitarbeiter ausschlaggebend für eine gute Palliative Care. Neben großen Themen wie Schmerzerkennung und -behandlung, Ernährung und genügend Flüssigkeit sind es oft kleine Dinge, die dem Demenzkranken guttun, wie beispielsweise seine Position im Bett zu verändern oder seine Lieblingsmusik einzuschalten. Die Vorlieben des Sterbenden zu kennen ist hier sehr hilfreich. Vor allem die Zeit, die mit dem Demenzkranken verbracht wird, wird als ausschlaggebend für eine gute Sterbebegleitung betrachtet. Es braucht Zeit, um spirituelle Bedürfnisse aufgreifen zu können.

Weiterbildung: Weiterbildung zum Thema Demenz und Palliative Care wurde als wichtig bewertet, da so die Lebensqualität für demenzkranke Menschen mit geistiger Behinderung erhöht werden. Vor allem zu Schmerzerkennung und Schmerzmanagement fehlen theoretisches und praktisches Wissen und auch zu Ernährung und Flüssigkeitszufuhr gerade in den letzten Lebenstagen. Auch die Auseinandersetzung mit ethischen Fragen, beispielsweise künstliche Ernährung, lebenserhaltende Maßnahmen und Wiederbelebung, wird als notwendig erachtet. Umgekehrt sollen auch Pflegekräfte, die von außerhalb für die Palliativpflege eines demenzkranken Bewohners kommen, geschult werden zu Aspekten der geistigen Behinderung sowie zum Krankheitsbild Demenz (Watchman 2005).

Inwiefern sich Modelle der Palliative Care, die für Menschen mit einer tödlichen Erkrankung wie Krebs entwickelt wurden, auf die Situation demenzkranker Menschen mit geistiger Behinderung übertragen lassen, ist noch unklar. Ohne Zweifel müssen in den verschiedenen Wohnformen von Menschen mit geistiger Behinderung die Voraussetzungen für Palliative Care geschaffen werden, die sich aus diesen Erfahrungen und Empfehlungen ableiten lassen. Vor allem die Vermittlung von Informationen zu Palliative Care ist wichtig. Sonst kann es geschehen, dass die offensichtlichen Anzeichen für einen beginnenden Sterbeprozess fälschlicherweise als „neue Symptome" interpretiert werden und darauf mit aktiven Interventionen reagiert wird, die den Sterbenden belasten (McCarron/McCallion 2007). Eine Schulung für Mitarbeiter, die demenzkranke Menschen mit geistiger Behinderung betreuen, sollte neben einem einführenden und einem abschließenden Modul folgende Inhalte berücksichtigen (Fahey-McCarthy et al. 2009, 273; Hahn/Cadogan 2011, 47):

- Einführung in die Geschichte und Philosophie der Betreuung und Begleitung von Menschen mit geistiger Behinderung,
- Demenz vom Alzheimer-Typ bei Menschen mit geistiger Behinderung,
- Prinzipien und Richtlinien von Palliative Care (z. B. lebenserhaltende Maßnahmen) sowie Werte und Entscheidungen bei Demenz bei geistiger Behinderung (z. B. Vorbereitung auf das Lebensende, Entscheidungen zu Behandlungsplänen, Beziehungen zu Fachkräften des Gesundheitssystems),
- spiritueller und kultureller Kontext (z. B. Spiritualität im Leben von Menschen mit geistiger Behinderung und Demenz, spirituelle Bedürfnisse von Familie und Mitarbeitern in Wohnformen, WfbM und tagesstrukturierenden Angeboten, kultureller Hintergrund und sein Einfluss auf die Spiritualität),

- Begleiterkrankungen bei fortgeschrittener Demenzerkrankung, Erfassen von Symptomen und Umgang damit (z. B. häufige Symptome am Ende des Lebens, systematische Annäherung an die Erfassung von solchen Symptomen, Umgang mit solchen Symptomen),
- Erfassen und Behandlung von Schmerz und Leid (z. B. Schmerztypen, Erfassen von Schmerz bei demenzkranken Menschen mit geistiger Behinderung, häufige Ursachen von Schmerz bei demenzkranken Menschen mit geistiger Behinderung, Prinzipien der Schmerzbehandlung),
- Prinzipien der Hospizarbeit (z. B. Definitionen und grundlegende Aspekte der Hospizarbeit, Hospizarbeit für Menschen mit geistiger Behinderung),
- Tod und Sterben aus persönlicher Sicht (z. B. persönliche Werte und Einstellungen gegenüber Tod und Sterben reflektieren),
- terminale Pflege des Sterbenden (Anzeichen und Symptome des bevorstehenden Todes erkennen, Interventionen für den Sterbenden, die Mitarbeiter, Mitbewohner und Angehörigen),
- Trauer und Verlust erleichtern (z. B. Sterbephasen bei Menschen mit geistiger Behinderung, Bedeutung der Einbeziehung von Menschen mit geistiger Behinderung beim Tod eines anderen, Trauer und die Folgen, Erleben und Ausdruck von Trauer bei Menschen mit unterschiedlicher Ausprägung der geistigen Behinderung) sowie
- über Verlust, Demenz, Tod und Sterben von Menschen mit geistiger Behinderung kommunizieren (z. B. den Tod Angehörigen, anderen Menschen mit geistiger Behinderung und Mitarbeitern mitteilen).

Nach solchen Schulungen fühlten sich die Teilnehmer gut vorbereitet und zuversichtlich, sterbende Menschen mit geistiger Behinderung begleiten zu können (Hahn/Cadogan 2011; Fahey-McCarthy et al. 2009). Es wäre wichtig, ähnliche Schulungen für pflegende Angehörige zu entwickeln sowie in Gesprächen mit Mitbewohnern auf einige der genannten Aspekte einzugehen.

Mit dem Tod eines Bewohners stellen sich weitere Aufgaben für sein soziales Umfeld. In der Wohnform, in der er gestorben ist, sollte ein Ablaufplan entwickelt worden sein, damit die Mitarbeiter wissen, was wann zu tun ist: Wer muss informiert werden? Wer wird zuerst benachrichtigt? Wer teilt den Mitbewohnern und Arbeitskollegen den Tod des Bewohners mit und wie sollte dies am besten geschehen? Welche gesetzlichen Regelungen müssen beachtet werden? Solche und weitere Fragen stellen sich unmittelbar nach dem Tod eines Bewohners. Für alle Beteiligten kann ein solcher Ablaufplan eine wichtige Unterstützung sein, da dadurch in den ersten Tagen eine gewisse Struktur vorgegeben wird. Damit ein solcher Ablaufplan erarbeitet werden kann, müssen sich die Verantwortlichen einer Wohnform intensiv mit dem Thema Sterben, Tod und Trauer befassen.

Erwachsene Menschen mit geistiger Behinderung sind mit dem Thema Tod und Sterben vertraut. Dennoch wird ihnen oft nicht zugetraut, sich damit auseinandersetzen zu können. So versuchen die Mitarbeiter oft, die Mitbewohner zu „schonen", und verheimlichen ihnen, dass der kranke Mitbewohner nicht mehr lange leben wird. Es ist jedoch viel schwerer, einen unerwarteten Tod zu begreifen. Der Trauerprozess wird dadurch schwieriger, und es kann länger dauern, bis dieser Tod in das Leben der zurückbleibenden Mitbewohner integriert werden kann (Franke 2010; McCarron et al. 2010b; Watchman 2005; Luchterhand/Murphy 2001).

Es stellt sich also nicht die Frage, ob Menschen mit geistiger Behinderung mit dem Thema Tod und Sterben vertraut sind, sondern wie: was sie darüber denken, was sie befürchten und was sie erhoffen. Eine wichtige Aufgabe von Mitarbeitern in Wohnformen für Menschen mit geistiger Behinderung besteht deshalb darin, den Mitbewohnern die Auseinandersetzung mit dem Sterben und dem Tod zu ermöglichen und sie dabei zu unterstützen. Dazu gehört, sie zu ermutigen, ihre Bedürfnisse auszudrücken.

Photobuch zum Thema Sterben und Tod: Von der Bundesvereinigung Lebenshilfe wurde für Menschen mit geistiger Behinderung ein Photobuch mit dem Titel „Bäume wachsen in den Himmel. Sterben und Trauern. Ein Buch für Menschen mit geistiger Behinderung" veröffentlicht. Dieses Photobuch enthält drei Geschichten um das Thema Sterben und Tod. Die Darsteller in diesen Geschichten sind Menschen mit geistiger Behinderung, die dieses schwierige Thema eindrücklich und verständlich vermitteln. Dieses Buch lässt sich gut einsetzen, um Sterben und Tod zu thematisieren, sei es, weil ein Mitbewohner verstorben ist und getrauert wird, oder sei es, weil ein Mitbewohner schwer krank ist und sterben wird. Aber auch zur Auseinandersetzung mit diesem Thema ohne einen bestimmten Anlass kann das Buch hilfreich sein. Im Rahmen der Auseinandersetzung mit den Geschichten aus diesem Buch können die Bewohner gefragt werden, ob sie bestimmte Wünsche für das Ende ihres Lebens haben. Oder ob es etwas gibt, das sie dann auf keinen Fall erleben möchten. Darüber zu sprechen kann zur Äußerung von solchen Wünschen führen, die dokumentiert und regelmäßig daraufhin überprüft werden können, ob sie für den Bewohner noch gelten. Die Angehörigen und gesetzliche Betreuer sollten ggf. in solche Gespräche einbezogen werden. Auf der Basis solcher Gespräche können sie später wichtige Entscheidungen besser treffen. Zudem können sie den Mitarbeitern mitteilen, welche religiösen Gebote oder auch anderen Aspekte der Familie wichtig sind (Bundesvereinigung Lebenshilfe 2002).

Im Trauerprozess muss zuerst die Tatsache des Verlusts akzeptiert und der Schmerz der Trauer erlitten werden. Dann kann sich der Trauernde auf ein Leben ohne den Verstorbenen einstellen. Er nimmt emotionale Energie aus dem Trauern heraus und investiert sie in Neues. Diese Aufgaben müssen erfüllt werden, damit die Trauer überwunden werden kann. Dies kann unterschiedlich lange dauern. Rituale können sich hier tröstend und heilend auswirken. Der Abschied kann mit Ritualen und Symbolhandlungen strukturiert werden und dem Trauernden beim Umgang mit seinen Gefühlen helfen (Luchterhand/Murphy 2001).

Frau P. und ihr Umgang mit Trauer

Frau P. hat eine geistige Behinderung und arbeitet in einer WfbM. Über einen längeren Zeitraum hinweg erlebte sie die Demenzerkrankung einer Arbeitskollegin mit. Als diese Arbeitskollegin nicht mehr zur Arbeit kommen konnte, besuchte Frau P. sie oft in deren Wohngruppe. Frau P. wusste, dass diese Arbeitskollegin im Sterben lag. Als die Verstorbene ausgesegnet wurde, umarmte sie die Verstorbene und schien sie halten zu wollen. Sie rief ihren Namen und weinte sehr. Es war sehr schwer, Frau P. zu beruhigen. Frau P. wollte sich nicht von der Verstorbenen trennen. Abends wurde auf der Wohngruppe mit ihr darüber gesprochen, und sie wurde begleitet. Es wurde befürchtet, dass sie am nächsten Tag in der WfbM, von wo sie die Verstorbene kannte, zusammenbrechen würde.

Am nächsten Morgen kam Frau P. zur Arbeit und sprach sehr ruhig über die Verstorbene. Bei ihr waren keine Anzeichen für Trauer mehr zu beobachten. Ein paar Tage danach stellte Frau P. in einem Gespräch über die Verstorbene fest, dass sie sehr traurig über diesen Tod gewesen sei. Mit der Beisetzung sei aber nun alles getan, was möglich war.

Frau P. hatte diesen Tod sehr schnell als Tatsache in ihren gewohnten Alltag eingeordnet. Dabei schien die ordnungsgemäße Beerdigung für sie besonders wichtig für den Abschied zu sein, wie sich später beim Tod ihrer Mutter zeigte. Vom Tod der Mutter im Krankenhaus in einer anderen Stadt erfuhr Frau P. telefonisch. Frau P. sagte im ersten Moment, dass die Beerdigung am Wohnort ihrer Tante sein sollte, damit sich diese Tante um das Grab kümmern könnte. Dann wurde besprochen, ob eine Beerdigung oder eine Feuerbestattung stattfinden sollte. Frau P. konnte ihre Mutter erst dann wirklich loslassen, als ein Termin für eine Erdbestattung feststand. Für Frau P. schien eine nach evangelischem Ritual „ordentliche" Beerdigung für ihre Mutter, für ihren Ruf als Tochter, für sie persönlich und auch ihren Freunden gegenüber sehr wichtig zu sein (Franke 2010, 334).

9.5   Zusammenfassung

Demenzkranke Menschen mit geistiger Behinderung haben einen schlechteren Gesundheitszustand als Gleichaltrige, die nicht an einer Demenz erkrankt sind. Je weiter die Demenzerkrankung voranschreitet, umso höher wird ihr Bedarf an Pflege. Die Übernahme der tatsächlichen Kosten für die Pflege von demenzkranken Bewohnern in stationären Wohneinrichtungen ist zurzeit noch ungeklärt bzw. unbefriedigend gelöst.

Vor allem das Erkennen von Schmerzen und ihre Behandlung, Schluckstörungen und künstliche Ernährung sowie Palliative Care mit dem Aspekt Sterbebegleitung sind sehr wichtig. Schulungen der Mitarbeiter in den verschiedenen Wohnformen zu diesen Themen und auch von Angehörigen können dazu beitragen, dass ethische Entscheidungen nicht ad hoc getroffen werden müssen, sondern zum Wohle des Demenzkranken nach reiflicher Überlegung in die Wege geleitet werden.

Die Vernetzung mit ambulanten Hospizdiensten oder anderen Diensten kann für einen demenzkranken Menschen mit geistiger Behinderung und auch für sein Umfeld hilfreich und entlastend sein. Erfahrungen von Mitarbeitern zeigen, dass der Demenzkranke in seiner vertrauten Umgebung bleiben sollte, dass die dafür notwendigen Voraussetzungen, wie beispielsweise ein multidisziplinäres Team für eine qualitativ gute Pflege, geschaffen werden müssen, dass eine umfassende Planung und Information mit Einbezug von Angehörigen, gesetzlichen Betreuern und Mitbewohnern wichtig ist und dass die Aufrechterhaltung von sozialen Kontakten genauso wie die Gestaltung einer Geborgenheit vermittelnden Umgebung die Lebensqualität des Demenzkranken erhöht.

Menschen mit geistiger Behinderung wird oft nicht zugetraut, mit dem Thema Sterben und Tod umgehen zu können. Erfahrungen aus der Praxis machen deutlich, dass die Vorbereitung auf einen Todesfall und die Begleitung im Trauerprozess eine wichtige Rolle spielen.

10 Aufbau einer Versorgungsstruktur für Demenzkranke mit geistiger Behinderung

10.1 Bewertung der Betreuung und Pflege durch Dementia Care Mapping

Die geeignete Gestaltung der räumlichen, organisatorischen und psychosozialen Umwelt ist eine wichtige Voraussetzung für eine gute Betreuung und Pflege eines Demenzkranken. Bei der Gestaltung stellt sich allerdings die Frage, inwiefern sie sich tatsächlich positiv auf die Lebensqualität des Demenzkranken und auch der Personen in seinem Umfeld auswirkt. Diese Frage ist auch im Hinblick auf die damit verbundenen Kosten wichtig. Eine Möglichkeit, die Betreuung und Pflege eines Demenzkranken zu bewerten, ist das Dementia Care Mapping.

> *Dementia Care Mapping (DCM)* ist eine Methode zur Evaluation der Lebensqualität und der Qualität von Betreuung und Versorgung demenzkranker Menschen (Capstick 2003). Diese Methode orientiert sich an der Perspektive von Demenzkranken. Sie stützt sich dazu auf die Beobachtung von demenzkranken Menschen, die in stationären und teilstationären Altenpflegeeinrichtungen leben, und orientiert sich an der personenzentrierten Pflege (s. Kap. 7.3.1).

DCM erfasst durch eine strukturierte Beobachtung (Mapping) ein detailliertes Bild der Befindlichkeit des Demenzkranken, seines Verhaltens und seiner Interaktionen mit anderen. Mit der DCM soll gemessen werden, wie gut die Kriterien der personenzentrierten Pflege umgesetzt werden. Dafür ausgebildete Beobachter, sog. Mapper, notieren ihre Beobachtungen mit Hilfe von Codes und freien Formulierungen. Im Handbuch des DCM wird ausführlich dargestellt, wie diese Beobachtungen kodiert werden müssen. Die Beobachtungen finden nur im öffentlichen Raum einer Einrichtung statt. DCM wird während drei bis vier Tagen durchgeführt, und dies mehrmals in Abständen von ungefähr drei bis vier Monaten. Nach jeder Erhebung findet eine Feedbacksitzung mit dem Betreuungsteam statt, in der die Beobachtungen die Basis darstellen für die Handlungsplanung, die für jeden beobachteten Demenzkranken entwickelt wird. Diese Methode erfordert einen hohen Aufwand. Experten sind jedoch davon überzeugt, dass mit der DCM wichtige Informationen über den Demenzkranken gewonnen werden können (BMG 2006).

In England hat die DCM auch in Wohnformen für Menschen mit geistiger Behinderung Eingang gefunden. In einem Wohnheim wurden Bewohner mit geistiger Behinderung beobachtet, die allerdings nicht an Demenz erkrankt waren. Die Ziele der Beobachtung waren a) individuelle

Betreuungspläne für die Bewohner zu erarbeiten, b) Aktivitäten für die gesamte Gruppe zu entwickeln und c) Verbesserungen in der Betreuung der Bewohner sowie in der Umgebung vorzunehmen. Die vorgegebenen Kodierungsmöglichkeiten des Verhaltens im DCM, die für Demenzkranke entwickelt wurden, ließen sich nicht ohne Weiteres auf nicht-demenzkranke Menschen mit geistiger Behinderung übertragen. So kann sich das Verhalten eines Bewohners, der sich gerne Kataloge anschaut, nicht mit der Kodierung „lesen, kognitiv aktiv sein" bewerten, da diese Bewertung für einen lesenden Demenzkranken vorgesehen ist. Am ehesten würde diese Kategorie zutreffen, wenn ein Mitarbeiter sich zum Bewohner setzen und ihm etwas vorlesen oder ihm Fragen zu den im Katalog abgebildeten Gegenständen stellen würde. Ein anderes Problem war, dass sich die Bewohner und die Mitarbeiter bewusst waren, dass sie von Mappern beobachtet wurden. Dies beeinflusste ihr Verhalten. Einige Bewohner legten es geradezu darauf an, die Mapper bei ihren Beobachtungen zu „erwischen".

Trotz dieser Probleme zeigte sich DCM in diesem Wohnheim als ein wirkungsvolles Verfahren, die Betreuung von Menschen mit geistiger Behinderung differenziert zu untersuchen und zu bewerten. Vor allem die Informationen über das Verhalten der Bewohner erwiesen sich als hilfreich und nützlich. Ein wichtiges Ergebnis war, dass v. a. eine an Aufgaben orientierte Betreuung und Pflege stattfand. Emotionale Bedürfnisse und das Wohlbefinden der Bewohner wurden bei weitem nicht im erforderlichen Ausmaß berücksichtigt. Dieses Ergebnis war für die Betreuungspersonen sehr überraschend, aber aufgrund der DCM nachweisbar und nachvollziehbar (Persaud/Jaycock 2001; Jaycock et al. 2006).

DCM wurde auch bei demenzkranken Menschen mit geistiger Behinderung erprobt. Auch hier konnten mit Hilfe der DCM wichtige Informationen, die im alltäglichen Geschehen leicht übersehen werden, beobachtet und dokumentiert werden. Während der Feedbacksitzungen wurden den Mitarbeitern beobachtete Beispiele guter Praxis mitgeteilt und auch beobachtete personale Detraktionen (s. Kap. 7.3.1). Die positiven Beispiele im Umgang mit demenzkranken Bewohnern konnten verstärkt werden. Die Diskussionen zwischen den Betreuungspersonen und den Mappern führten zu neuen Ideen und Sichtweisen. Die Hinweise und Vorschläge der Mapper waren sehr konkret, wie beispielsweise die Hör- und Sehfähigkeit von einigen demenzkranken Bewohnern untersuchen zu lassen, einen Logopäden beizuziehen oder mit einem bestimmten Bewohner ein Lebensbuch zu erstellen. Der Einsatz von DCM zur Beobachtung von Demenzkranken in Wohnformen für Menschen mit geistiger Behinderung wurde als positiv bewertet. Von Schwierigkeiten bei der Kodierung der Beobachtungen wurde nicht berichtet. Allerdings zeigten auch hier manche Bewohner großes Interesse an den Mappern (Finnamore & Lord 2007).

DCM erwies sich als eine effiziente, allerdings aufwändige Methode, die Qualität der Betreuung und Pflege von demenzkranken Menschen mit geistiger Behinderung zu erfassen.

Herr Q. und der Einsatz von Dementia Care Mapping (DCM)

Mit Hilfe von DCM in einem Wohnheim für Menschen mit geistiger Behinderung konnte die Situation eines demenzkranken Bewohners, Herrn Q., genauer beleuchtet werden. Der Wohnheimplatz von Herrn Q. war gefährdet, da er stuhlinkontinent geworden war. Durch DCM wurde deutlich, dass die Mitarbeiter seine Art und Weise der Kommunikation, die er bei seinem Problem zeigte, nicht verstanden. Die mittels des DCM gemachten Beobachtungen ermöglichten eine differenzierte Darstellung der in diesen Situationen ablaufenden Kommunikationsprobleme. Deshalb wurde die Verbesserung der Kommunikation zwischen Herrn Q. und den Mitarbeitern angestrebt sowie die Einführung eines regelmäßigen Toilettentrainings.

Einige Zeit später wurde eine weitere DCM mit Herrn Q. durchgeführt, um festzustellen, ob diese Veränderungen zu einer besseren Betreuungs- und Pflegequalität bei ihm geführt hatten. Es zeigte sich, dass die neue Sichtweise, welche die Mitarbeiter in Hinsicht auf die Stuhlinkontinenz von Herrn Q. entwickelt hatten, sowie das Toilettentraining bei allen Beteiligten zum Gefühl geführt hatten, die Situation kontrollieren zu können. Die Betreuungspersonen fühlten sich in der Lage, Herrn Q. weiterhin zu betreuen. Herr Q. musste nicht umziehen und konnte in seinem vertrauten Umfeld bleiben bis zu seinem Tod (Finnamore/Lord 2007, 162).

10.2   Ausblick

Bei der Entwicklung von Angeboten und damit von Strukturen für Demenzkranke mit geistiger Behinderung stellt sich regelmäßig die Frage, ob man auf dem richtigen Weg ist.

Im Kleinen mag DCM bereits jetzt einen wichtigen Beitrag leisten, wenn es darum geht, ob umgestaltete Räumlichkeiten, zum Thema Demenz geschulte Mitarbeiter und Anpassungen im Tagesablauf die Lebensqualität der demenzkranken Bewohner mit geistiger Behinderung tatsächlich verbessern. Bevor DCM aber im Großen zum Einsatz kommen kann, müssen in Deutschland die noch fehlenden Versorgungsstrukturen erst entstehen.

Noch verfügt kein europäisches Land über eine optimale Versorgungsstruktur für demenzkranke Menschen mit geistiger Behinderung. Es gibt jedoch immer mehr positive Bespiele. Ein solches Beispiel ist eine in Irland eröffnete Memory-Klinik. Personen mit geistiger Behinderung, bei denen der Verdacht auf eine Demenz vorliegt, werden dort untersucht und erhalten ggf. eine Diagnose. Ihr Zuhause wird daraufhin bewertet, ob es sich für Demenzkranke eignet. Zudem wird für Mitbewohner das Risiko eingeschätzt, ebenfalls an einer Demenz zu erkranken. Die Schulung des Betreuungspersonals wird vorgeschlagen und entsprechend unterstützt. Auch zum Neubau oder Umbau von Gebäuden werden Hinweise gegeben. Eine weitere Entwicklung ist die Einführung einer beruflichen Qualifizierung zum Thema Demenz und geistige Behinderung am Trinity College in Dublin. Die dort ausgebildeten Experten werden wichtige Impulse in der Versorgung und Betreuung von Demenzkranken mit geistiger Behinderung geben können (McCarron et al. 2010a).

Zur Entwicklung von Versorgungsstrukturen in Deutschland ist es sinnvoll, sich über solche Modelle, Projekte und die damit gemachten Erfahrungen zu informieren.

Ein weiterer Schritt wäre eine engere Kooperation mit der Altenhilfe. Beispiele sind nicht nur die Nutzung von ambulanten Pflegediensten, wie dies von der ambulant betreuten Wohngruppe für Demenzkranke mit geistiger Behinderung in Hamburg wahrgenommen wird, oder der gemeinsame Besuch einer Tagesstätte von Demenzkranken mit und ohne geistige Behinderung. Auch eine Kooperation zwischen einem Wohnheim und einem Altenpflegeheim ist vorstellbar. Beide könnten ein gemeinsames Wohnprojekt entwickeln, in dem Demenzkranke mit geistiger Behinderung und alte Menschen mit geistiger Behinderung in einer Wohngruppe unter dem Dach des Altenpflegeheims leben. Sie könnten von einem Team aus vertrauten Mitarbeitern aus dem Wohnheim und Pflegefachkräften des Altenpflegeheims betreut und gepflegt werden bei gleichzeitiger enger Anbindung an das idealerweise nahe gelegene Wohnheim.

Anlauf- und Informationsstellen müssen vorgehalten werden, damit Angehörige und Mitarbeiter der Behindertenhilfe sich über das Thema Demenz bei geistiger Behinderung informieren können. Bereits bestehende Beratungsstellen oder die Alzheimer Gesellschaft e.V. könnten ihr Angebot um das Thema Demenz bei geistiger Behinderung erweitern.

Für Menschen mit geistiger Behinderung müssen geeignete Screening-Methoden entwickelt und zugänglich gemacht werden. Die Diagnose einer Demenz sollte so früh wie möglich gestellt werden, damit die vorhandenen Ressourcen des Demenzkranken optimal genutzt werden können. Der Zugang zu einer diagnostischen Abklärung muss nicht nur bekannt, sondern auch niederschwellig sein. Denkbar wäre eine Erweiterung des Angebots einiger Memory-Kliniken um die Diagnosestellung einer Demenz bei geistiger Behinderung und der entsprechenden Beratung und Begleitung.

Für Mitarbeiter in den Einrichtungen der Behindertenhilfe sowie für Fachkräfte der Altenpflege und Krankenpflege muss das Thema Demenz bei geistiger Behinderung in Fort- und Weiterbildungen behandelt werden. Es sollte auch seinen Platz in der Ausbildung finden.

Der Austausch zwischen Personen, die demenzkranke Menschen pflegen oder mit ihnen zusammenleben, ist sehr wichtig. Der Aufbau von Selbsthilfegruppen für Pflegende und für Mitbewohner (!) von Demenzkranken mit geistiger Behinderung oder die Nutzung bereits existierender Selbsthilfegruppen würde dies ermöglichen.

Angesichts knapper finanzieller Ressourcen und der Diskussion um die Vereinbarkeit bzw. Unvereinbarkeit von Leistungen der Eingliederungshilfe und Leistungen der Pflegeversicherung sind die Voraussetzungen für die Entwicklung solcher Strukturen alles andere als optimal. Dennoch muss eine angemessene Versorgungsstruktur aufgebaut werden, da in den nächsten Jahren viele Menschen mit geistiger Behinderung an einer Demenz erkranken werden.

Und es ist wichtig, dass es diesen Demenzkranken nicht so ergeht wie Frau A., die am Anfang dieses Buches vorgestellt wurde.

Literatur

Aarsland, D., Zaccai, J. & Brayne, C. (2005): A systematic review of prevalence studies of dementia on Parkinson's disease. Movement Disorders, 20(10), 1255–1263.

Ackermann, A. (2006): Demenz bei Menschen mit geistiger Behinderung. Tagungsdokumentation Internationaler Workshop „Alt und behindert in Europa", 2.–4. Mai 2006, Berlin: Bundesverband evangelische Behindertenhilfe e.V. www.beb-ev.de/files/pdf/2006/eu_berlin/2006-05-04_Ackermann.pdf (zuletzt abgerufen am 27.07.2011).

Adlard, P. A., Perreau, V. M., Pop, V. & Cotman, C. W. (2005): Voluntary exercise decreases amyloid load in a transgenic model of Alzheimer's disease. Journal of Neuroscience, 25(17), 4217–4221.

Allen, D. & Tynan, H. (2000): Responding to aggressive behaviour: impact of training on staff member's knowledge and confidence. Mental Retardation, 38, 97–104.

Alvarez, N. (2010): Alzheimer Disease in Individuals with Down Syndrome. http://eMedicine.medscape.com/article/1136117-print (abgerufen am 12.08.2010).

American Psychiatric Association (2000): Diagnostic and Statistical Manual of Mental Disorders. 4th ed., revised (DSM-IV-TR). APA, Arlington.

Antonangeli, J. (1995): The Alzheimer project: Formulating a model of care for persons with Alzheimer's disease and mental retardation. American Journal of Alzheimer's Disease, July/August, 10, 13–16.

Aylward, E. H., Burt, D. B., Thorpe, L. U., Lai, F. & Dalton, A. J. (1995): Diagnosis of Dementia in Individuals with Intellectual Disability. American Association on Mental Retardation, Washington.

Bader, I. (2006): Sich im Alter eine Biografie bewahren. Biografiearbeit mit geistig behinderten Menschen. In: Landesverband für Körper- und Mehrfachbehinderte Baden-Württemberg e.V. (Hrsg.), 50 plus – Menschen mit Behinderung im Alter. Verantwortung und Perspektive für die Behindertenhilfe und -selbsthilfe. Tagungsdokumentation. 32–40. www.lv-koerperbehinderte-bw.de/pdf/50plus-dokumentation20051026.pdf (abgerufen am 05.05.2011).

Ball, S. L., Holland, A. J., Hon, J., Huppert, F. A., Treppner, P. & Watson, P. C. (2006): Personality and behaviour changes mark the early stages of Alzheimer's disease in adults with Down's syndrome: findings from a prospective population-based study. International Journal of Geriatric Psychiatry, 21, 661–673.

Bär, M., Kruse, A. & Re, S. (2003): Emotional bedeutsame Situationen im Alltag demenzkranker Heimbewohner. Zeitschrift für Gerontologie und Geriatrie, 36(6), 454–462.

–, Böggemann, M., Kaspar, R., Re, S., Berendonk, C., Seidl, U., Kruse, A. & Schröder, J. (2006): Demenzkranke Menschen in individuell bedeutsamen Alltagssituationen. Erste Ergebnisse eines Projekts zur Förderung der Lebensqualität durch Schaffung positiver Anregungsmöglichkeiten. Zeitschrift für Gerontologie und Geriatrie, 39, 173–182.

Barczi, S., Sullivan, P. & Robbins, J. (2000): How should dysphagia care of older adults differ? Establishing optimal practice patterns. Seminars in Speech and Language, 21(4), 347–363.

Becker, S., Kaspar, R. & Kruse, A. (2006): Die Bedeutung unterschiedlicher Referenzgruppen für die Beurteilung der Lebensqualität demenzkranker Menschen. Kompetenzgruppenbestimmung mit HILDE. Zeitschrift für Gerontologie und Geriatrie, 39, 350–357.

–, Kruse, A., Schröder, J. & Seidl, U. (2005): Das Heidelberger Instrument zur Erfassung von Lebensqualität bei Demenz (H.I.L.DE.). Dimensionen von Lebensqualität und deren Operationalisierung. Zeitschrift für Gerontologie und Geriatrie, 38, 1–14.

Berkhout, A. M. M., Cools, H. J. M. & Van Houwelingen, H. C. (1998): The relationship between difficulties in feeding oneself and loss of weight in nursing-home patients with dementia. Age and Ageing, 27, 637–641.

Berr, C., Borghi, E., Rethone, M. O., Lejeune, J. & Alperovitch, A. (1989): Absence of familial association between dementia of Alzheimer type. American Journal of Medical Genetics, 33(4), 545–555.

Bickel, C., Pantel, J., Eysenbach, K. & Schröder, J. (2000): Syntactic comprehension deficits in Alzheimer's disease. Brain and Language, 71, 432–448.

Bienstein, C. & Fröhlich, A. (2003): Basale Stimulation in der Pflege. Kallmeyer Verlag, Seelze-Velber.

Biersdorff, K. (1994): Incidence of significantly altered pain experience among individuals with developmental disabilities. American Journal of Mental Retardation, 98(5), 619–631.

BMFSFJ (Bundesministerium für Familie, Senioren, Frauen und Jugend) (Hrsg.) (2004): Ambulant betreute Wohngemeinschaften für demenziell erkrankte Menschen. Berlin.

BMG (Bundesministerium für Gesundheit) (Hrsg.), Bartholomeyczik, S., Halek, M., Sowinski, C., Besselmann, K., Dürmann, P., Haupt, M., Kuhn, C., Müller-Hergl, C., Perrar, K. M. et al. (2006): Rahmenempfehlungen zum Umgang mit herausforderndem Verhalten bei Menschen mit Demenz in der stationären Altenhilfe. Witten. www.bundesgesundheitsministerium.de/service/publikationen/einzelansicht.html (abgerufen am 09.05.2011).

Böhme, G. (2008): Förderung der kommunikativen Fähigkeiten bei Demenz. Hans Huber, Bern.

Bosch, J., Van Dyke, D. C., Milligan Smith, S. & Poulton, S. (1997): Role of medical conditions in the exacerbation of self-injurious behavior: an exploratory study. Mental Retardation, 35(2), 124–130.

Bottos, S. & Chambers, C. T. (2006): The epidemiology of pain in developmental disabilities. In: T. S. Oberlander & F. J. Symons (Eds.), Pain in Children and Adults with Developmental Disabilities, 67–87. Brookes, Baltimore.

Braddock, D., Hemp, R., Rizzolo, M. (2004): The State of the States in Developmental Disabilities. The Coleman Institute for Cognitive Disabilities and Department of Psychiatry, University of Colorado, Boulder, CO.

Bradford Dementia Group (1997): Evaluating Dementia Care: The DCM method. 7th ed. University of Bradford.

Brazil, K., Bedard, M., Willison, K. & Hode, M. (2003): Caregiving and its impact on families of the terminally ill. Aging & Mental Health, 7(5), 376–382.

Brodaty, H., Draper, B. & Low, L.-F. (2003): Nursing home staff attitudes towards residents with dementia: strain and satisfaction with work. Journal of Advanced Nursing, 44(6), 583–590.

Brush, J. A., Meehan, R. A. & Calkins, M. P. (2002): Using the environment to improve intake for people with dementia. Alzheimer's Care Quarterly, 3(4), 330–339.

Buchanan, L. H. (1990): Early onset of presbyacusis in down syndrome. Scandinavian Audiology, 19, 103–110.

Buchner, D. M. & Larson, E. B. (1987): Falls and fractures in patients with Alzheimer-type dementia. JAMA, 257, 1492–1495.

Buller, N. & Ptok, M. (2005): Sprache und Kommunikationsbeeinträchtigungen bei demenziellen Erkrankungen. HNO, 53, 177–180.

Bundesvereinigung Lebenshilfe (Hrsg.) (2002): Bäume wachsen in den Himmel. Sterben und Trauern. Ein Buch für Menschen mit geistiger Behinderung. Lebenshilfe, Marburg.

Bundesvereinigung Lebenshilfe für Menschen mit geistiger Behinderung e.V. (Hrsg.) (2010): Teilhabe und Pflege. Überlegungen zum Verhältnis von Leistungen der Eingliederungshilfe für Menschen mit Behinderung und Leistungen der Sozialen Pflegeversicherung. Ein Positionspapier der Bundesvereinigung Lebenshilfe für Menschen mit geistiger Behinderung e.V., Marburg. www.lebenshilfe.de/wDeutsch/aus_fachlicher_sicht/artikel/Teilhabe_und_Pflege.php (zuletzt abgerufen am 20.07.2011).

Bundschuh, K. & Dworschak, W. (2003): Leben in stationären Wohnformen für Erwachsene mit geistiger Behinderung. Eine Studie zu Lebenszufriedenheit, individuellen Entscheidungsmöglichkeiten, sozialem Netzwerk und Unterstützungsressourcen. Abschlussbericht. www.edu.lmu.de/geistigbehindertenpaedagogik/downloads/forschung_lequa.pdf (abgerufen am 10.03.2011).

Burt, D. B. & Aylward, E. H. (2000): Test battery for the diagnosis of dementia in individuals with intellectual disability. Journal of Intellectual Disability Research, 44(2), 175–180.

–, Primeaux-Hart, S., Loveland, K. A., Cleveland, L. A., Lewis, K. R., Lesser, J. & Pearson, P. L. (2005): Tests and Medical Conditions Associated with Dementia Diagnosis. Journal of Policy and Practice in Intellectual Disabilities, 2(1), 47–56.

Buschert, V. C., Teipel, S. J., Hampel, H. & Bürger, K. (2009): Kognitionsbezogene Interventionen bei Alzheimer-Krankheit, aktueller Stand und Perspektiven. Nervenarzt, 80, 273–287.

Bußmann, H. (2008): Lexikon der Sprachwissenschaft. 4. Aufl. Kohlhammer, Stuttgart.

Capstick, A. (2003): „The Theoretical Origins of Dementia Care Mapping". In: A. Innes (Ed.), Dementia Care Mapping: Aplications across Cultures, 11–23. Health Professions Press, Baltimore, MD.

Cataldo, M. F., Ward, E. M., Russo, D. C., Riordan, M. & Bennett, D. (1986): Compliance and correlated problem behavior in children: Effects of contingent and noncontingent reinforcement. Analysis and Intervention in Developmental Disabilities, 6, 265–282.

Caton, D. J., Grossnickle, W. F., Cope, J. G., Long, T. E. & Mitchell, C. C. (1988): Burnout and stress among employees at a state institution for mentally retarded persons. American Journal on Mental Retardation, 93, 300–304.

Chalfont, G. E. & Rodiek, S. (2005): Building Edge. An ecological approach to research and design of environments for people with dementia. Alzheimer's Care Quarterly, 6(4), 341–348.

Chao, S. F., McCallion, P. & Nickle, T. (2011): Factorial validity and consistency of the Maslach Burnout Inventory among staff working with persons with intellectual disability and dementia. Journal of Intellectual Disability Research, 55(5), 529–536.

Chaput, J. L. (2002): Adults with Down syndrome and Alzheimer's disease: Comparisons of services received in group homes and in special care units. Journal of Gerontological Social Work, 38, 197–211.

Chouinard, J., Lavigne, E. & Villeneuve, C. (1998). Weight loss, dysphagia, and outcome in advanced dementia. Dysphagia, 13, 151–155.

Cipriani, G., Bianchetti, A. & Trabucchi, M. (2003): Donepezil use in the treatment of dementia associated with Down's syndrome. Archives of Neurology, 60, 292.

Clare, L. (2002): We'll fight it as long as we can: Coping with the onset of Alzheimer's disease. Aging and Mental Health, 6, 139–148.

– (2003): Managing threats to self: awareness in early stage Alzheimer's disease. Social Science and Medicine, 57, 1017–1029.

Cohen-Mansfield, J. & Creedon, M. (2002): Nursing staff members' perceptions of pain indicators in persons with severe dementia. The Clinical Journal of Pain, 8(1), 64–73.

Colcombe, S. J., Erickson, K. I., Scalf, P. E., Kim, J. S., Prakash, R., McAuley, E. et al. (2006): Aerobic exercise training increases brain volume in aging humans. Journals of Gerontology. Series A: Biological Sciences and Medical Sciences, 61, 1166–1170.

Collacott, R. A. & Cooper, S. A. (1997): A five-year follow up study of adaptive behaviour in adults with Down syndrome. Journal of Intellectual & Developmental Disability, 22, 187–197.

–, – & Ismail, I. A. (1994): Multi-infarct dementia in Down syndrome. Journal of Intellectual Disability Research, 38, 203–208.

Connell, B. R., Sanford, J. A. & Lewis, D. (2007): Therapeutic effects of an outdoor activity program on nursing home residents with dementia. In: S. Rodiek & B. Schwarz (Eds.), Outdoor environments for people with dementia, 195–209. Haworth Press, New York.

Cooper, S. A. (1997): High prevalence of dementia among people with learning disabilities not attributable to Down's syndrome. Psychological Medicine, 27, 609–616.

– & Collacott, R. A. (1995): The effect of age on language in people with Down's syndrome. Journal of Intellectual Disability Research, 39, 197–200.

– & Prasher, V. P. (1998): Maladaptive behaviours and symptoms of dementia in adults with Down's syndrome compared with adults with intellectual disability of other aetiologies. Journal of Intellectual Disability Research, 42(4), 293–300.

Cosgrave, M. P., Tyrrell, J., McCarron, M., Gill, M. & Lawlor, A. (2000): A five year follow-up study of dementia in persons with Down's syndrome: early symptoms and patterns of deterioration. Irish Journal of Psychological Medicine, 17(1), 5–11.

Courtenay, K., Jokinen, N. S. & Strydom, A. (2010): Caregiving and Adults With Intellectual Disabilities Affected by Dementia. Journal of Policy and Practice in Intellectual Disabilities, 7(1), 26–33.

Crawley, H. (2002): Essen und Trinken bei Demenz. KDA, Köln.

Cummings, J. L. (1988): Intellectual impairment in Parkinson's disease: clinical, pathologic, and biochemical correlates. Journal of Geriatric Psychiatry and Neurology, 1(1), 24–36.

Dalton, A. J. & Crapper-McLachlan, D. R. (1986): Clinical expression of Alzheimer's disease in Down syndrome. Psychiatric Clinics of North America, 9, 659–670.

– & Janicki, M. P. (1999): Aging and dementia. In: M. P. Janicki & A. J. Dalton (Eds.), Dementia, aging, and intellectual disabilities: A handbook, 5–26. Brunner, Philadelphia.

Damkowski, W., Seidelmann, A. & Voß, L. (1994): Evaluation des Modellprogramms stationärer Dementenbetreuung in Hamburg. Behörde für Arbeit, Gesundheit und Soziales, Hamburg.

Deb, S., Braganza, J., Norton, N., Williams, H., Kehoe, P. G., Williams, J. & Owen, M. J. (2000): APOE e4 influences the manifestation of Alzheimer's disease in adults with Down's syndrome. British Journal of Psychiatry, 176, 468–472.

–, Hare, M. & Prior, L. (2007): Symptoms of dementia among adults with Down's syndrome: a qualitative study. Journal of Intellectual Disability Research, 51(9), 726–739.

Deutsche Alzheimer Gesellschaft e.V. (2001): „Brücken in die Zukunft". Tagungsband des Kongresses der Deutschen Alzheimer Gesellschaft zusammen mit Alzheimer Europe am 12. bis 15. Oktober 2000 in München. Deutsche Alzheimer Gesellschaft, Berlin.

– (2010): Projekt „Allein lebende Demenzkranke – Schulung in der Kommune". www.deutsche-alzheimer.de/index.php?id=157 (abgerufen am 27.04.2011).

– (ohne Jahrgang): Technische Hilfen. www.deutsche-alzheimer.de/index. php?id=27 (abgerufen am 27.04.2011).

Devenny, D. A., Wegiel, J., Schupf, N., Jenkins, E., Zugman, W., Krinsky-McHale, S. J. & Silverman, W. P. (2005): Dementia of the Alzheimer's Type and Accelerated Aging in Down-Syndrome. Science of Aging Knowledge Environment 2005 (14), dn1.

DGPPN & DGN (Deutsche Gesellschaft für Psychiatrie, Psychotherapie und Nervenheilkunde) & (Deutsche Gesellschaft für Neurologie) (Hrsg.) (2009): S3-Leitlinie „Demenzen". www.dgn.org/inhalte-kapitel/1192-leitlinien-der-dgn-s3-leitlinie-demenzen.html (zuletzt abgerufen am 17.07.2011).

Dilling, H. & Freyberger, H. J. (Hrsg.) (2010): Taschenführer zur ICD-10-Klassifikation psychischer Störungen. 5., überarb. Aufl. Bern: Huber.

Donaldson, S. (2002): Work stress and people with Down syndrome and dementia. Down Syndrome Research and Practice, 8(2), 74–78.

Drake, B. & Yamada, G. N. (1996): A structural equation model of burnout and job exit among child protective services workers. Social Work Research, 20, 179–187.

Drolshagen, M. (2006): „Was mir fehlt, ist ein Zuhause". Fehlplatzierung jüngerer Behinderter in hessischen Altenhilfe-Einrichtungen. Frank & Timme, Berlin.

– & Rohrmann, E. (2003): Fehlplatzierungen jüngerer Behinderter in der stationären Altenhilfe aus Sicht der Betroffenen. Zeitschrift für Heilpädagogik, 54(11), 461–468.

Dubois, B. & Pillon, B. (1997): Cognitive deficits in Parkinson's disease. Journal of Neurology, 244(1), 2–8.

Eggermont, L. H. P. & Scherder, E. J. A. (2006): Physical activity and behaviour in dementia: A review of the literature and implications for psychosocial intervention in primary care. Dementia, 5(3), 411–428.

–, Swaab, D., Luiten, P. & Scherder, E. J. A. (2006): Exercise, cognition and Alzheimer's disease: more is not necessarily better. Neuroscience and Biobehavioral Reviews, 30(4), 562–575.

Emerson, E. & Bromley, J. (1995): The form and function of challenging behaviours. Journal of Intellectual Disability Research, 39, 388–398.

Emre, M. (2003): Dementia associated with Parkinson's disease. The Lancet Neurology, 2(4), 229–237.

Evenhuis, H. M. (1996): Further evaluation of the Dementia Questionnaire for Persons with Mental Retardation (DMR). Journal of Intellectual Disability Research, 40(4), 369–373.

–, Kengen, M. & Eurlings, H. (1990): Dementia Questionnaire for Mentally Retarded Persons (DMR). Hooge Burgh, Zwammerdam.

Fahey-McCarthy, E., McCarron, M., Connaire, K. & McCallion, P. (2009): Developing an Education Intervention for Staff Supporting Persons with an Intellectual Disability and Advanced Dementia. Journal of Policy and Practice in Intellectual Disabilities, 6(4), 267–275.

Feil, N. (2010): Validation. Ein Weg zum Verständnis verwirrter alter Menschen. 9. Aufl. Ernst Reinhardt, München.

Finch, S., Doyle, W., Lowe, C., Bates, C. J., Prentice, A., Smithers, G. & Clarke, P. C. (1998): National diet and nutrition survey: people aged 65 years and over. Vol. 1: Report of the diet and nutrition survey. The Stationary Office, London.

Finnamore, T. & Lord, S. (2007): The use of Dementia Care Mapping in people with a learning disability and dementia. Journal of Intellectual Disabilities, 11(2), 157–165.

Finnema, E. J. (2000): Emotion-oriented care in dementia. A psychosocial approach. Academisch Proefschrift. Fakultät für Medizin, Fachgruppe Psychiatrie. Freie Universität Amsterdam, Groningen.

Folstein, M. F., Folstein, S. E. & McHugh, P. R. (1975): Mini-Mental State. A practical method for grading the cognitive state of patients for the clinician. Journal of Psychiatric Research, 12(3), 189–198.

Forbat, L. & Service, K. P. (2005): Who cares? Contextual layers in end-of-life care for people with intellectual disability and dementia. Dementia, 4(3), 413–431.

– & Wilkinson, H. (2007): Where should people with dementia live? Using the views of service users to inform models of care. British Journal of Learning Disabilities, 36, 6–12.

Forbes, D. A. (1998): Strategies for managing behavioural symptomatology associated with dementia of the Alzheimer type: a systematic overview. The Canadian Journal of Nursing Research, 30(2), 67–86.

Förstl, H. & Kleinschmidt, C. (2010): Demenz. Diagnose und Therapie: MCI, Alzheimer, Lewy-Körperchen, Frontotemporal, Vaskulär u.a. Schattauer, Stuttgart.

Forstmeier, S. & Maercker, A. (2009): Altersprobleme. In: J. Margraf & S. Schneider (Hrsg.), Lehrbuch der Verhaltenstherapie, 2. Bd., 584–616. 3. Aufl. Springer, Heidelberg.

Franke, E. (2010): Palliative Care bei Menschen mit geistiger Behinderung. In: S. Kränzle, U. Schmid & C. Seeger (Hrsg.), Palliative Care. Handbuch für Pflege und Begleitung, 331–338. 3. Aufl. Springer, Heidelberg.

Franzmann, J. & Krause, K. (2011): Kommunikationstraining für Pflegekräfte. In: Haberstroh/Pantel (2011), 191–204.

Freedman, M., Leach, L., Kaplan, E., Winocur, G., Shulman, K. & Delis, D. C. (1994): Clock Drawing: A neuropsychological analysis. University Press, New York/Oxford.

Friedman, R. & Tappen, R. M. (1991): The effect of planned walking on communication in Alzheimer's disease. Journal of the American Geriatrics Society, 39(7), 650–654.

Fröhlich, A. (1998): Basale Stimulation. Verlag selbstbestimmtes Leben, Düsseldorf.

Galliker, M. & Klein, M. (1998): Konstante soziale und räumliche Umwelt im Alter: Gedächtnistheorie, Fallbeispiele und Praxisrelevanz. Zeitschrift für Gerontologie und Geriatrie, 31, 104–111.

Ganguli, M., Dodge, H., Shen, C., Pandav, R. & DeKosky, S. (2005): Alzheimer disease and mortality: a 15-year epidemiological study. Archives of Neurology, 62(5), 779–784.

Gatterer, G. (2007): Effizienz spezifischer neuropsychologischer und klinisch-psychologischer Interventionen im Alter. Zeitschrift für Gerontologie und Geriatrie, 40, 88–95.

Gedye, A. (1995): Manual for the Dementia Scale for Down Syndrome. Gedye Research and Consulting, Vancouver.

Gerdner, L. A. (2000): Effects of individualized versus classical „relaxation" music on the frequency of agitation in elderly persons with Alzheimer's disease and related disorders. International Psychogeriatrics, 12(1), 49–65.

Germain, S., Adam, S., Olivier, C., Cash, H., Ousset, P. J., Andrieu, S. et al. (2009): Does cognitive impairment influence burden in caregivers of patients with Alzheimer's disease? Journal of Alzheimer's Disease, 17, 105–114.

Gillick, M. (2001): Rethinking the role of tube feeding in patients with advanced dementia. New England Journal of Medicine, 342(3), 206–209.

Gillies, B. (2000): A memory like clockwork: Accounts of living through dementia. Aging and Mental Health, 4, 366–374.

Gitlin, L. N., Winter, L., Burke, J., Chernett, N., Dennis, M. P. & Hauck, W. W. (2008): Tailored activities to manage neuropsychiatric behaviors in persons with dementia and reduce caregiver burden: a randomized pilot study. American Journal of Geriatric Psychiatry, 16(3), 229–239.

Goetz, C. G., Emre, M. & Dubois, B. (2008): Parkinson's disease dementia: Definitions, guidelines, and research perspectives in diagnosis. Annals of Neurology, 64, Issue Supplement 2, S81–S92.

Graff, M., Vernooij-Dassen, M., Thijssen, M., Dekker, J., Hoefnagels, W. W. & Olde Rikkert, M. (2006): Community based occupational therapy for patientes with dementia and their care givers: randomised controlled trial. British Medical Journal, 9, 333(7580), 1196.

Gusset-Bährer, S. (2004): „Dass man das weiterträgt, was älteren Menschen mit geistiger Behinderung wichtig ist." – Ältere Menschen mit geistiger Behinderung im Übergang in den Ruhestand. Dissertation an der Fakultät für Verhaltens- und Empirische Kulturwissenschaften der Ruprecht-Karls-Universität Heidelberg.

Gusy, B. (1995): Stressoren in der Arbeit, soziale Unterstützung und Burnout: Eine Kausalanalyse. Profil, München.

Haberstroh, J. (2008): Berufliche psychische Belastungen, Ressourcen und Beanspruchungen von Altenpflegern in der stationären Dementenbetreuung. Logos, Berlin.

– & Pantel, J. (Hrsg.) (2011): Demenz psychosozial behandeln. Aka, Heidelberg.

–, Neumeyer, K., Schmitz, B. & Pantel, J. (2009): Evaluation eines Kommunikationstrainings für Altenpfleger in der stationären Betreuung demenzkranker Menschen (Tandem im Pflegeheim). Zeitschrift für Gerontologie und Geriatrie, 42, 108–116.

Hahn, J. E. & Cadogan, M. P. (2011): Development and evaluation of a staff training program on palliative care for persons with intellectual and developmental disabilities. Journal of Policy and Practice in Intellectual Disabilites, 8(1), 42–52.

Halek, M. & Bartholomeyczik, S. (2006): Verstehen und Handeln. Forschungsergebnisse zur Pflege von Menschen mit Demenz und herausforderndem Verhalten. Schlütersche, Hannover.

Haley, W. E. & Perkins, E. A. (2004): Current Status and Future Directions in Family Caregiving and Aging People with Intellectual Disabilities. Journal of Policy and Practice in Intellectual Disabilities, 1(1), 24–30.

Hammel, J., Lai, J.-S. & Heller, T. (2002): The impact of assistive technology and environmental interventions on function and living situation status with people who are ageing with developmental disabilities. Disability and Rehabilitation, 24(1/2/3), 93–105.

Hatzidimitriadou, E. & Milne, A. (2005): Planning ahead. Meeting the needs of older people with intellectual disabilities in the United Kingdom. Dementia, 4(3), 341–359.

Haveman, M. (2005): Diagnostik von Demenzprozessen. In: B. Stahl & D. Irblich (Hrsg.), Diagnostik bei Menschen mit geistiger Behinderung, 367–383. Hogrefe, Göttingen.

– & Stöppler, R. (2010): Altern mit geistiger Behinderung. Grundlagen und Perspektiven für Begleitung, Bildung und Rehabilitation. Erw. 2. Aufl. Kohlhammer, Stuttgart.

–, Heller, T., Lee, L., Maaskant, M., Shooshtari, S. & Strydom, A. (2010): Major health risks in aging persons with intellectual disabilities: an overview of recent studies. Journal of Policy and Practice in Intellectual Disabilities, 7(1), 59–69.

Haxby, J. V. & Schapiro, M. B. (1992): Longitudinal study of neuropsychological function in older adults with Down syndrome. In: L. Nadel & C. J. Epstein (Eds.), Down syndrome and Alzheimer disease, 35–50. Wiley-Liss, New York.

Hayden, M. F. & Heller, T. (1997): Support, problem-solving / coping ability and personal burden of younger and older caregivers of adults with mental retardation. Mental Retardation, 35, 364–372.

Heeg, S. & Bäuerle, K. (2008): Heimat für Menschen mit Demenz. Aktuelle Entwicklungen im Pflegeheimbau – Beispiele und Nutzungserfahrungen. Demenz Support Stuttgart. Mabuse, Frankfurt.

Hemingway-Eltomey, J. M. & Lerner, A. J. (1999): Adverse effects of donepezil in treating Alzheimer's disease associated with Down's syndrome. American Journal of Psychiatry, 156, 1470.

Hennequin, M., Faulks, D., Veyrune, J.-L. & Bourdiol, P. (1999): Significance of oral health in persons with Down syndrome: a literature review. Develomental Medicine and Child Neurology, 41, 271–283.

Heun, R., Burkart, M., Wolf, C. & Benkert, O. (1998): Effects of presentation rate on word list learning in patients with dementia of Alzheimer's type. Dementia and Geriatric Cognitive Disorders, 9(4), 214–218.

Heyn, P., Abreu, B. C. & Ottenbacher, K. J. (2004): The effects of exercise training on elderly persons with cognitive impairment and dementia: a meta-analysis. Archives of Physical Medicine and Rehabilitation, 85(10), 1694–1704.

–, Johnson, K. E. & Kramer, A. F. (2008): Endurance and Strength Training Outcomes on Cognitively Impaired and Cognitively Intact Older Adults: A Meta-Analysis. Journal of Nutrition, Health & Aging, 12(6), 401–409.

Hirsch, R. (2009): Psychotherapie bei Menschen mit Demenz. Psychotherapie, 14(2), 317–331.

Hock, C. & Nitsch, R. M. (2000): Die Alzheimer-Demenz. Praxis, 89, 529–540.

Hoffmann, J. (2010): Sind Menschen mit Behinderung anders dement? Vortrag gehalten beim Fachtag „Anders Dement" am 19.10.2010 des Elternvereins „Leben mit Behinderung", Hamburg. www.lmbhh.de/Fachbeitraege-Veranstaltungsreihen-Fachi.130.0.html (abgerufen am 20.06.2011).

Holland, A. J., Hon, J., Huppert, F. A. & Stevens, F. (2000): Incidence and course of dementia in people with Down's syndrome: findings from a population-based study. Journal of Intellectual Disability Research, 44(2), 138–146.

Honea, R., Thomas, G. P., Harsha, A., Anderson, H. S., Donnelly, J. E., Brooks, W. M. & Burns, J. M. (2009): Cardiorespiratory fitness and preserved medial temporal lobe volume in Alzheimer's Disease. Alzheimer Disease and Associated Disorders, 23(3), 188–197.

Hope, K. W. (2001): Der Einfluss einer multisensorischen Umgebung auf ältere Menschen mit Demenz. Psychiatrische Pflege Heute, 7(3), 138–146.

Horovitz, M., Kozlowski, A. M. & Matson, J. L. (2010): Compliance Training in an Adult with Dementia of the Alzheimer's Type and Down Syndrome. Clinical Case Studies, 9(3), 207–217.

Höwler, E. (2010): Gerontopsychiatrische Pflege. Lehr- und Arbeitsbuch für die Altenpflege. 4. aktual. Aufl. Schlütersche Verlagsgesellschaft/Brigitte Kunz Verlag, Hannover.

Hsieh, C.-J., Chang, C., Su, S.-F., Hsiao, Y.-L., Shih, Y.-W., Han, W.-H. & Lin, C.-C. (2010): Reminiscence group therapy on depression and apathy in nursing home residents with mild-to-moderate dementia. Journal of Experimental and Clinical Medicine, 2(2), 72–78.

Huonker, M., Schmidt-Trucksäß, A., Heiss, H. W. & Keul, J. (2002): Trainingseinflüsse auf altersbedingte strukturelle und funktionelle Veränderungen am Herzkreislaufsystem und an der Skelettmuskulatur. Zeitschrift für Gerontologie und Geriatrie, 35, 151–156.

Huxhold, O., Schäfer, S. & Lindenberger, U. (2009): Wechselwirkungen zwischen Sensomotorik und Kognition im Alter. Überblick über ein internationales Forschungsfeld. Zeitschrift für Gerontologie und Geriatrie, 42, 93–98.

Ikeda, M., Brown, J., Holland, A. J., Fukuhara, R. & Hodges, J. R. (2002): Changes in appetite, food preference, and eating habits in frontotemporal dementia and alzheimer's disease. Journal of Neurology, Neurosurgery & Psychiatry, 73, 371–376.

Innstrand, S. T., Espnes, G. A. & Mykletun, R. (2002) Burnout among people working with intellectually disabled persons: a theory update and an example. Scandinavian Journal of Caring Services, 16, 272–279.

Jamieson-Craig, R., Scior, K., Chan, T., Fenton, C. & Strydon, A. (2010): Reliance on Carer Reports of Early Symptoms of Dementia Among Adults With Intellectual Disabilities. Journal of Policy and Practice in Intellectual Disabilities, 7(1), 34–41.

Janicki, M. P. & Dalton, A. J. (1999): Dementia in developmental disabilities. In: N. Bouras (Ed.), Psychiatric and behavioural disorders in developmental disabilities and mental retardation, 121–153. Cambridge University Press, Cambridge.

– & – (2000): Prevalence of dementia and impact on intellectual disability services. Mental Retardation, 38, 276–288.

–, Heller, T., Seltzer, G. B. & Hogg, J. (1995): Practice guidelines for the clinical assessment and care management of Alzheimer's disease and other dementias among adults with mental retardation. American Association on Mental Retardation, Washington DC.

–, McCallion, P. & Dalton, A. J. (2002): Dementia-related care decision-making in group homes for persons with intellectual disabilities. Journal of Gerontological Social Work, 38(1/2), 179–195.

–, Dalton, A. J., McCallion, P., Davies Baxley, D. & Zendell, A. (2005): Group home care for adults with intellectual disabilities and Alzheimer's disease. Dementia, 4(3), 361–385.

–, Zendell, A. & DeHaven, K. (2010): Coping with dementia and older families of adults with Down syndrome. Dementia, 9(3), 391–407.

Jantzen, W. & Schnittka, T. (2001): „Verhaltensauffälligkeiten" ist eine soziale Konstruktion: Über Vernunftfallen und andere Angriffe auf das Selbst. In: G. Theunissen (Hrsg.), Verhaltensauffälligkeiten – Ausdruck von Selbstbestimmung?, 39–62. Klinkhardt, Bad Heilbrunn.

Jaycock, S., Persaud, M. & Johnson, R. (2006): The effectiveness of dementia care mapping in intellectual disability residential services: A follow-up study. Journal of Intellectual Disabilities, 10(4), 365–375.

Johnson, D. K., Wilkins, C. H. & Morris, J. C. (2006): Accelerated Weight Loss May Precede Diagnosis in Alzheimer Disease. Archives of Neurology, 63, 1312–1317.

Jokinen, N. (2005): The content of available practice literature in dementia and intellectual disability. Dementia, 4(3), 327–339.

Jozsvai, E. (2005): Behavioural and psychological symptoms of dementia in individuals with down syndrome. Journal on Developmental Disabilities, 12(1), 31–40.

Kasl-Godley, J. & Gatz, M. (2000): Psychosocial interventions for individuals with dementia: an integration of theory, therapy, and a clinical understanding of dementia. Clinical Psychology Review, 20(6), 755–782.

KDA, Schneider-Grauvogel, E. & Kaiser, G. (2009): Licht & Farbe: Wohnqualität für ältere Menschen. Kuratorium Deutsche Altershilfe, Köln.

Kempermann, G. (2009): Adulte Neurogenese. Aktivitätsabhängige Neubildung von Nervenzellen im alternden Gehirn. In: Landesstiftung Baden-Württemberg gGmbH (Hrsg.), Training bei Demenz, 44–53. Stuttgart.

Kernan, K. T. (1990): Comprehension of syntactically indicated sequences by Down syndrome and other mentally retarded adults. Journal of Mental Deficiency Research, 34, 169–178.

Kerr, D. (1997): Down's Syndrome and Dementia: Practitioner's Guide. Venture Press, Birmingham.

–, Innes, M. (2001) What is Dementia? A Booklet About Dementia For Adults Who Have A Learning Disability. Edinburgh: Scottish Downs Syndrome.

Kishnani, P. S., Spiridigliozzi, G. A., Heller, J. H., Sullivan, J. A., Doraiswamy, M. P. & Krishnan, K. R. (2001): Donepezil for Down's Syndrome. American Journal of Psychiatry, 158, 143.

Kitwood, T. (2000): Demenz. Der personenzentrierte Ansatz im Umgang mit verwirrten Menschen. Hans Huber, Bern.

Klauß, T. (2008): ‚Gute Pflege ist im Alter doch genug!??‘ Menschen mit geistiger Behinderung und Pflege. www.lebenshilfe.de/wDeutsch/aus_fachlicher_sicht/ .../ReferatKlauss.pdf (zuletzt abgerufen am 19.07.2011).

Kojer, M. (2010): Demenz und Palliative Care. Handbuch für Pflege und Begleitung. In: S. Kränzle, U. Schmid & C. Seeger (Hrsg.), Palliative Care, 309–320. 3. Aufl. Springer, Heidelberg.

Kolb, C. (2003): Nahrungsverweigerung bei Demenzkranken. PEG-Sonde ja oder nein? Mabuse, Frankfurt.

Kondoh, T., Amamoto, N., Doi, T., Hamada, H., Ogawa, Y. Nakashima, M., Sasaki, H., Aikawa, K., Tanaka, T., Aoki, M., Harada, J. & Moriuchi, H. (2005): Dramatic Improvement in Down Syndrome-Associated Cognitive Impairment with Donepezil. The Annals of Pharmacotherapy, 39, 563–566.

Koss, E. & Gilmore G. C. (1998): Environmental interventions and functionability of AD patients. In: B. Vellas, J. Fitten & G. Frisoni (Eds.), Research and Practice in Alzheimer's Disease, 185–191. Serdi/Springer, Paris/New York.

Krämer, G. (1996): Alzheimer-Krankheit. Benennung und Abgrenzung, Ursachen und Vererbung, Veränderungen am Nervensystem, Krankheitszeichen, Untersuchungen, Behandlung und Verlauf. 3. Aufl. Trias, Stuttgart.

Krinsky-McHale, S. J., Devenny, D. A., Gu, H., Jenkins, E. C., Kittler, P., Murty, V. V. et al. (2008): Successful aging in a 70-year-old man with down syndrome: A case study. Intellectual and Developmental Disabilities, 46, 215–228.

Kunz, M., Mylius, V., Scharmann, S., Schepelman, K. & Lautenbacher, S. (2009): Influence of dementia on multiple components of pain. European Journal of Pain, 13, 317–325.

Kunz, R. (2003): Palliative Care für Patienten mit fortgeschrittener Demenz: Values Based statt Evidence Based Practice. Zeitschrift für Gerontologie und Geriatrie, 36(5), 355–359.

Lai, F. & Williams, R. S. (1989): A prospective study of Alzheimer's disease in Down's syndrome. Archives of Neurology, 46, 840–853.

Lambert, J.-L. (2000): Altern und Depression bei Menschen mit einem Down-Syndrom. Vierteljahresschrift für Heilpädagogik und ihre Nachbargebiete, 2/2000, 159–168.

Landeshauptstadt Düsseldorf (Hrsg.) (2010): Wegweiser für Menschen mit Demenz. www.duesseldorf.de/demenz (abgerufen am 27.04.2011).

Larsen, F. & Kirkevold, O. (2008): The ageing population with Down syndrome in Norway, 1969–2045. Journal of Intellectual Disability Research, 52, 644.

Launer, L. J., White, L. R., Petrovitch, H., Ross, G. W. & Curb, J. D. (2001): Cholesterol and neuropathologic markers of AD: A population-based autopsy study. Neurology, 57, 1447–1452.

–, Hughes, T., Yu, B., Masaki, K., Petrovitch, H., Ross, G. W. & White, L. R. (2010): Lowering midlife levels of systolic blood pressure as a public health strategy to reduce late-life dementia: perspective from the Honolulu Heart Program/Honolulu Asia Aging Study. Hypertension, 55, 1352–1359.

Lawson, D. A. & O'Brien, R. M. (1994): Behavioral and self-reported measures of staff burnout in developmental disabilities. Journal of Organizational Behavior Management, 14, 37–54.

Lawton, M. P., van Haitsma, K. & Klapper, J. (1996): Observed affect in nursing home residents with Alzheimer's disease. Journal of Gerontology, 51B, 3–14.

Lazenby, T. (2008): The Impact of Aging on Eating, Drinking and Swallowing Function in People with Down's Syndrome. Dysphagia, 23, 88–97.

Lebenshilfe Berlin (2011): Im Dienst der Gesundheit. www.lebenshilfe.de/wDeutsch/aus_fachlicher_sicht/artikel/Im_Dienst_der_Gesundheit.php?listLink–1 (abgerufen am 26.04.2011).

Lindmeier, C. (2004): Biografiearbeit mit geistig behinderten Menschen. Ein Praxisbuch für Einzel- und Gruppenarbeit. Juventa, Weinheim.

Littbrand, H., Stenvall, M. & Rosendahl, E. (2011): Applicability and Effects of Physical Exercise on Physical and Cognitive Functions and Activities of Daily Living Among People With Dementia: A Systematic Review. American Journal of Physical Medicine & Rehabilitation, 90(6), 495–518.

Livingstone, G., Cooper, C., Woods, J., Milne, A. & Kantona, C. (2008): Successful aging in adversity: the LASER AD longitudinal study. Journal of Neurology, Neurosurgery, and Psychiatry, 79, 641–645.

Lloyd, V., Kalsy, S. & Gatherer, A. (2007): The subjective experience of individuals with Down syndrome living with dementia. Dementia, 6(1), 63–88.

–, – & – (2008): Impact of Dementia Upon Residental Care for Individuals With Down Syndrome. Journal of Policy and Practice in Intellectual Disabilities, 5(1), 33–38.

Lott, I. T., Osann, K., Doran, E. & Nelson, I. (2002): Down syndrome and Alzheimer disease: Response to Donepezil. Archives of Neurology, 59, 1133–1136.

Lott, J. D. (2006): The rate of decline of social skills across dementing and nondementing individuals with intellectuals disabilities: a longitudinal study. Dissertation at the Louisiana State University. www.etd.lsu.edu/docs/available/etd-07022006-191331/.../Lott_dis.pdf (zuletzt abgerufen am 17.07.2011).

Luchterhand, C. & Murphy, N. (2001): Wenn Menschen mit geistiger Behinderung trauern. Vorschläge zur Unterstützung. Beltz Edition Sozial, Weinheim.

Lynggaard, H. & Alexander, N. (2004): „Why are my friends changing?" Explaining dementia to people with learning disabilites. British Journal of Learning Disabilities, 32, 30–34.

Macdonald, A., Philpot, M. & Briggs, C. (2004): An attempt to determine the benefits of a „home-for-life" principle in residential care for people with dementia and behavioural problems: A comparative cohort study. Dementia and Geriatric Cognitive Disorders, 18, 6–14.

Mahendiran, S. & Dodd, K. (2009): Dementia friendly care homes. Learning Disability Practice, 12(2), 14–17.

Manly, J. J., Schupf, N., Tang, M. X. & Stern, Y. (2005): Cognitive decline and literacy among ethnically diverse elders. Journal of Geriatric Psychiatry and Neurology, 18, 213–217.

Markar, T. N., Cruz, R., Yeoh, H. & Elliott, M. (2006): A pilot project on a specialist memory clinic for people with learning disabilities. The British Journal of a, 52(1), 37–48.

Marquardt, G. (2007): Kriterienkatalog Demenzfreundliche Architektur. Möglichkeiten zur Unterstützung der räumlichen Orientierung in stationären Altenpflegeeinrichtungen. Logos, Berlin.

Maslach, C. & Jackson, S. E. (1986): Maslach Burnout Inventory Manual. 2nd ed. Consulting Psychologists Press, Palo Alto.

Matthews, G. & Zeidner, M. (2000): Emotional intelligence, adaptation to stressful environments, and health outcome. In: R. Bar-On & J. D. A. Parker (Eds.), The Handbook of Emotional Intelligence: Theory, Development, Assessment, and Application at Home, School, and in the Workplace, 459–489. Jossy-Bass, San Francisco.

McCallion, P. & Kolomer, S. R. (2003): Understanding and addressing psychosocial concerns among aging family caregivers of persons with intellectual disabilities. In: P. Davidson, V. Prasher & M. P. Janicki (Eds.), Mental health, intellectual disabilities and the aging process, 179–196. Blackwell, London.

– & McCarron, M. (2007): Perspective on Quality of Life in Dementia Care. Intellectual and Developmental Disabilities, 45(1), 56–59.

– & Nickle, T. (2005): The Alzheimer's disease Coordinated Care Project: Final report. Center for Excellence in Aging Services & New York State Office for the Aging, Albany, NY.

–, – & McCarron, M. (2005): A comparison of reports of caregiver burden between foster family care providers and staff caregivers in other settings: A pilot study. Dementia, 4, 401–412.

McCarron, M. & Lawlor, B. A. (2003): Responding to the challenge of ageing and dementia in intellectual disability in Ireland. Aging & Mental Health, 7(6), 413–417.

– & McCallion, P. (2005): A Revised Stress and Coping Framework for Carers of Persons with Intellectual Disabilities and Dementia. Journal of Policy and Practice in Intellectual Disabilities, 2(2), 139–148.

– & – (2007): End of life care challenges for persons with intellectual disability and dementia: Making decisions about tube feeding. Intellectual and Developmental Disabilities, 45(2), 128–131.

–, Gill, M., Lawlor, B. & Begley, C. (2002): Time spent caregiving for persons with the dual disability of Down's syndrome and Alzheimer's dementia. Journal of Learning Disabilities, 6(3), 263–279.

–, –, McCallion, P. & Begley, C. (2005a): Alzheimer's dementia in persons with Down's syndrome. Predicting time spent on day-to-day caregiving. Dementia, 4(4), 521–538.

–, –, – & – (2005b): Health co-morbidities in ageing persons with Down syndrome and Alzheimer's dementia. Journal of Intellectual Disability Research, 49(7), 560–566.

–, McCallion, P., Fahey-McCarthy, E., Connaire, K. & Dunn-Lane, J. (2010a): Supporting persons with Down syndrome and advanced dementia: Challenges and care concerns. Dementia, 9(2), 285–298.

–, –, – & – (2010b): Staff Perceptions of Essential Prerequisites Underpinning End-of-Life Care for Persons with Intellectual Disability and Advanced Dementia. Journal of Policy and Practice in Intellectual Disabilities, 7(2), 143–152.

McCurry, S. M., Gibbons, L. E., Logsdon, R., Vitiello, M. & Teri, L. (2005): Nighttime Insomnia Treatment and Education for Alzheimer's Disease: A Randomized, Controlled Trial. Journal of the American Geriatrics Society, 53(5), 793–802.

McGrath, P., Rosmus, C., Canfield, C., Campbell, M. & Hennigar, A. (1998): Behaviours caregivers use to determine pain in non-verbal, cognitively impaired individuals. Developmental Medicine & Child Neurology, 40, 340–343.

McGuire, B. E., Daly, P. & Smyth, F. (2010): Chronic pain in people with an intellectual disability: under-recognized and under-treated? Journal of Intellectual Disability Research, 54(3), 240–245.

McKeith, I. G., Dickson, D. W., Lowe, J. et al. (2005): Diagnosis and management of dementia with Lewy bodies: Third report of the DLB consortium. Neurology, 65, 1863–1872.

McKhann, G., Drachman, D., Folstein, M., Katzman, R., Price, D. & Stadlan, E. M. (1984): Clinical diagnosis of Alzheimer's disease: report of the NINCDS-ADRDA Work Group under the auspices of Department of Health and Human Services Task Force on Alzheimer's Disease. Neurology, 34(7), 939–944.

McVicker, R. W., Shanks, O. E., McClelland, R. J. (1994): Prevalence and associated features of epilepsy in adults with Down's syndrome. British Journal of Psychiatry, 164(4), 528–532.

Menendez, M. (2005): Down syndrome, Alzheimer's disease and seizures. Brain and Development, 27, 246–252.

Mertens, K. (2003): Snoezelen. Verlag modernes lernen, Dortmund.

Meyer, H. (2009): Gefühle sind nicht behindert. Musiktherapie und musikbasierte Kommunikation mit schwer mehrfach behinderten Menschen. Lambertus, Freiburg.

Millichap, D., Oliver, C., McQuillan, S., Kalsy, S., Lloyd, V. & Hall, S. (2003): Descriptive functional analysis of behavioral excesses shown by adults with Down syndrome and dementia. International Journal of Geriatric Psychiatry, 18, 844–854.

Mitchell, G. & Hastings, R. P. (2001): Coping, burnout, and emotion in staff working in community services for people with challenging behaviors. American Journal on Mental Retardation, 106, 448–459.

Morton, I. (2002): Die Würde wahren. Personenzentrierte Ansätze in der Betreuung von Menschen mit Demenz. Klett Cotta, Stuttgart.

Moss, S. & Patel, P. (1997): Dementia in older people with intellectual disability: symptoms of physical and mental illness, and levels of adaptive behaviour. Journal of Intellectual Disability Research, 41(1), 60–69.

Muthesius, D., Sonntag, J., Warme, B. & Falk, M. (2010): Musik – Demenz – Begegnung. Musiktherapie für Menschen mit Demenz. Mabuse, Frankfurt.

Namazi, K. & Johnson, B. (1992): Pertinent autonomy for residents with dementias. Modification of the physical environment to enhance independence. The American Journal of Alzheimer's Disease and other Dementias, 7(1), 16–21.

National Council for Palliative Care (2006): Exploring Palliative Care for People with Dementia. NCPC, London.

National Institute for Health and Clinical Excellence (NICE) (2009): Donezepil, galantamine, rivastigmine (review) and memantine for the treatment of Alzheimer's disease. www.nice.org.uk/TA111 (abgerufen am 19.02.2011).

Neary, D., Snowden, J. S., Gustafson L. et al. (1998): Frontotemporal lobar degeneration: a consensus on clinical diagnostic criteria. Neurology, 51, 1546–1554.

Nelson, L. D., Orme, D., Osann, K. & Lott, I. T. (2001): Neurological changes and emotional functioning in adults with Down Syndrome. Journal of Intellectual Disability Research, 45, 450–456.

Netz, Y., Axelrad, S. & Argov, E. (2007): Group physical activity for demented older adults – feasibility and effectiveness. Clinical Rehabilitation, 21(11), 977–986.

Neumann, P. & Klewer, J. (2008): Pflegepersonalfluktuation und Mitarbeiterorientierung in der Pflege. Heilberufe, 60(1), 13–17.

Neumeyer, K. & Haberstroh, J. (2011): Kommunikationstraining für Angehörige. In: Haberstroh/Pantel (2011), 167–177.

Nieuwenhuis-Mark, R. E. (2009): Diagnosing Alzheimer's dementia in Down syndrome: Problems and possible solutions. Research in Developmental Disabilities, 30, 827–838.

Nikolaus, T. (2001): Einfluss körperlicher Aktivität auf funktionelle Fähigkeiten. Zeitschrift für Gerontologie und Geriatrie, 34, 44–47.

Nocon, M., Roll, S., Schwarzbach, C., Vauth, C., Greiner, W. & Willich, S. N. (2010): Pflegerische Betreuungskonzepte bei Patienten mit Demenz. Ein systematischer Review. Zeitschrift für Gerontologie und Geriatrie, 43, 183–189.

Nydahl, P. (2011): Basale Stimulation in der Pflege. In: P. Nydahl (Hrsg.), Wachkoma. Betreuung, Pflege und Förderung eines Menschen im Wachkoma, 48–58. 3. Aufl. Urban & Fischer, München.

Oliver, C. (1999): Perspectives on assessment and evaluation. In: M. P. Janicki & A. J. Dalton (Eds.), Dementia, aging and intellectual disabilities: A handbook, 123–140. Brunner/Mazel, Philadelphia.

Oppikofer, S., Albrecht, K. & Martin, M. (2009): Auswirkungen erhöhter sozialer Unterstützung auf das Wohlbefinden kognitiv beeinträchtigter älterer Menschen. Zeitschrift für Gerontologie und Geriatrie, 43, 310–316.

Orange, J. B. & Zanon, M. V. (2005): Language and Communication in Adults With Down Syndrome and Dementia of the Alzheimer Type: A Review. Journal on Developmental Disabilities, 12(1), 53–62.

Oswald, W. D., Ackermann, A. & Gunzelmann, T. (2006): Effekte eines multimodalen Aktivierungsprogramms für Bewohner von Einrichtungen der stationären Altenhilfe. Zeitschrift für Gerontopsychologie und -psychiatrie, 19, 89–101.

Parasuraman, R., Greenwood, P. M., Haxby, J. V. & Grady, C. L. (1992): Visuospatial attention in dementia of the Alzheimer type. Brain, 115(3), 711–733.

Patti, P., Amble, K. & Flory, M. (2010): Placement, relocation and end of life issues in aging adults with and without Down's syndrome: a retrospective study. Journal of Intellectual Disability Research, 54(6), 538–546.

Paulus, M. (2010): Die Situation von Patientinnen und Patienten mit geistiger und mehrfacher Behinderung im Krankenhaus aus Sicht von Einrichtungen. In: „Menschen mit geistiger und mehrfacher Behinderung im Krankenhaus – Problemlagen und Lösungsperspektiven", 34–37, Dokumentation des Symposiums am 04.02.2010 in Berlin. www.beb-ev.de/content/artikel_721_15.html (abgerufen am 08.04.2011).

Pearlin, L. I. (1991): The study of coping: An overview of problems and directions. In: J. Eckenrode (Ed.), The social context of coping, 261–276. Plenum Press, New York.

– (1999): The stress process revisited: Reclections on concepts and their interelationships. In: C. S. Aneshensel & J. Phelan (Eds.), Handbook on the Sociology on Mental Health, 395–415. Plenum Press, New York.

Penrose, L. S. (1949): The incidence of Mongolism in the general population. Journal of Mental Science, 95, 685–688.

Perrar, K. M. (2006): Symptommanagement: Palliativmedizinische Aspekte. DeSSorientiert, 2, Demenz Support, 19–22. www.demenz-support.de/materialien/DeSSorientiert_November2006.pdf (zuletzt abgerufen am 17.07.2011)

Perrin, T. (1997): Occupational need in severe dementia: a descriptive study. Journal of Advanced Nursing, 25(5), 934–941.

Perry, R. J. & Hodges, J. R. (1999): Attention and executive deficits in Alzheimer's disease. A critical review. Brain, 122, 383–404.

Persaud, M. & Jaycock, S. (2001): Evaluating care delivery. The application of dementia care mapping in learning disability residential services. Dementia, 5(4), 345–352.

Petscher, E. S., Rey, C. & Bailey, J. S. (2009): A review of empirical support for differential reinforcement of alternative behavior. Research in Developmental Disabilities, 30, 409–425.

Pfeifer-Schaupp, U. (2009): Prä-Therapie in der Altenpflege. Neue Zugänge zu Menschen mit schwerer Demenz. Zeitschrift für Gerontologie und Geriatrie, 42, 336–341.

Pörtner, M. (1996): Garry Proutys Konzept der Prä-Therapie. In: W. Lotz, B. Stahl & D. Irblich (Hrsg.), Wege zur seelischen Gesundheit für Menschen mit geistiger Behinderung, 216–226. Hans Huber, Bern.

Powell, J. (2002): Hilfen zur Kommunikation bei Demenz. KDA, Köln.

Prasher, V. P. (1995): End-stage dementia in adults with down syndrome. International Journal of Geriatric Psychiatry, 10, 1067–1069.

– (2004): Review of donepezil, rivastigmine, galantamine and memantine for the treatment of dementia in Alzheimer's disease in adults with Down syndrome:

implications for the intellectual disability population. International Journal of Geriatric Psychiatry, 19, 509–515.

- & Fernando, A. (2009): Pharmacological treatment of dementia in people with learning disabilities. Advances in Mental Health and Learning Disabilities, 3(3), 10–19.

- & Gomez, G. (2007): Natural history of thyroid function in adults with Down syndrome – 10-year follow-up study. Journal of Intellectual Disability Research, 51(4), 312–317.

- & Krishnan, H. R. (1993): Age of onset and duration of dementia in people with down syndrome: integration of 98 reported casus in the literature. International Journal of Geriatric Psychiatry, 8, 915–922.

-, Huxley, A. & Haque, S. (2002): A 24-week double blind, placebo-controlled trial of donepezil in patients with Down syndrome and Alzheimer's disease – a pilot study. International Journal of Geriatric Psychiatry, 17, 270–278.

-, Adams, C. & Holder, R. (2003a): Long-term safety and efficacy of donepezil in the treatment of dementia in Alzheimer's disease in adults with Down syndrome – open label study. International Journal of Geriatric Psychiatry, 18, 549–551.

-, Cumella, S., Natarajan, K., Rolfe, E., Shah, S. & Haque, M. S. (2003b): Magnetic resonance imaging, Down's syndrome and Alzheimer's disease: research and clinical implications. Journal of Intellectual Disability Research, 47(2), 90–100.

-, Metseagharum, T. & Haque, S. (2004): Weight loss in adults with Down syndrome and with dementia in Alzheimer's disease. Research in Developmental Disabilities, 25, 1–7.

-, Fung, N. & Adams, C. (2005): Rivastigmine in the treatment of dementia in Alzheimer's disease in adults with Down syndrome. International Journal of Geriatric Psychiatry, 20, 496–497.

-, Schupf, N., Sajith, S. G., Zigman, W. B., Rees, S., Patel, A. & Tewari, S. (2008): Significant effect of APOE Epsilon 4 genotype on the risk of Alzheimer's disease and mortality in persons with Down syndrome. International Journal of Geriatric Psychiatry, 23(11), 1134–1140.

-, Airuehia, E. & Carey, M. (2010): The First Confirmed Case of Down Syndrome with Dementia with Lewy Bodies. Journal of Applied Research in Intellectual Disabilities, 23, 296–300.

Pratt, R. & Wilkinson, H. (2003): A psychosocial model of understanding the experience of receiving a diagnosis of dementia. Dementia, 2(2), 181–199.

Prouty, G. (1994): Theoretical evolutions in person-centered/experimential therapy: applications to schizophrenic and retarded psychoses. Praeger, London.

-, Pörtner, M. & Van Weerde, D. (1998): Prä-Therapie. Klett Cotta, Stuttgart.

Radzey, B., Kuhn, C., Rauh, J. & Heeg, S. (2001): Qualitätsbeurteilung der institutionellen Versorgung und Betreuung dementiell Erkrankter. Kohlhammer, Stuttgart.

Razza, N. J. (1993): Determinants of direct-care staff turnover in group homes for individuals with mental retardation. Mental Retardation, 31, 284–291.

Re, S. (2003): Erleben und Ausdruck von Emotionen bei schwerer Demenz. Verlag Dr. Kovac, Hamburg.

Rechtsdienst der Lebenshilfe (2009): SGB XII. Ambulant vor stationär bei einer Demenzerkrankung, 4/2009, 162. www.lebenshilfe.de/.../Komplettausgabe-4-2009-Musterexemplar.pdf (abgerufen am 26.06.2011).

Regnard, C., Gibson, L. & Jenson, C. (2002): Understanding and helping the person with alternative communications. 2: Identifying distress. In: C. Regnard (Ed.), CLIP Worksheets. Radcliffe Medical Press, Oxford.

Reitinger, E., Pleschberger, S. & Schumann, F. (2010): Leben und Sterben in Wohngemeinschaften für Menschen mit Demenz. Eine explorative qualitative Studie. Zeitschrift für Gerontologie und Geriatrie, 43, 285–290.

Richard, E., Lighhart, S. A., Moll van Charante, E. P. & Van Gool, W. A. (2010): Vascular risk factors and dementia – towards prevention strategies. The Netherlands Journal of Medicine, 68(10), 284–290.

Richard, N. (1999): Integrative Validation. Brücken bauen in die Welt dementiell Erkrankter. Vincentz, Hannover.

Richter, J., Schwarz, M., Eisemann, M. & Bauer, B. (2003): Quality of life as an indicator for successful geriatric in patient rehabilitation. A validation study of the "Vienna List". Archives of Gerontology and Geriatrics, 37, 265–276.

Rieckmann, N. Schwarzbach, C., Nocon, M. et al. (2009): Pflegerische Versorgungskonzepte für Personen mit Demenzerkrankungen. Schriftenreihe Health Technology Assessment, Bd. 80, DIMDI.

Ripich, D. N. (1994): Functional communication with AD patients. A caregiver training program. Alzheimer Disease and Asssociated Disorders, 8(3), 95–109.

Robbins, J., Gangnon, R., Theis, S., Kays, S., Hewitt, A. & Hind, J. (2005): The effects of lingual exercise on swallowing in older adults. Journal of American Geriatrics Society, 53, 1483–1489.

Rohrer, J. D., Knight, W. D., Warren, J. E., Fox, N. C., Rossor, M. N. & Warren, J. D. (2008): Word-finding difficulty: An clinical anlaysis of the progressive aphasias. Brain, 131, 8–38.

Rolland, Y., Pillard, F., Klapouszczak, A., Reynish, E., Thomas, D., Andrieu, S., Rivière, D. & Vellas, B. (2007): Exercise program for nursing home residents with Alzheimer's disease: a 1 year randomized controlled trial. Journal of the American Geriatric Society, 55(2), 158–165.

Román, G. C., Tatemichi, T. K., Erkinjuntti, T., Cummings, J. L., Masdeu, J. C., Garcia, J. H., Amaducci, L., Orgogozo, J. M., Brun, A., Hofman, A. et al. (1993): Vascular dementia: diagnostic criteria for research studies. Report of the NINDS-AIREN International Workshop. Neurology, 43, 250–260.

Romero, B. & Kurz, A. (1989): Kommunikationswege für Alzheimer. In: V. Roth (Hrsg.), Kommunikation trotz gestörter Sprache: Aphasie, Demenz, Schizophrenie, 129–141. Gunter Narr, Tübingen.

Rondal, J. A. (1988): Language development in Down's syndrome: A life-span perspective. International Journal of Behavioural Development, 11, 21–36.

Rose, D. & Rose, J. (2005): Staff in services for people with intellectual disabilities: the impact of stress on attributions of challenging behavior. Journal of Intellectual Disability Research, 49, 827–838.

Royal College of Psychiatrists (2001): DC-LD: Diagnostic Criteria for Psychiatric Disorders for Use with Adults with Learning Disabilities/Mental Retardation. Gaskell, London.

Runder Tisch Pflege Arbeitsgruppe IV (2005): Charta der Rechte hilfe- und pflegebedürftiger Menschen. Deutsches Zentrum für Altersfragen. www.dza.de/politikberatung/abgeschlossene-projekte/runder-tisch-pflege.html (abgerufen am 12.05.2011).

Russo, D. C., Cataldo, M. F. & Cushing, P. J. (1981): Compliance training and behavioral covariation in the treatment of multiple behavior problems. Journal of Applied Behavioral Analysis, 14, 209–222.

Rutenkröger, A. & Boes, C. (2006): Forschung: Mensch bleiben bis zum Ende – Lebensqualität und Einschätzungsinstrumente. DeSSorientiert, 2, Demenz Support, 12–18. www.demenz-support.de/materialien/DeSSorientiert_November2006.pdf (zuletzt abgerufen am 17.07.2011).

Rüttinger, B. & Sauer, J. (2000): Konflikte und Konfliktlösungen. Rosenberger Fachverlag, Leonberg.

Sadovnick, B. (1994): The rate of Down's syndrome among offspring of women with Alzheimer's disease. Psychiatric Genetics, 4(2), 87–89.

Saß, H., Wittchen, H. U. & Zaudig, M. (Hrsg.) (1996): Diagnostisches und statistisches Manual psychischer Störungen DSM-IV. Göttingen: Hogrefe.

Sato, Y., Norifumi, M., Iwamoto, J. & Satoh, K. (2003): Amelioration of osteoporosis and hypovitaminosis D by sunlight exposure in stroke patients. Neurology, 61(3), 338–342.

Scarmeas, N., Stern, Y., Tang, M. X., Mayeux, R. & Luchsinger, J. A. (2006): Mediterranean diet and risk for Alzheimer's disease. Annals of Neurology, 59(6), 912–921.

Schacke, C. & Zank, S. (1998): Zur familiären Pflege demenzkranker Menschen: Die differentielle Bedeutung spezifischer Belastungsdimensionen für das Wohlbefinden der Pflegenden und die Stabilität der häuslichen Pflegesituation. Zeitschrift für Gerontologie und Geriatrie, 31, 355–361.

Schäper, S. (2009): Heilpädagogische Unterstützung von alten Menschen mit Demenzerkrankung. In: H. Gewing & P. Ondracek (Hrsg.), Spezielle Heilpädagogik, 199–236. Kohlhammer, Stuttgart.

–, Schüller, S., Dieckmann, F. & Greving, H. (2010): Anforderungen an die Lebensgestaltung älter werdender Menschen mit geistiger Behinderung in unterstützten Wohnformen. Ergebnisse einer Literaturanalyse und Expertenbefragung. KatHo NRW, Abteilung Münster.

Schapiro, M. B., Haxby, J. V. & Grady, C. L. (1992): Nature of mental retardation and dementia in Down syndrome: study with PET, CT, and neuropsychology. Neurobiology and Aging, 13, 723–734.

Scherder, E., Herr, K., Pickerung, G., Gibson, S., Benedetti, F. & Lautenbacher, S. (2009): Pain in dementia. Pain, doi:10.1016/j.pain.2009.04.007 (abgerufen am 28.05.2011).

Schloffer, H. (2009): Ganzheitliches Gedächtnistraining mit demenziell erkrankten Heimbewohnern. Ein Bericht aus der Praxis. Zeitschrift für Gerontopsychologie und -psychiatrie, 22(2-3), 119–127.

Schmidt, C. (2010): Die Situation von Patientinnen und Patienten mit geistiger und mehrfacher Behinderung im Krankenhaus aus Sicht des Krankenhauses. In: „Menschen mit geistiger und mehrfacher Behinderung im Krankenhaus – Problemlagen und Lösungsperspektiven", 38–48. Dokumentation des Symposiums am 04.02.2010 in Berlin. www.beb-ev.de/content/artikel_721_15.html (abgerufen am 08.04.2011).

Schmidt-Hackenberg, U. (1996): Wahrnehmen und Motivieren. Die 10-Minuten-Aktivierung für die Begleitung Hochbetagter. Vincentz, Hannover.

Schneekloth, U. (2006a): Entwicklungstrends und Perspektiven in der häuslichen Pflege. Zentrale Ergebnisse der Studie Möglichkeiten und Grenzen selbständiger Lebensführung (MuG III). Zeitschrift für Gerontologie und Geriatrie, 39, 405–412.

– (2006b): Hilfe- und Pflegebedürftige in Altenhilfeeinrichtungen 2005. Schnellbericht zur Repräsentativerhebung im Forschungsprojekt „Möglichkeiten und Grenzen selbständiger Lebensführung in Einrichtungen" (MuG IV) im Auftrag des BMFSFJ, München.

Schumacher, N. (2010): Exakte Pflegestufe auch in Wohnheimen. www.lebenshilfe.de/wDeutsch/aus_fachlicher_sicht/artikel/Pflegestufe.php?listLink=1 (zuletzt abgerufen am 20.07.2011).

Schupf, N., Kapell, D., Lee, J.H., Ottman, R. & Mayeux, R. (1994): Increased risk of Alzheimer's disease in mothers of adults with Down's syndrome. Lancet, 344, 353–356.

–, –, Nightingale, B., Lee, J. H., Mohlenhoff, J., Bewlew, S., Ottman, R. & Mayeux, R. (2001): Specifity of the fivefold increase in AD in mothers of adults with Down syndrome. Neurology, 57(6), 979–984.

–, Pang, D., Patel, B. N., Silverman, W., Schubert, R., Lai, F., Kline, J. K., Stern, Y., Ferin, M., Tycko, B. & Mayeux, R. (2003): Onset of dementia is associated with age at menopause in women with Down's syndrome. Annals of Neurology, 54, 433–438.

–, Lee, J. H., Wei, M., Pang, D., Chace, C., Rong, C., Zigman, W. B., Tycko, B. & Silverman, W. (2008): Estrogen Receptor-a variants increase risk of Alzheimer's Disease in women with Down syndrome. Dementia and Geriatric Cognitive Disorders, 25(5), 476–482.

Schweer, M. K. W. (2008): Psychologische Implikationen des Alterssports. Ein bislang weitgehend vernachlässigtes Forschungsfeld. Zeitschrift für Gerontologie und Geriatrie, 41, 162–167.

Schwenk, M. & Hauer, K. (2009): Körperliches Training bei Demenz. In: Landesstiftung Baden-Württemberg gGmbH (Hrsg.), Training bei Demenz, 12–37. Stuttgart.

Seeger, C., Kränzle, S. & Ettwein-Friehs, C. (2006): Organisationsformen von Palliative Care – verschiedene Orte der Sterbebegleitung. In: S. Kränzle, U. Schmid & C. Seeger (Hrsg.), Palliative Care, 113–144. Springer, Berlin.

Seifert, M. (1998): Wohnen – so normal wie möglich. In H. Jakobs, A. König & G. Theunissen (Hrsg.), Lebensräume – Lebensperspektiven. Ausgewählte Beiträge zur Situation Erwachsener mit geistiger Behinderung, 150–190. Afra-Verlag, Butzbach-Griedel.

SIGN (Scottish Intercollegiate Guidelines Network) (2006): Management of patients with dementia – A national clinical guideline. Vol. 86.

Skirrow, P. & Hatton, C. (2007): "Burnout" amongst direct care workers in services for adults with intellectual disabilities: a systematic review of research findings and initial normative data. Journal of Applied Research in Intellectual Disabilities, 20, 131–144.

Sloane, P. D., Mitchell, C. M., Preisser, J. S., Phillips, C., Commander, C. & Burker, E. (1998): Environmental correlates of resident agitation with Alzheimer's disease in special care units. Journal of the American Geriatrics Society, 46, 862–869.

Srikanth, R., Cassidy, G., Joiner, C. & Teeluckdharry, S. (2011): Osteoporosis in people with intellectual disabilities: a review and a brief study of risk factors for osteoporosis in a community sample of people with intellectual disabilities. Journal of Intellectual Disability Research, 55(1), 53–62.

Stern, Y. (2002): What is cognitive reserve? Theory and research application of the reserve concept. Journal of the International Neuropsychological Society, 8, 448–460.

Strauß-Geist, E., Fischer, C., Müller, C., Nauroth, T. & Stotzem, G. (2005): Modellprojekt Sicherheit und Wohnen im Alter – trotz Demenz. Eine Darstellung aus der Praxis für die Praxis. Köln, Seniorenhaus GmbH der Cellitinnen zur heiligen Maria.

Strydom, A., Livingston, G., King, M. & Hassiotis, A. (2007): Prevalence in intellectual disability using different diagnostic criteria. British Journal of Psychiatry, 191, 150–157.

–, Lee, L. A., Jokinen, N., Shooshtari, S., Raykar, V., Torr, J., Tsiouris, J. A., Courtenay, K., Bass, N., Sinnema, M., Maaskant, M. A. (2009): Report on the State of Science on Dementia in People with Intellectual Disabilities. IASSID Special Interest Research Group on Ageing and Intellectual Disabilities.

–, Shooshtari, S., Lee, L. A., Raykar, V., Torr, J., Tsiouris, J. A., Jokinen, N., Courtenay, K., Bass, N., Sinnema, M. & Maaskant, M. A. (2010): Dementia in Older Adults With Intellectual Disabilities – Epidemiology, Presentation, and Diagnosis. Journal of Policy and Practice in Intellectual Disabilities, 7(2), 96–110.

Studenski, S., Carlson, M. C., Fillit, H., Greenough, W. T., Kramer, A. & Rebok, G. W. (2006): From bedside to bench: does mental and physical activity promote cognitive vitality in late life? Science of Aging Knowledge Environment, 2006(10), e21.

Sydow, A., Van der Jeugd, A., Zheng, F., Ahmend, T., Balschun, D., Petrova, O., Drexler, D., Zhou, L., Rune, G., Mandelkow, E., D'Hooge, R., Alzheimer, C. & Mandelkow, E.-M. (2011): Tau-Induced Defects in Synaptic Plasticity, Learning, and Memory are reversible in Transgenic Mice after switching off the Toxic Tau Mutant. The Journal of Neuroscience, 31(7), 2511–2525.

Symons, F. J., Shinde, S. K. & Gilles, E. (2008): Perspectives on pain and intellectual disability. Journal of Intellectual Disability Research, 52, 275–286.

Temple, V., Jozsvai, E., Konstantareas, M. M. & Hewitt, T.-A. (2001): Alzheimer dementia in Down's syndrome: the relevance of cognitive ability. Journal of Intellectual Disability Research, 45(1), 47–55.

Teri, L., Gibbons, L. E., McCurry, S. M., Logsdon, R. G., Buchner, D. M., Barlow, W. E., Kukull, W. A., LaCroix, A. Z., McCormick, W. & Larson, E. B. (2003): Exercise plus behavioral management in patients with Alzheimer disease: a randomized controlled trial. JAMA, 290(15), 2015–2022.

–, Logsdon, R. G. & McCurry, S. M. (2008): Exercise interventions for dementia and cognitive impairment: the Seattle protocols. Journal of Nutrition, Health & Aging, 12(6), 391–394.

Tesky, V. A. & Pantel, J. (2011): Förderung kognitiv stimulierender Tätigkeiten im Alltag. In: Haberstroh/Pantel (2011), 69–76.

Theunissen, G. (2001): Psychische Störungen bei Menschen mit geistiger Behinderung im Alter. Diagnostische Probleme und Vorschläge für ein interdisziplinäres Assessment. Geistige Behinderung, 40(2), 167–180.

– (2007): Validierende Assistenz. Ein subjektzentriertes Angebot für Menschen mit geistiger Behinderung und Demenz. Geistige Behinderung, 46(2), 140–151.

Thompson, D. & Wright, S. (2001): Misplaced and Forgotten: people with learning disabilities in residential services for older people. The Mental Health Foundation, London.

Tjoernelund, B. & Larsen, B. (2000): „Ist es Demenz?" Ein pädagogisches Instrument für gezielte Beobachtung von geistig Zurückgebliebenen. Loegumgaard, Soenderjyllands Amt.

Tomka-Hoffmeister, M., Huber, B. & Seidel, M. (2004): Eine atypische Epilepsiesymptomatik als Ursache eines demenzähnlichen Bildes bei einem geistig und körperlich behinderten Patienten. Fortschritte in Neurologie und Psychiatrie, 72, 160–163.

Torr, J., Strydom, A., Patti, P. & Jokinen, N. (2010): Aging in Down Syndrome: Morbidity and Mortality. Journal of Policy and Practice in Intellectual Disabilities, 7(1), 70–81.

Torrington, J. M. & Tregenza, P. R. (2007): Lighting for people with dementia. Lighting Research and Technology, 39(1), 81–97.

Toseland, R. W., Smith, G. & McCallion, P. (2001): Helping family caregivers. In: A. Gitterman (Ed.), Handbook of social work practice with vulnerable populations, 548–581. Columbia University Press, New York.

Treiber, K. A., Carlson, M. C., Corcoran, C., Norton, M. C., Breitner, J. C. S., Piercy, K. W., Scott DeBerard, M., Stein, D., Foley, B., Welsh-Bohmer, K. A., Frye, A., Lyketsos, C. G. & Tschanz, J. T. (2011): Cognitive Stimulation and Cognitive and Functional Decline in Alzheimer's Disease: The Cache County Dementia Progression Study. The Journals of Gerontology, Series B: Psychological Sciences, 66B(4), 416–425.

Tuffrey-Wijne, I., Bernal, J., Jones, A., Butler, G. & Hollins, S. (2006): People with intellectual disabilities and their need for cancer information. European Journal of Oncology Nursing, 10(2), 106–116.

Urv, T. K., Zigman, W. B. & Silverman, W. (2008): Maladaptive Behaviors Related to Dementia Status in Adults with Down Syndrome. American Journal on Mental Retardation, 113(2), 73–86.

–, – & – (2010): Psychiatric Symptoms in Adults with Down Syndrome and Alzheimer's Disease. AJIDD, 115(4), 265–276.

Van der Kooij, C. (2001): Der Lohn ist ein Lächeln. Mäeutik: die Methode des gefühlsmäßigen Wissens. Heim und Pflege, 31(7), 278–284.

– (2006): Ein Lächeln im Vorübergehen. Erlebensorientiert Pflegen mit Hilfe der Mäeutik. Hans Huber, Bern.

Van Puyenbroeck, J. & Maes, B. (2006): Program development of reminiscence group work for ageing people with intellectual disabilities. Journal of Intellectual & Developmental Disability, 31(3), 139–147.

Van Weert, J. C. M. (2004): Multi-Sensory Stimulation in 24-hour Dementia Care, NIVEL Download. www.nivel.nl (abgerufen am 26.05.2011).

Verghese, J., Lipton, R. B., Katz, M. J., Hall, C. B., Derby, C. A., Kuslansky, G., Ambrose, A. F., Sliwinski, M. & Buschke, H. (2003): Leisure activities and the risk of dementia in the elderly. New England Journal of Medicine, 348, 2508–2516.

Voigt-Radloff, S., Schochat, Th. & Heiß, H. W. (2004): Kontrollierte Studien zur Wirksamkeit von Ergotherapie bei Älteren. Teil II: Evidenz bei priorisierten Krankheiten und Behinderung. Zeitschrift für Gerontologie und Geriatrie, 37, 450–458.

– (2011): Ergotherapie bei Demenz. In: Haberstroh/Pantel (2011), 135–149.

Volkert, D., Lenzen-Großimlinghaus, R., Krys, U., Pirlich, M., Herbst, B., Schütz, T., Schröer, W., Weinrebe, W., Ockenga, J. & Lochs, H. (2004): Leitlinie Enterale Ernährung der DGEM und DGG. Aktuelle Ernährungsmedizin, 29, 129–225.

Wada, H., Nakajoh, K., Satoh-Nakagawa, T., Suzuki, T., Ohrui, T., Arai, H. & Sasaki, H. (2001): Risk factors of aspiration pneumonia in alzheimer's disease patients. Gerontology, 47, 271–276.

Wagemans, A., van Schrojenstein Lantman-de-Valk, H., Tuffrey-Wijne, I., Widdershoven, G. & Curfs, L. (2010): End-of-life decisions: an important theme in the care for people with intellectual disabilities. Journal of Intellectual Disability Research, 54(6), 516–524.

Watchman, K. (2003a): Why wait for dementia? Journal of Learning Difficulties, 7(3), 221–230.

– (2003b): Critical issues for service planners and providers of care for people with Down's syndrome and dementia. British Journal of Learning Disabilities, 31, 81–84.

– (2003c): Keep talking about dementia. Information for Siblings and Professionals about Down's Syndrome and dementia. Down's Syndrome Scotland. www.dsscotland.org.uk/resources/shop/talkingaboutdementia (abgerufen am 25.06.2011).

– (2005): Practitioner-Raised Issues and End-of-Life Care for Adults with Down Syndrome and Dementia. Journal of Policy and Practice in Intellectual Disabilities, 2(2), 156–162.

– (2008): Changes in Accomodation Experienced by People with Down Syndrome and Dementia in the First Five Years After Diagnosis. Journal of Policy and Practice in Intellectual Disabilities, 5(1), 65–68.

Watzlawick, P., Beavin, J. H. & Jackson, D. D. (2007): Menschliche Kommunikation: Formen, Störungen, Paradoxien. 11. Aufl. Hans Huber, Bern.

Weymann, E. & Sonntag, J. (2011): Kreative Therapieansätze. 2: Musiktherapie. In: Haberstroh/Pantel (2011), 115–126.

White, H., Pieper, C. & Schmader, K. (1998): The association of weight change in Alzheimer's disease with severity of disease and mortality: A longitudinal analysis. Journal of American Geriatric Society, 46, 1223–1227.

Whitehouse, R., Chamberlain, P. & Tunna, K. (2000): Dementia in people with learning disability: a preliminary study into care staff knowledge and attributions. British Journal of Learning Disabilities, 28, 148–153.

Whitmer, R. A., Gustafson, D. R., Barrett-Connor, E., Haan, N. M., Gunderson, E. P. & Yaffe, K. (2008): Central obesity and increased risk of dementia more than three decades later. Neurology, 71, 1057–1064.

Wieking, J. (2010): Gemeinsam stark – die Selbstorganisation der Auftraggebergemeinschaft einer ambulanten Wohngemeinschaft für Menschen mit Behinderung. Vortrag gehalten beim Fachtag „Anders Dement" am 19.10.2010 des Elternvereins „Leben mit Behinderung", Hamburg. www.lmbhh.de/Fachbeitraege-Veranstaltungsreihen-Fachi.130.0.html (abgerufen am 20.06.2011).

Wiesmann, U., Rölker, S., Ilg, G., Hirtz, P. & Hannich, H.-J. (2006): Zur Stabilität und Modifizierbarkeit des Kohärenzgefühls aktiver älterer Menschen. Zeitschrift für Gerontologie und Geriatrie, 39, 90–99.

Wilkinson, H. & Janicki, M. P. (2001): The Edinburgh Principles with accompanying guidelines and recommendations. Journal of Intellectual Disability Research, 46(3), 279–284.

–, Kerr, D. & Rae, C. (2003): People with a learning disability: their concerns about dementia. Journal of Dementia Care, 11, 27–29.

–, –, Cunningham, C. & Rae, C. (2004): Home for Good? Preparing to support people with learning difficulties in residential settings when they develop dementia. Rowntree, Brighton.

–, – & – (2005): Equipping staff to support people with an intellectual disability and dementia in care home settings. Dementia, 4(3), 387–400.

Williams, C. L. & Tappen, R. M. (2008): Exercise training for depressed older adults with Alzheimer's disease. Aging and Mental Health, 12(1), 72–80.

Wisniewski, K., Wisniewski, H. M. & Wen, G. Y. (1985): Occurrence of Alzheimer's neuropathology and dementia and Down syndrome. Annals of Neurology, 17, 278 282.

Wüllenweber, E. (2001): Verhaltensprobleme als Bewältigungsstrategie. In: G. Theunissen (Hrsg.), Verhaltensauffälligkeiten – Ausdruck von Selbstbestimmung?, 89–103. Klinkhardt, Bad Heilbrunn.

Yamada, G. N. & Drake, B. (1995): Confirmatory factor analysis of the Maslach Burnout Inventory. Social Work Research, 19, 184–192.

Zanetti, O., Oriani, M., Geroldi, C., Binetti, G., Frisoni, G. B., Di Giovanni, G. & De Vreese, L. P. (2002): Predictors of cognitive improvement after reality orientation in Alzheimer's disease. Age Ageing, 31(3), 193–196.

Zank, S., Schacke, C. (ohne Jahrgang): LEANDER-Projekt, Längsschnittstudie zur Belastung pflegender Angehöriger von demenziell Erkrankten (LEANDER)*, FU Berlin, Abschlussbericht: www.uni-siegen.de/fb2/zank/daten/abschlussbericht_leander_phase1.pdf (abgerufen am 03.01.2011).

Zarit, S. H. (1992): Measures in family caregiving research. In: B. Bauer (Ed.), Conceptual and methodological issues in family caregiving research. Proceedings of the invitational conference on family caregiving research, 1–19. University of Toronto, Toronto.

Zeisel, J., Silverstein, N. M., Hyde, J., Levkoff, S., Lawton, M. P. & Holmes, W. (2003): Environmental correlates to behavioral health outcomes in Alzheimer's special care units. The Gerontologist, 43(5), 697–711.

Zigman, W. B., Schupf, N., Haveman, M. & Silverman, W. (1997): The epidemiology of Alzheimer disease in intellectual disability: results and recommendations from an international conference. Journal of Intellectual Disability Research, 41(1), 76–80.

–, –, Devenny, D. A., Miezejeski, C., Ryan, R. & Urv, T. K. (2004): Incidence and prevalence of dementia in elderly adults with mental retardation without Down syndrome. American Journal on Mental Retardation, 109, 126–141.

–, –, Jenkins, E. C., Urv, T. K., Tycko, B. & Silverman, W. (2007): Cholesterol Level, Statin Use and Alzheimer's Disease in Adults with Down Syndrome. Neuroscience Letters, 18; 416(3), 279–284.

–, Devenny, D. A., Krinsky-McHale, S. J., Jenkins, E. C., Urv, T. K., Wegiel, J., Schupf, N. & Silverman, W. (2008): Alzheimer's disease in Adults with Down Syndrome. International Review of Research in Mental Retardation, 36, 103–145.

Zwakhalen, S. M. G., van Dongen, K., Hamers, J. P. H. & Huijer Abu-Saad, H. (2004): Pain assessment in intellectually disabled people: non-verbal indicators. Journal of Advanced Nursing, 45(3), 236–245.

–, Hamers, J. P. H., Huijer Abu-Saad, H. & Berger, M. P. F. (2006): Pain in elderly people with severe dementia: A systematic review of behavioural pain assessment tools. BMC Geriatrics, 6(3), doi:10.1186/1471-2318-6-3 (abgerufen am 28.05.2011).

–, –, Peinenburg, R. H. A. & Berger, M. P. F. (2007): Nursing staff knowledge and beliefs about pain in elderly nursing home residents with dementia. Pain Research & Management, 12(3), 177–184.

Zylberstein, D. E., Lissner, L., Björkelund, C., Mehlig, K., Thelle, D. S., Gustafson, D., Östling, S., Waern, M., Guo, X. & Skoog, I. (2009): Midlife homocysteine and late-life dementia in women. A prospective population study. Neurobiology of Aging, 32(3), 380–386.

Sachregister

Syndrome verständlich erklärt

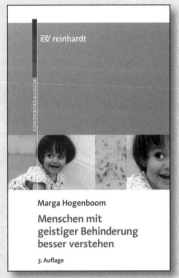

Marga Hogenboom
**Menschen mit geistiger
Behinderung besser verstehen**
Angeborene Syndrome
verständlich erklärt
Aus dem Englischen von
Eva Vogel
3., durchges. Aufl. 2010. 130 S.
Mit 8 Fotos.
(978-3-497-02181-9) kt

Marga Hogenboom erklärt sehr persönlich, bisweilen im Charakter eines Tagebuches, verschiedene geistige Behinderungen, die auf genetischen Veränderungen basieren. Mit Portraits von Einzelpersonen führt die Autorin feinfühlig an die unterschiedlichen Behinderungen heran.

Vor allem Eltern, aber auch Betreuer und Betreuerinnen finden in diesem informativen Buch eine wertvolle Hilfe zum Verständnis der Welt derer, die mit einer geistigen Behinderung leben.

ℰℛ reinhardt
www.reinhardt-verlag.de

Bedürfnisse erkennen und verstehen

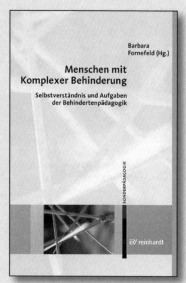

Barbara Fornefeld (Hg.)
Menschen mit Komplexer Behinderung
Selbstverständnis
und Aufgaben der
Behindertenpädagogik
2008. 211 Seiten. 15 Abb.
(978-3-497-01984-7) kt

Selbstbestimmung, Inklusion und gesellschaftliche Teilhabe sind Leitmotive für die Entwicklung heilpädagogischer Angebote. Inzwischen ist die Lebenssituation von Menschen mit geistiger Behinderung deutlich verbessert.

Und doch ist im Schatten dieser Entwicklung eine Randgruppe entstanden: Die Bedürfnisse von Menschen mit Komplexer Behinderung werden in diesem Buch dargestellt und Konsequenzen für die Heilpädagogik formuliert. Dabei werden sozial-, geistes- und rechtswissenschaftliche Erkenntnisse zu einer Grundlegung zusammengeführt.

EV reinhardt
www.reinhardt-verlag.de

Behinderung unter Geschwistern

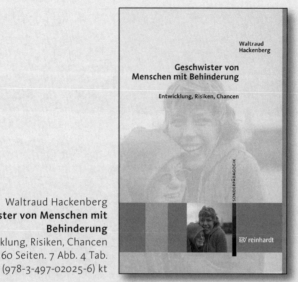

Waltraud Hackenberg
Geschwister von Menschen mit Behinderung
Entwicklung, Risiken, Chancen
2008. 160 Seiten. 7 Abb. 4 Tab.
(978-3-497-02025-6) kt

Dieses Buch analysiert Entwicklung, Belastungen und Chancen der Geschwister von Menschen mit Behinderung. Es basiert auf aktuellen wissenschaftlichen Ergebnissen zur allgemeinen und spezifischen Geschwisterforschung sowie zur Bedeutung eines behinderten Kindes für die Familie.

Die Autorin zeigt auf, wie Geschwister von Menschen mit Behinderung über die gesamte Lebensspanne hinweg unterstützt werden können.

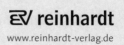

www.reinhardt-verlag.de

Basiswissen kompakt!

„Grundwissen Geistigbehindertenpädagogik" gibt einen Einblick in die zentralen Themen und die vielfältigen Aufgabenfelder der Geistigbehindertenpädagogik, die von der Frühförderung über schulische und nachschulische Erziehung, Arbeit, Wohnen und Freizeit bis hin zur Begleitung im Alter reichen.

Der didaktische Aufbau des Buches mit Marginalienspalte und Glossar erleichtert Studierenden das Lernen. Übungsfragen dienen der unmittelbaren Lernzielkontrolle und regen zur weiterführenden Diskussion in Arbeitsgruppen an. Nützliche Hinweise zu ausgewählten Fachzeitschriften und Adressen im ausführlichen Anhang weisen auf zusätzliche Informationsquellen hin.

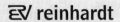 **reinhardt**

www.reinhardt-verlag.de